U0251658

主　编／赵　莉（四川大学华西公共卫生学院/华西第四医院）

王　卓（四川省疾病预防控制中心）

冯黎维（四川大学华西临床医学院/华西医院）

副主编／杨春松（四川大学华西第二医院/华西妇产儿童医院）

邹　锟（四川大学华西公共卫生学院/华西第四医院）

辛军国（成都医学院公共卫生学院）

编　委／（按姓氏拼音排序）

成　果（四川大学华西第二医院/华西妇产儿童医院）

杜茜茜（四川大学华西公共卫生学院/华西第四医院）

韩铁光（深圳市健康教育与促进中心）

黄红玉（四川大学华西第二医院/华西妇产儿童医院）

贾　鹏（武汉大学资源与环境科学学院）

蒋莉华（四川大学华西公共卫生学院/华西第四医院）

李晓蒙（四川大学华西公共卫生学院/华西第四医院）

李　燕（四川大学华西公共卫生学院/华西第四医院）

倪　洁（四川省卫生健康政策和医学情报研究所）

彭　伟（四川大学华西公共卫生学院/华西第四医院）

沈　茜（四川大学后勤保障部）

石学丹（四川大学华西临床医学院/华西医院）

史宏睿（长治医学院）

唐　奇（四川大学华西公共卫生学院/华西第四医院）

唐　雪（北京师范大学社会发展与公共政策学院）

汪瑞鸥（四川大学华西公共卫生学院/华西第四医院）

王　亮（美国贝勒大学罗宾斯健康与人类科学学院）

周　倩（四川省卫生健康政策和医学情报研究所）

Childhood Obesity
Prevention and Control

儿童肥胖的预防与控制

主编 / 赵 莉 王 卓 冯黎维

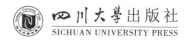

四川大学出版社
SICHUAN UNIVERSITY PRESS

项目策划：龚娇梅　李天燕
责任编辑：龚娇梅
责任校对：仲　谋
封面设计：墨创文化
责任印制：王　炜

图书在版编目（CIP）数据

儿童肥胖的预防与控制 / 赵莉，王卓，冯黎维主编
. — 成都：四川大学出版社，2021.6
ISBN 978-7-5690-3856-9

Ⅰ．①儿… Ⅱ．①赵… ②王… ③冯… Ⅲ．①小儿疾
病－肥胖病－防治 Ⅳ．① R723.14

中国版本图书馆 CIP 数据核字（2020）第 176119 号

书名　儿童肥胖的预防与控制
ERTONG FEIPANG DE YUFANG YU KONGZHI

主　　编	赵　莉　王　卓　冯黎维
出　　版	四川大学出版社
地　　址	成都市一环路南一段 24 号（610065）
发　　行	四川大学出版社
书　　号	ISBN 978-7-5690-3856-9
印前制作	成都完美科技有限责任公司
印　　刷	四川盛图彩色印刷有限公司
成品尺寸	170mm×240mm
插　　页	4
印　　张	24.75
字　　数	373 千字
版　　次	2021 年 6 月第 1 版
印　　次	2021 年 6 月第 1 次印刷
定　　价	86.00 元

◆ 读者邮购本书，请与本社发行科联系。
　 电话：(028)85408408/(028)85401670/
　 (028)86408023　邮政编码：610065
◆ 本社图书如有印装质量问题，请寄回出版社调换。
◆ 网址：http://press.scu.edu.cn

四川大学出版社
微信公众号

主编简介

赵莉,博士,四川大学华西公共卫生学院卫生政策与管理副教授,研究生导师,四川省海外高层次留学人才,四川大学健康城市发展中心副主任,卫生政策循证研究中心研究员。四川省预防医学会儿童伤害防治分委员会副主任,中华预防医学会全球卫生分会青委会副主任,中国人口学会出生人口与儿童专业委员会委员,中国营养学会肥 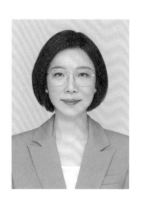 胖防控分会委员。曾任美国肯塔基大学客座副教授,西藏大学医学院副院长。

主要从事儿童肥胖防控及卫生健康政策教学和研究,包括研发基于系统文献综述和 META 分析、多中心随机对照试验、纵向队列研究、横断面和质性研究的政策证据;为政府部门提供区域卫生健康政策修订方案、卫生健康事业发展规划、婴幼儿健康促进规划等政策方案;评估儿童肥胖防控政策、区域卫生健康政策实施效果。作为负责人创建儿童正向成长队列(SPCD),执行"十三五"科技部重大项目之"儿童期膳食模式变化与疾病风险研究"任务,主研联合国儿童基金会"中国儿童肥胖防控政策"、中国疾病预防控制中心"儿童肥胖的系统学研究"等儿童肥胖防控相关课题。作为第一作者或通讯作者发表论文 40 余篇,累计 SCI 影响因子(IF)>90。主编、主译、参编学术专著及规划教材 10 部,获国家专利 7 项,国家级教学成果二等奖 1 项。

王卓，医学博士（儿少卫生与妇幼保健学），副主任医师，四川省疾病预防控制中心慢性非传染性疾病预防控制所副所长，从事慢病防治工作 15 年。现任中华预防医学会慢性病预防与控制分会青年委员会委员，中国卫生与信息健康医疗大数据学会第一届慢病防治与管理专业委员会委员，四川省医学会循证医学青年委员会副主任委员，四川省爱国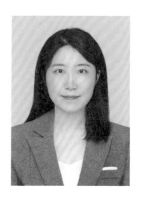卫生咨询评审专家，第十四批卫生健康委学术技术带头人后备人选。主持或参与 5 项省部级以上项目，发表相关论文 20 余篇，其中以第一作者发表 SCI 论文 4 篇。

冯黎维，主管护师。四川大学华西临床医学院/华西医院小儿外科专科护士长，从事小儿外科临床护理、管理、教学及小儿静脉治疗工作 20 余年。四川省人民政府促进 3 岁以下婴幼儿照护服务发展专家组成员，华西医院静脉治疗专科护士培训基地讲师、静脉专科护士，《华西医学》杂志外审专家。主持或参与省科技厅课题 5 项，累计到校经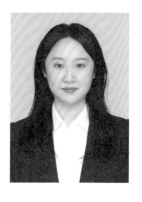费 70 万元。发表中文统计源期刊论文 9 篇，以第一作者及共同第一作者发表 SCI 论文 4 篇；作为主编或副主编、编委参编书籍 7 部。

副主编简介

杨春松,流行病学与卫生统计学博士,四川大学华西第二医院药学部/循证药学中心主管药师、静脉用药调配中心(PIVAS)副组长,中国医药教育协会静脉药物集中调配管理与应用分会委员,国际合理用药网络(INRUD)高风险用药人群老人方向组秘书。《中国药房》网络版编委、《儿科药学杂志》审稿人。以药物流行病学、循证药学为研究方向,发表论文90余篇,包括担任第一作者的SCI论文 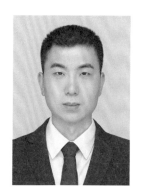 30篇(累计影响因子60余分),担任第一作者或通讯作者的中文核心期刊论文30篇。获发明专利1项,实用新型专利20项,参编教材4部,主持国家级、省部级课题6项。参研项目曾获中国医院协会医院科技创新奖三等奖、全国妇幼健康科学技术奖二等奖、中华医学科技奖卫生管理奖和成都市科技进步一等奖等。

邹锟,英国诺丁汉大学医学院博士,公共卫生医师,四川大学华西公共卫生学院/华西第四医院助理研究员,四川省高层次留学归国人才,四川省预防医学会儿童伤害防治委员会委员,四川省卫生经济学会理事,四川省卫生信息学会青年委员。长期从事循证医学、公共卫生、卫生政策和体系研究,负责或参与多项国家、省、市课题。相关研究成果 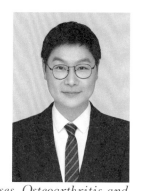 发表于国内外期刊,如 *Annals of Rheumatic Diseases*,*Osteoarthritis and cartilage*,*Rheumatology*,*Clinical Rheumatology*,*BMC Health Services Research*,*BMC Public Health*,*Archives of Disease in Childhood*,《中国循证医学杂志》等。

辛军国,医学博士,执业药师,讲师。主要从事健康相关行为动力学、行为流行病学、儿童肥胖、控烟、健康城市及卫生服务体系等研究。四川省健康教育学会理事,健康四川专项行动方案(2020—2030年)健康知识普及专项行动专家组成员。承担"健康教育与健康促进学""流行病学""社区卫生服务实践"等本科生及研究生课程的教学工作。发表 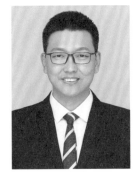 学术论文30余篇,其中担任第一作者或通讯作者的SCI/核心期刊论文15篇;获得专利2项。主持或参与省部级以上课题6项,曾获得成都市医学科技奖三等奖。

序一

在食物不十分丰盈和稳定的时代,人类进化出了将摄入的超过生理需求的能量转化为体内脂肪储存起来的基因,让肥胖成为生活富足的代名词。从我国的诗经到唐诗宋词,都有歌颂赞美肥胖的诗句,如"有美一人,硕大且卷"(《陈风·泽陂》),"色曜春华,艳过硕人"(《止欲赋》),"玉貌丰腴胜玉环",等等。这种对胖的喜爱,一直延续到了近代,影响着人们对儿童及青少年的评价。但是,随着对慢性非传染性疾病认识的深入,越来越多的研究揭示肥胖是引发诸多不良健康结局的重要因素,因此预防和控制肥胖的公共卫生和预防医学工作逐步开展起来。可惜在经济发展、食物构成和生活方式等显著改变的背景下,我国儿童及青少年的肥胖率依然持续攀高,成为一个突出问题。

当下,人们已经普遍知晓应该将体重控制在一个对健康较有利的范围内,各种各样的干预方法也已经发展出来,"减肥"甚至已经成为一个方兴未艾的巨大产业。但是,一本较为全面地针对儿童肥胖问题的,可以提供给多个关心此问题的人群阅读的专著一直在大家的期望下"犹抱琵琶半遮面"。现在,以赵莉教授为首的作者团队不负韶华,笔耕墨耨,终于将这样的一本书呈现在了我们面前。

《儿童肥胖的预防与控制》一书内容丰富,结构清晰,通过提出问题(第一编)、分析问题(第二编)、解决问题(第三编)"三部曲",科学、合理地阐述了儿童肥胖的危害,影响儿童肥胖的生物学因素、环境因素和行为因素,防治儿童肥胖的原则、策略和措施等。全书资料翔实,深入浅出,既适合基层健康工作者学习,也适合儿童照护者阅读。可以预料,此书的出版将有力地促进我国儿童肥胖的预防和控制工作,从而有利于祖国的花朵健康茁壮地成长,减少他们成年后的病痛。

在此谨向赵莉教授及其团队致以衷心的祝贺!

马 骁

四川大学华西公共卫生学院教授委员会主席

四川省预防医学会会长

中国高等医学教育学会公共卫生教育研究会副理事长

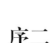

序二

根据 WHO 的数据,全球超重或肥胖儿童(0~5 岁)的人数从 1990 年的 3200 万增加到 2016 年的 4100 万。绝大多数超重或肥胖儿童生活在发展中国家,其增长幅度高于发达国家 30% 以上。若不进行干预,超重或肥胖儿童的人数将进一步增长,并可能在成人期继续肥胖。儿童肥胖与一系列严重并发症相关联,并且会增加过早发生糖尿病和心脏病等疾病的风险。

儿童肥胖也是近二十年来困扰我国国民健康的重大公共卫生问题。超重和肥胖及其相关疾病在很大程度上是可以预防的,所以控制体重已成为我国一系列公共卫生政策中的重要任务。中共中央、国务院联合发布的《"健康中国 2030"规划纲要》要求:"重点解决……部分人群油脂等高热能食物摄入过多的问题……加强对学校、幼儿园、养老机构等营养健康工作的指导……超重、肥胖人口增长速度明显放缓。"国务院办公厅印发的《国民营养计划(2017—2030 年)》提出明确目标,要求"到 2020 年,学生肥胖率上升趋势减缓……到 2030 年,学生肥胖率上升趋势得到有效控制。"

儿童是国家的未来、民族的希望。控制儿童肥胖不仅需要公共卫生人员和医生等专业人员,更需要政府、产业、家庭和儿童以及全社会的多方参与。在四川大学华西医学中心、美国中华医学基金会、四川大学出版社的支持和全体作者的共同努力下,《儿童肥胖的预防与控制》得以出版,其意义重大,是新时期积极实践慢病防治与管理的重要举措。全书目标明确,设计合理,结构完整,撰写规范,可读性强。该书参考了国内外最新的研究进展,整合了指南、系统评价、原始研究、专著等循证医学证据,以儿童肥胖流行与危害、影响因素和防治三个方面作为框架,涵盖了个体、群体与公共卫生、政策干预等多方面的内容,能较好地指导公共卫生和临床实践。同时,本书以深入浅出的方式、通俗易懂的语言阐述了 3 岁以下、学龄前期、学龄期不同年龄阶段儿童的肥胖防控策略，以期实现儿童肥胖的精准预防和干预。我相信，本书不仅对于儿童肥胖防控领域的专业人员大有裨益，对于广大肥胖儿童及其家长、教师、政府部门管理者等，其意义也不言而喻。

本书作者均为儿童肥胖防控实践和研究领域的中青年学者，也期待读者在阅读本书的过程中真实地反馈意见，帮助本书作者持续改进，为中国儿童肥胖的预防和控制提供更适合于中国国情的策略和措施。

张志强
国家卫生健康委员会食品安全标准与监测评估司原副司长
国民营养健康指导委员会办公室原副主任
中国学生营养健康促进会副会长

序三

儿童青少年期是身心健康发展的关键时期,儿童青少年的健康不仅关系到个人健康成长和幸福生活,而且关系到整个民族健康素质。没有全民健康,就没有全面小康,健康是一切的基础,而青少年的健康则是基础之基础。党和国家始终关心儿童青少年健康成长,《"健康中国2030"规划纲要》将中小学生确定为健康教育的重要对象,要求学校将健康教育作为所有教育阶段素质教育的重要内容,制定并实施青少年等特殊群体的体质健康干预计划,以提高全民身体素质。中小学健康促进行动是健康中国行动的重要组成部分。

儿童时期的健康状况事关全生命周期,诸多成年后的健康问题都可追溯到儿童时期的生活与学习环境、行为与生活方式、心理与精神卫生、生长发育与青春期保健等问题上,尤其是已经明确了的与多种慢性非传染性疾病关系密切的肥胖问题,更是突出地体现在儿童阶段。儿童青少年生长发育过程中,体内脂肪组织和非脂肪组织的含量、比例和分布随年龄发生显著变化,饮食结构、运动锻炼、环境污染、药物与保健品使用等均可影响儿童体重。1985—2014年我国7~18岁儿童青少年超重和肥胖分别增长10倍和50倍。儿童肥胖引起了社会的广泛关注,各种研究结果、防控建议不断见诸报道,但是将有价值的成果系统梳理并转化为适宜的干预策略的工作还亟待加强。

《儿童肥胖的预防与控制》是赵莉博士等研究儿童肥胖问题的青年学者为我国探索和解决这一重大公共卫生问题所做的重要贡献。全书内容丰富,视角多元,研究与探讨结合,学术与科普并举,把握儿童肥胖现状,揭示肥胖发生机制,梳理和比较干预措施与策略,对儿童肥胖做了深入浅出的解读,可作为宏观层面上控制人群肥胖流行、微观层面上防止个体肥胖人群的教科书,适合从事儿童健康服务、儿童教育教学、卫生健康管理等人员以及家长阅读和参考。

马　军

北京大学儿童青少年卫生研究所所长

国家卫生标准委员会学校卫生专业委员会主任委员

中华预防医学会儿少卫生分会主任委员

序四

　　肥胖已经成为危害健康的全球性重大公共卫生问题,约40%的成年人和10%的儿童超重和肥胖。中国是世界上超重和肥胖人数最多的国家,约42%的成年人和16%的儿童超重和肥胖,且呈持续上升趋势。防控儿童肥胖已经刻不容缓。2014年,世界卫生组织成立了"终止儿童肥胖委员会",对各国解决儿童肥胖问题提出了一系列建议。我国高度重视儿童健康,新中国成立之初,毛泽东主席就提出了"健康第一、学习第二"的方针;近年来国家发布了《中华人民共和国基本医疗卫生与健康促进法》《"健康中国2030"规划纲要》《健康中国行动(2019—2030年)》等法律法规和政策,对儿童肥胖防控工作予以高度重视。

　　赵莉教授是我领导的国际儿童肥胖防控研究团队核心成员之一。近年来,她致力于儿童肥胖防控研究,做了很多工作,包括参加了我主持的美国国立卫生研究院(NIH)资助的"儿童青少年肥胖的多水平系统学研究",联合国儿童基金会(UNICEF)资助的"中国儿童肥胖预防和相关政策及与其他国家的比较研究"和中国营养学会资助的"中国贫困地区学龄儿童营养状况调查及改善研究"等,并做出了重要贡献。

　　另外,赵莉教授还主持了"青少年正面成长纵向研究""新疆、西藏那曲、四川凉山彝族自治州妇幼保健研究"等多个促进儿童健康的项目,并通过"少数民族贫困地区肥胖预防与控制科普培训""用中国卫生体系加强母婴健康的经验加速拯救非洲的生命"等项目,将理论研究成果转化为实践行动。

　　令人欣喜的是,她在参与我和中国营养学会杨月欣理事长等主编的《中国肥胖预防和控制蓝皮书》的编写之后,又带领众多致力于儿童肥胖防控的青年学者完成了《儿童肥胖的预防与控制》这一佳作。

　　本书结构完整,内容翔实,理论和实践相结合,语言生动朴实,无论是对高校学生、专业人员还是儿童的照护者都非常有价值。加强儿童肥胖防控意义重大且迫在眉睫,让我们共同努力,及时有效地控制肥胖及相关慢性疾病发病率的增加,促进儿童和全民健康,共同建设"健康中国"!

王友发

中国营养学会肥胖防控分会主任委员

西安交通大学领军学者

西安交通大学全球健康研究院院长

中华预防医学会全球卫生分会副主任委员

原北美肥胖学会儿童肥胖分会会长

【目录】

第一编　儿童肥胖的流行与危害

第二编　儿童肥胖的影响因素

第三编　儿童肥胖的防治

第一编

‖儿童肥胖的流行与危害‖

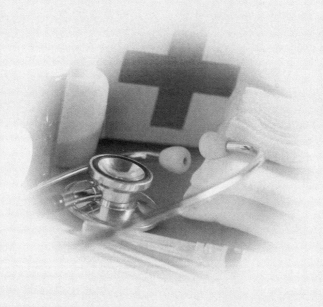

第一章　儿童肥胖的流行

【本章导读】

　　肥胖是指由多因素引起、因能量摄入超过能量消耗,导致体内脂肪积聚过多达到危害健康程度的一种慢性代谢性疾病。肥胖和超重的根本原因是能量摄入与能量消耗之间的不平衡,人体摄入的总能量和消耗的总能量处于动态平衡中,人体才能维持正常体重。儿童肥胖是目前社会面临的最严峻的公共卫生挑战之一。超重和肥胖的儿童很容易到成人期仍然肥胖,相对于正常体重儿童而言,他们可能会较早罹患糖尿病和心血管疾病,从而增加过早死亡和残疾的风险。体重过重和肥胖症及其相关疾病在很大程度上是可以预防的。因此,需要对预防儿童肥胖高度重视。1975年以来,全球肥胖人数已增长近三倍,许多国家死于超重和肥胖的人数大于死于体重不足的人数。超重和肥胖的患病率不仅在发达国家增加,而且在发展中国家也迅速增加。中国已成为全球超重和肥胖人数最多的国家,并且男童肥胖率高于女童,城市高于农村。本章将从肥胖的界定、全球儿童肥胖的流行现状及疾病负担、中国儿童肥胖的流行现状及疾病负担三个方面介绍儿童肥胖的流行,希望能帮助读者更好地了解儿童肥胖的流行状况及特点,以期更好地认识儿童肥胖。

【本章结构图】

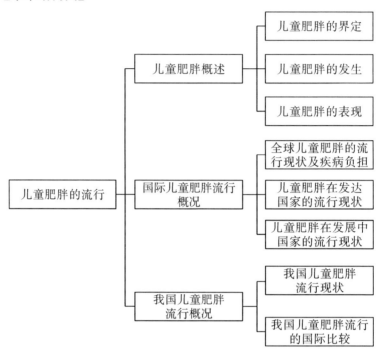

第一节　儿童肥胖概述

一、儿童肥胖的界定

肥胖是指多因素引起、因能量摄入超过能量消耗,导致体内脂肪积聚过多达到危害健康程度的一种慢性代谢性疾病。世界卫生组织(World Health Organization,WHO)将超重和肥胖定义为可损害健康的异常或过量脂肪累积。肥胖既是一种独立的疾病,同时又会导致多种慢性疾病,如2型糖尿病、心血管系统疾病、骨关节疾病等的发生和发展。根据不同病因,肥胖分为原发性肥胖(或称单纯性肥胖)和继发性肥胖两种类型。原发性肥胖的发生主要与遗传、饮食和身体活动水平等有关,为儿童肥胖的主要类型。继发性肥胖是由明确病因诱发的肥胖,多由内分泌疾病或代谢障碍性疾病等引起,如下丘脑病变、库欣综合征、甲状腺功能低下、垂体相关病疾病、肿瘤及创伤等,常伴有体型、智力发育异常或身体畸形。

体质指数(body mass index,BMI)是身高别体重的简便指数,计算时用体重(kg)除以身高的平方(m²),是判断成年人是否存在肥胖或超重最有用的指标。由于 BMI 相同未必意味着不同个体的肥胖程度相同,因而将其视为粗略的肥胖分类指导。WHO 将 BMI 等于或大于 25 定义为超重,BMI 等于或大于 30 为肥胖。儿童时期生长发育较快,因此,界定超重和肥胖时需考虑年龄因素。目前,存在多种界定儿童肥胖和超重的标准。

(一)WHO 标准

1.5 岁以下儿童

超重为身高别体重大于 WHO 儿童生长标准中位数的 2 个标准差,肥胖为身高别体重大于儿童生长标准中位数的 3 个标准差。

2.5～19 岁儿童

超重为年龄别体质指数大于儿童生长标准中位数的 1 个标准差,肥胖为年龄别体质指数大于生长标准中位数的 2 个标准差。

(二)国际肥胖工作组标准

2000 年,国际肥胖工作组参考了来自巴西、英国、美国、中国香港等 6 个发达国家/地区的儿童群体数据,制定了 2～18 岁儿童年龄别、性别的 BMI 标准,由于发达国家/地区儿童的生长发育状况明显优于发展中国家/地区,所以该标准对发展中国家儿童肥胖群体的适用性可能欠佳。具体标准见表1-1。

表 1-1　国际肥胖工作组 2～18 岁儿童超重和肥胖 BMI 界值

年龄	超重(kg/m²)		肥胖(kg/m²)	
(岁)	男性	女性	男性	女性
2	18.41	18.02	20.09	19.81
2.5	18.13	17.76	19.80	19.55
3	17.89	17.56	19.57	19.36
3.5	17.69	17.40	19.39	19.23
4	17.55	17.28	19.29	19.15

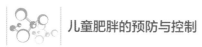

续表

年龄	超重(kg/m²)		肥胖(kg/m²)	
（岁）	男性	女性	男性	女性
4.5	17.47	17.19	19.26	19.12
5	17.42	17.15	19.30	19.17
5.5	17.45	17.20	19.47	19.34
6	17.55	17.34	19.78	19.65
6.5	17.71	17.53	20.23	20.08
7	17.92	17.75	20.63	20.51
7.5	18.16	18.03	21.09	21.01
8	18.44	18.35	21.60	21.57
8.5	18.76	18.69	22.17	22.18
9	19.10	19.07	22.77	22.81
9.5	19.46	19.45	23.39	23.46
10	19.84	19.86	24.00	24.11
10.5	20.20	20.29	24.57	24.77
11	20.55	20.74	25.10	25.42
11.5	20.89	21.20	25.58	26.05
12	21.22	21.68	26.02	26.67
12.5	21.56	22.14	26.43	27.24
13	21.91	22.58	26.84	27.76
13.5	22.27	22.98	27.25	28.20
14	22.62	23.34	27.63	28.57
14.5	22.96	23.66	27.98	28.87
15	23.29	23.94	28.30	29.11
15.5	23.60	24.17	28.60	29.29
16	23.90	24.37	28.88	29.43
16.5	24.19	24.54	29.14	29.56
17	24.46	24.70	29.41	29.69
17.5	24.73	24.85	29.70	29.84
18	25.00	25.00	30.00	30.00

（三）美国内分泌学会标准

美国内分泌学会推荐使用 BMI 和美国疾病预防控制中心标准的 BMI 百分位数作为儿童肥胖的诊断标准。

1.2 岁及以上儿童

美国内分泌学会将第 85 百分位数≤BMI＜第 95 百分位数(同年龄同性别)定义为超重,将 BMI≥第 95 百分位数(同年龄同性别)定义为肥胖,将 BMI≥第 95 百分位数(同年龄同性别)的 120％或 BMI≥35 定义为极度肥胖。

2. 小于 2 岁儿童

美国内分泌学会将大于或等于同性别同身长世界卫生组织图表第 97.7 百分位数定义为儿童肥胖。

(四)中国标准

由于中国儿童遗传特征和生活环境与国外存在差异,超重和肥胖的界定无法直接引用发达国家标准。2004 年,国际生命科学学会的中国肥胖问题工作组(WGOC)制定了中国学龄儿童超重、肥胖的筛查标准。

二、儿童肥胖的发生

肥胖和超重的根本原因是摄入能量与消耗能量之间的不平衡。人体摄入的总能量和消耗的总能量处于动态平衡,人体才能维持正常体重。当摄入的总能量长期超过消耗的总能量,会造成体重增加而导致肥胖。全球范围而言,富含脂肪的高能量食品摄入持续增加,越来越多的工作形式为久坐,交通方式的变化以及城市化加剧均使缺少身体活动问题加重,从而导致超重和肥胖的发生。具体而言,导致超重和肥胖的主要原因包括:①能量摄入过多,长期进食过多或者进食高热量食品(如油炸食品、含糖分高的食品等),会导致总能量摄入过多,引起体重增加;②热量消耗减少,人体由于各种原因运动量减少会导致消耗的能量减少,长期消耗能量减少也会导致体重增加;③某些疾病和药物,如库欣综合征可导致糖皮质激素分泌增多,促进脂肪合成和脂肪重新分布,导致满月脸、水牛背、肥胖等,长期口服糖皮质激素也会引起肥胖。

儿童肥胖发生是环境因素和遗传因素共同作用的结果,其中遗传因素包括肥胖基因、产前因素和致肥胖环境等。

(一)肥胖基因

1. 影响能量摄入与消耗的基因

目前已发现多种与肥胖相关的遗传基因,主要包括 FTO 基因、黑色素皮质激素受体基因、神经肽 Y 基因、瘦素与瘦素受体基因等。FTO 基因是一类与脂肪代谢及肥胖相关的基因,在调控食欲的下丘脑中呈高表达状态,主要通过调控饥饿素和瘦素的表达水平来控制摄食量。黑色素皮质激素受体广泛分布于中枢神经系统中,能通过介导能量代谢途径抑制摄食,参与机体能量平衡作用。神经肽 Y(NPY)广泛分布于机体的中枢和外周神经系统中,能促进机体摄食、减少耗能、参与能量代谢的调节,其调节机制为当机体感受到代谢状态的改变时,释放 NPY,刺激不同亚型的受体,其受体根据 NPY 的表达量发挥不同的生理作用。瘦素又称瘦蛋白,是主要由脂肪细胞分泌的一种激素样蛋白质,通过与特异性的瘦素受体结合,影响神经内分泌激素的分泌,从而发挥生物学作用,促使摄食减少,耗能增加,达到耗能减脂的作用。

2. 影响脂肪细胞储存脂肪的基因

影响脂肪细胞储存脂肪的基因主要包括过氧化物酶体增殖体激活受体基因、胰岛素诱导基因等。过氧化物酶体增殖体激活受体是调节基因表达的核激素受体转录因子超家族成员,有 PPARα,PPARβ/θ,PPARγ3 个亚型。目前研究最多的是 PPARγ,其广泛表达于脂肪组织和免疫系统,参与脂肪分化和机体免疫。活化的 PPARγ 能够促进脂肪消耗并有效降低动物细胞内的脂质体积。

(二)产前因素

1. 母亲孕期状况

研究显示,大于胎龄儿发生肥胖或超重的风险与母亲孕前超重和肥胖相关,母亲孕期过度增重尤其是孕中期的体重增长对新生儿的出生体重影响较大;母亲孕期有肥胖相关疾病史,孕期患妊娠期糖尿病或其他代谢性疾病等也会导致儿童发生肥胖的危险性增高。

2. 父母体重

父母体重通过遗传、环境等因素影响子女的体型发展。若父母有一方肥胖,儿童肥胖发生率则会增加;若父母均肥胖,儿童肥胖发生率显著增加。有研究发现,双亲均超重、仅父亲超重和仅母亲超重的儿童发生超重的可能性分别是双亲体重正常儿童的 3.95 倍、3.11 倍和 2.74 倍。

3. 母亲初潮年龄

儿童肥胖与母亲初潮年龄相关,母亲初潮年龄太小是后代快速生长的影响因素。由于女性初潮年龄是遗传性状,有研究者提出可以用母亲初潮年龄来推测其后代生命初期生长模式和肥胖风险。

(三)致肥胖环境

1. 饮食因素

随着经济发展和生活水平的提高,居民的膳食习惯和饮食结构都有了很大改变,如脂肪、蛋白质和糖类摄入的增加,这是导致肥胖的重要因素。儿童喜欢食用高脂肪饮食、甜食、零食和甜饮料,对儿童超重和肥胖的发生有直接影响。

2. 运动因素

体育锻炼时间少、体力活动不足、久坐少动的静态生活方式是引起儿童超重和肥胖的重要因素。一方面,随着社会的发展,交通工具代步,体育锻炼不足,户外活动以及家务劳动等体力活动减少,使得能量消耗减少,过多的能量储存导致体内能量失衡,从而造成儿童超重和肥胖的情况日益增多。另一方面,看电视、使用电子产品时间的增加,也导致儿童超重和肥胖的发生率增加。此外,儿童学习负担越来越重,静态活动越来越多,难以挤出运动时间,也是儿童超重和肥胖发生的原因。

3. 社会心理因素

儿童若学习成绩不理想,长期精神紧张,会有意无意地尝试吃更多的零食,以缓解精神紧张情绪,长此以往也会导致肥胖。

4. 信息环境因素

传统文化也会影响儿童肥胖的发生。部分家长认为胖子是“心宽体胖”的表现,这一定程度上影响了儿童对肥胖的认知,认为不进行减肥对自己的健康影响不大。研究显示,电视广告会影响儿童的饮食习惯与选择,而不均衡的饮食则会造成儿童肥胖。许多快餐店和食品商利用电视上的卡通形象来推销自己的产品,比如麦当劳、肯德基等快餐店的儿童快乐餐,

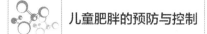

都随餐附送各种卡通电影人物玩具。为了积攒成套,儿童无形中增加了在这些快餐店的就餐频率。然而,这些快餐店的食品不能提供均衡的营养,大部分高脂肪、高热量、低纤维素的食品会导致儿童肥胖的发生。

三、儿童肥胖的表现

儿童在出生后1岁以内、4～5岁和青春期这三个时期易发生肥胖,大多数肥胖儿童食欲极佳,表现为多食,喜甜食、油炸类食品,并伴有不良的饮食习惯。明显肥胖的儿童常有疲劳感,活动时出现气短或腿痛,在上楼梯或干体力活时表现最为明显,容易出现胸闷、汗多等症状。严重肥胖者由于脂肪的过度堆积限制了胸廓扩展和膈肌运动,使肺通气量减少,造成缺氧、气急、发绀,长此以往可出现红细胞增多、心脏扩大或充血性心力衰竭甚至死亡,称肥胖低通气综合征。肥胖儿童体检可见皮下脂肪丰满,但分布均匀,腹部膨隆下垂,严重肥胖者可因皮下脂肪过多,使胸部、臀部及大腿皮肤出现白纹或紫纹。因体重过重,儿童走路时两下肢负荷过度可致膝外翻和扁平足。女孩胸部脂肪过多应与乳房发育相鉴别,后者可触到乳腺组织。肥胖儿童性发育常较早,故最终身高常略低于正常儿童。由于肥胖儿童常怕被别人讥笑而不愿与其他儿童交往,故常有心理上的障碍,如自卑、胆怯、孤独等。同时,糖耐量减低、血中胰岛素水平升高、血总胆固醇、三酰甘油及游离脂肪酸增高是单纯性肥胖者常伴随的实验室检查表现,超声检查可见不同程度的脂肪肝。肥胖儿童容易出现糖尿病、代谢综合征、心血管损害、高血压、骨骼畸形、痛风、肥胖低通气综合征等合并症。

第二节　国际儿童肥胖流行概况

一、全球儿童肥胖的流行现状及疾病负担

儿童肥胖是目前全球面临的最严峻的公共卫生挑战之一,超重和肥胖的儿童很容易到成人期仍然肥胖,相对于非超重儿童而言,肥胖儿童可能会较早罹患糖尿病和心血管疾病,从而增加过早死亡和残疾的风险。超重和肥胖及其

相关疾病在很大程度上是可以预防的。因此,需要对预防儿童期肥胖症给予高度重视。1975 年以来,全球肥胖人数已增长近三倍,世界多数国家死于超重和肥胖的人数大于死于体重不足的人数。2016 年,全球估计约有 4100 万名 5 岁以下儿童超重或肥胖,女孩的肥胖率近 6%(5000 万人),男孩的肥胖率近 8%(7400 万人)。伦敦帝国理工学院和 WHO 开展了针对近 1.3 亿 5 岁以上儿童的大型流行病学研究,对研究对象体重和身高进行了测量分析,结果发现:过去40 年中,全球各地的肥胖儿童人数增加了 10 倍,从 1975 年的 1100 万人增加到2016 年的 1.24 亿人。若按照该趋势继续发展,到 2022 年,儿童肥胖人数将超过中度或重度体重不足人数。

二、儿童肥胖在发达国家的流行现状

据 WHO 报道,澳大利亚 2007 年 2～5 岁儿童超重率为 8.0%,肥胖率为1.6%。美国 2011—2012 年 0～5 岁的儿童超重率为 6.0%,其中男孩为5.2%,女孩为 6.9%;肥胖率为 1.9%,其中男孩为 1.6%,女孩为 2.2%。

瑞士 2016 年对全国范围内 6～12 岁儿童超重率和肥胖率的追踪研究分别收集了 2002 年($n=2493$),2007 年($n=2218$),2012 年($n=2963$)和 2017/2018 年($n=2279$)的数据,结果显示:6～12 岁儿童 2002 年的超重率和肥胖率分别为 13.3% 和6.8%,2007 年的超重率和肥胖率分别为 11.0% 和 4.3%,2012 年的超重率和肥胖率分别为 11.8% 和 7.0%,2017/2018 年的超重率和肥胖率分别为 10.6% 和 5.3%,具体见表 1—2。

表 1—2　2002—2018 年瑞士 6～12 岁儿童超重率和肥胖率

	2002 年 ($n=2493$)	2007 年 ($n=2218$)	2012 年 ($n=2963$)	2017/2018 年 ($n=2279$)
超重率	13.3%	11.0%	11.8%	10.6%
男童超重率	13.4%	11.8%	12.1%	10.8%
女童超重率	13.3%	10.2%	11.5%	10.4%
肥胖率	6.8%	4.3%	7.0%	5.3%
男童肥胖率	7.6%	5.4%	7.9%	6.3%
女童肥胖率	6.0%	3.3%	6.0%	4.3%

美国1999—2019年的流行病学研究结果显示,2~19岁儿童肥胖率逐年递增,从1999—2000年的13.9%已上升至2015—2016年的18.5%,具体数据见图1-1。

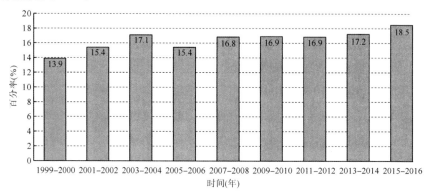

图1-1　1999—2016年美国2~19岁儿童肥胖率

三、儿童肥胖在发展中国家及地区的流行现状

超重和肥胖人群在世界范围内已达到惊人的数量,超重率和肥胖率不仅在发达国家增加,在发展中国家也迅速增加,一度被视为高收入国家问题的超重和肥胖,如今在低收入和中等收入国家呈现出上升趋势。在东亚、拉丁美洲和加勒比等地区的许多中等收入国家,大多数儿童已迅速从体重不足转变为超重,这可能与高能量饮食,特别是高度加工的碳水化合物的消费增加有关,由此导致体重增加和不良健康结果。自2000年以来,非洲5岁以下儿童的超重人数已增加近50%。2016年,全球5岁以下超重或肥胖的儿童,近半数生活在亚洲。

WHO数据显示:印度2005年0~5岁儿童超重率为1.9%,其中男孩为2.2%,女孩为1.7%;肥胖率为0.8%,其中男孩为0.9%,女孩为0.6%。菲律宾2011年0~5岁儿童超重率为4.3%,其中男孩为4.7%,女孩为3.9%;肥胖率为2.2%,其中男孩为2.4%,女孩为1.9%。越南2010—2011年0~5岁儿童超重率为4.6%,其中男孩为5.5%,女孩为3.8%;肥胖率为1.5%,其中男孩为1.8%,女孩为1.2%。斯里兰卡2009

年 0～5 岁儿童超重率为 0.8%,其中男孩为 0.7%,女孩为 1.0%;肥胖率为 0.3%,其中男孩为 0.2%,女孩为 0.4%。南非 2003—2005 年 0～5 岁儿童超重率为 19.2%,其中男孩为 20.6%,女孩为 17.7%;肥胖率为 7.6%,其中男孩为 8.1%,女孩为 7.1%。

目前,全球关于发展中国家及地区儿童肥胖和超重的流行病学研究成果较丰富,报道的儿童肥胖率为 4.2%～14.6%,超重率为 1.4%～21.2%,男孩肥胖率和超重率高于女孩,具体情况见表 1-3。

表 1-3　发展中国家及地区儿童肥胖和超重流行病学现状研究

时间	地区	年龄	样本量	测量标准	肥胖率	男/女	超重率	男/女	不同年龄段
2017年	乌克兰	6～18岁	13739	WHO	4.2%	5.8% VS 2.7%	13.4%	16%VS 11.1%	6～12 岁:超重率 16.8%,肥胖率 6.3% 13～18 岁:超重率 8.5%,肥胖率 1%
2015年	阿尔及利亚	6～10岁	509	WHO	NR	NR	1.4%	1.6%VS 1.1%	随着年龄增加,超重率递增
2016年	阿拉伯联合酋长国	3～18岁	44942	WHO	NR	NR	NR	NR	3～6 岁:肥胖率 11.2% 7～10 岁:肥胖率 27% 11～14 岁:肥胖率 37.5% 15～18 岁:肥胖率 33.8%
2016年	沙特阿拉伯	14～19岁	968	WHO	NR	35.5%VS 8%	NR	NR	NR
2017年	土耳其	9～11岁	2066	WHO	14.6%	NR	21.2%	NR	NR

NR:not report,未报道相关数据

第三节　我国儿童肥胖流行概况

一、我国儿童肥胖流行现状

(一)我国大陆儿童肥胖流行现状

我国虽然不是肥胖人口比例最高的国家,但由于人口基数较大,随着经济水平的不断提高,我国已成为全球超重和肥胖人数最多的国家。据估计,我国约有42%的成年人和16%的儿童超重和肥胖,如不采取措施,我国超重和肥胖的流行趋势会继续上升。我国儿童肥胖症发病率从20世纪80年代的0.8%增至目前的6.5%,某些城市甚至更高。据统计,我国的肥胖发生率无论在城市或农村、成人或儿童、男性或女性均呈逐年增长的趋势。

自1975年起,我国有关部门已在不同儿童群体中每间隔5~10年进行1次体格发育抽样调查或监测评估。1995年,中国九市7岁以下儿童体格发育调查研究结果显示,我国儿童实际生长水平正在接近或赶上一些发达国家,但也明确地表明我国儿童体格发育中存在一些问题,如体重增长幅度明显高于身高增长幅度,儿童超重和肥胖的检出率增高。1995—2005年第5次学生体质与健身调研数据提示,我国儿童的超重和肥胖已进入全面增长期,2005年我国儿童的超重和肥胖检出率与1985年比,分别成倍和成10倍以上的增加。

根据2013年中国居民营养与健康状况监测报告,我国6岁以下儿童超重率为8.4%,其中男童超重率(9.4%)高于女童(7.2%),城市儿童超重率和农村儿童超重率均为8.4%,与2002年的数据相比,总超重率、男童超重率、女童超重率、城市儿童超重率和农村儿童超重率均有所增加,分别增加了1.9%、2.1%、1.7%、0.7%和2.9%。

该报告显示,我国6岁以下儿童肥胖率为3.1%,其中男童肥胖率(3.6%)高于女童(2.5%),城市肥胖率(3.3%)高于农村肥胖率(2.9%),与2002年相比,总肥胖率、男童肥胖率、女童肥胖率、城市肥胖率和农村肥胖率均有所上涨,分别增加了 0.4%、0.6%、0.3%、0.6%和 0.2%,其中男童和城市儿童肥胖率上涨最多。详见表1-4。

表1-4 2002年和2013年我国大陆不同地区6岁以下儿童超重率及肥胖率

	2013年			2002年		
	合计	城市	农村	合计	城市	农村
超重率						
合计	8.4%	8.4%	8.4%	6.5%	7.7%	5.5%
男童	9.4%	9.7%	9.2%	7.3%	8.8%	6.1%
女童	7.2%	6.9%	7.4%	5.5%	6.4%	4.7%
肥胖率						
合计	3.1%	3.3%	2.9%	2.7%	2.7%	2.7%
男童	3.6%	4.1%	3.3%	3.0%	3.4%	2.8%
女童	2.5%	2.4%	2.5%	2.2%	1.9%	2.5%

2012年,我国6~17岁儿童超重率为9.6%,其中男童超重率(10.9%)高于女童超重率(8.2%),城市儿童超重率(11.0%)高于农村儿童超重率(8.4%),与2002年相比,6~17岁儿童总超重率、男童超重率、女童超重率均有所上升,农村儿童超重率以2倍幅度增长,显著高于城市涨幅。

2012年,我国6~17岁儿童肥胖率为6.4%,其中男童肥胖率(7.8%)高于女童肥胖率(4.8%),城市儿童肥胖率(7.7%)高于农村儿童肥胖率(5.2%),与2002年相比,6~17岁儿童总肥胖率、男童肥胖率、女童肥胖率均有所上升,农村儿童肥胖率以2倍幅度增长,显著高于城市涨幅,详见表1-5。

表1-5 2012年我国大陆不同地区6~17岁儿童超重率及肥胖率

	超重率			肥胖率		
	城乡合计	城市	农村	城乡合计	城市	农村
合计	9.6%	11.0%	8.4%	6.4%	7.7%	5.2%
男童	10.9%	12.8%	9.3%	7.8%	9.7%	6.2%
女童	8.2%	9.0%	7.4%	4.8%	5.5%	4.1%
儿童(6~11岁)						
小计	10.3%	11.6%	9.2%	8.9%	10.4%	7.5%
男童	12.3%	14.3%	10.5%	10.9%	13.1%	8.8%
女童	8.1%	8.6%	7.7%	6.6%	7.4%	6.0%

	超重率			肥胖率		
	城乡合计	城市	农村	城乡合计	城市	农村
儿童（12～17 岁）						
小计	9.0%	10.4%	7.8%	4.3%	5.4%	3.2%
男童	9.8%	11.4%	8.3%	5.3%	6.8%	3.9%
女童	8.2%	9.3%	7.2%	3.1%	3.9%	2.4%

我国关于各地区儿童超重和肥胖的流行病学研究较多，2001—2020 年间多项研究报道的儿童肥胖率为3.19%～13%，超重率为 7.64%～16.87%，并且近年来整体呈上升趋势，总体表现为城市高于农村、男孩高于女孩。由于各研究采用的肥胖和超重的筛查标准不一致，在我国的不同地区，儿童肥胖流行趋势也大不相同，肥胖儿童主要集中在东部沿海经济发达的大城市，中部内陆地区和西部边远地区的中小城市肥胖流行情况相对较轻。我国各地区儿童超重和肥胖流行病学研究现状，详见表1－6。

我国大陆各地区儿童超重率和肥胖率整体呈上升趋势，在大城市，儿童肥胖流行程度已接近发达国家。根据 1985—2000 年"中国学生体质与健康调研报告"，应用 WGOC 判定肥胖的标准，从 1985 年到 2000 年，北京城区 7～18 岁男生的超重和肥胖率从 5.3% 上升至 27.0%，女生的超重和肥胖率从 4.7% 上升至 25.9%；从 1991 年至 2000 年，沿海大城市 7～18 岁男生的超重和肥胖率从 7.6% 上升至 23.6%，女生的超重和肥胖率从 4.2% 上升至 13.6%。由于我国各地区之间经济发展水平存在差异，中小城市儿童肥胖率低于大城市，但也存在明显的上升趋势。从 1985 年到 2000 年，沿海中小城市 7～18 岁男生的超重和肥胖率从 2.7% 上升至 9.3%，女生的超重和肥胖率从 0.9% 上升至10.7%；内陆中小城市 7～18 岁男生的超重和肥胖率从 0.6% 上升至10.3%，女生的超重和肥胖率从 2.0% 上升至6.3%。

综上所述，降低肥胖及肥胖相关疾病的发病率对于提高我国大陆各地区儿童和成人的健康水平及生活质量，减少我国医疗资源的消耗，促进社会经济水平提高有重要的现实意义。

表 1-6 我国大陆各地区儿童肥胖和超重流行病学研究现状

编号		时间	地区	年龄	样本量	肥胖率	男/女	城市 VS 农村	超重率	男/女	城市 VS 农村	不同年龄段
1		2020	上海市某区	7~13岁	5889	NR	28.52%/15.59%	NR	NR	NR	NR	男生肥胖率已高达28.52%(7岁时),随着年龄的增长肥胖率有所降低,且存在线性趋势(P<0.05),13岁时肥胖率最低为15.55%;男生超重率随年龄增长有所升高,但不存在线性趋势(P>0.05);女生肥胖率随年龄增长而有降低的趋势,随着年龄的增加,女生肥胖率逐年降低的趋势不明显(P>9.15%但不存在线性趋势(P>0.05)。随着年龄的增加,女生肥胖率逐年降低达7.03%;女生超重率、超重和肥胖率随年龄增加均有所降低;但线性趋势不明显
2	1	2019	青岛城区	3~6岁	4289	7.51%	10.22%/4.8%	NR	15.85%	18.2%/13.32%	NR	3~4岁肥胖率为5.39%,超重率18.10% 4~5岁肥胖率为5.07%,超重率14.99% 5~6岁肥胖率为8.92%,超重率16.18% 6~7岁肥胖率为11.90%,超重率14.22%
	1	2016	郑州农村	3~6岁	1042	5.66%	6.94%/4.08%	NR	NR	NR	NR	3~4岁肥胖率为3.15% 5~6岁肥胖率为7.82%
2	2	2014年	浙江省湖州市长兴县	3~6岁	853	7.03%	7.09%/6.73%	NR	NR	NR	NR	3~6岁学龄前儿童肥胖患病率随年龄增长而升高
	3	2014	广东佛山	7~17岁	4 583	5.1%	5.1%/3.7%	NR	7.9%	10.1%/5.3%	NR	13岁以下年龄段超重率和肥胖率均明显高于13岁以上年龄段
	4	2013	西安市	0~7岁	10374	8.18%	8.93%/7.34%	NR	16.87%	18.33%/15.22%	NR	NR
	5	2012年	宁夏银川	6~11岁	1794	7.53%	9.7%/5.7%	NR	10.92%	13.7%/8.4%	NR	各年龄组儿童肥胖患病率同的差别无显著统计学差异
	6	2011	上海	2~6岁	1320	10.5%	NR	NR	14.0%	NR	NR	NR
	7	2011	厦门	2~6岁	9517	7.40%	9.03%/5.48%	NR	NR	NR	NR	2~6岁儿童肥胖发生率随年龄的升高而上升

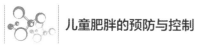

续表

编号	时间	地区	年龄	样本量	肥胖率	男/女	城市 VS 农村	超重率	男/女	城市 VS 农村	不同年龄段
8	2010	广西南宁	7~18岁	120000	NR	5.4%/2.6%	NR	NR	14.9%/8.2%	NR	NR
9	2010年	重庆	6~18岁	77411	8.23%	NR	城市:9.7% 农村:5.32% 城男:12.21% 城女:6.94% 乡男:6.02% 乡女:4.51%	NR	NR	NR	随年龄增长儿童肥胖率总体呈下降趋势
10	2010	天津	7~18岁	8098	NR	22.2%/14.1%	20.5% VS 15.9%	NR	17.7%/13.4%	18% VS 13.1%	10~12岁的检出率(54.8%)高出其他年龄段
11	2009年	北京城区	0~6岁	11338	3.19%	3.8%/2.54%	NR	7.64%	7.34%/7.96%	NR	3~6岁组肥胖和超重率(4.49%和9.17%)高于0~2岁组(1.07%和5.14%)
12	2005年	全国30省	7~18岁	59233	NR	7.1%/3.6%	城男:7.1% 城女:3.6% 乡男:2.8% 乡女:1.9%	NR	13.1%/7.4%	城男:13.1% 城女:7.4% 乡男:6.2% 乡女:4.7%	7~9岁、10~12岁超重和肥胖率较高,分别为23.2%和24.4%
13	2003	山东省章丘市农村	5岁以下	4073	3.68%	3.78%/3.57%	NR	NR	NR	NR	NR
14	2003	湖北省咸宁市	7~12岁	6150	7.73%	9.26%/5.43%	NR	NR	NR	NR	NR
15	2001	石河子	3~12岁	2637	13%	15.9%/9.9%	NR	NR	NR	NR	肥胖儿童多见于9岁以上,男童多于女童

NR:not report,未报道相关数据

(二)港澳台地区儿童肥胖流行现状

1993 年,香港地区对 0～18 岁儿童进行了全面的生长发育调查,采用身高标准体重中位数的 120％作为肥胖的判定标准,结果发现香港 3～18 岁儿童肥胖发生率为 10.08％,其中男童 11.28％,女童 8.93％,比内地及香港地区以往报道的数值都高,并且儿童肥胖率从 6 岁开始逐渐增高,女孩 8 岁、男孩 11 岁时出现第一个高峰。2002 年,一项横断面调查研究以香港中西部地区在校的中国小学生为研究对象,31 所学校参加了此项研究,5402 名男孩和 5371 名女孩参与了此项研究。该项研究根据国际肥胖特别工作组参考值确诊超重和肥胖。结果显示:超重率为 16.4％,其中男童 19.9％,女童 12.9％;肥胖率为 7.7％,其中男童 10.3％,女童 5.1％。根据香港卫生署学生健康服务纪录,小学生超重和肥胖率由 1995—1996 学年的 16.1％增加至 2008—2009 学年的 22.2％。

2016 年,一项针对澳门地区 4～6 年级儿童超重和肥胖的横断面调查研究,共纳入 1288 名儿童,结果发现 4、5、6 年级儿童超重率分别为 38.4％、10.7％、14.1％;肥胖率分别为 33.8％、8.4％、6.8％。根据澳门 2015 年监测结果,澳门 7～22 岁儿童青少年超重率和肥胖率分别为 12.9％和 9.7％,其中,男性超重率和肥胖率分别为 14.6％和 11.5％,女性分别为 10.8％和 7.6％。除 16～18 岁年龄段超重率女性高于男性外,其他组别均为男性超重率和肥胖率高于女性,男性超重率相对较高的年龄段为 10～15 岁和 19～22 岁,肥胖率相对较高的年龄段为 7～12 岁;女性超重率在 10～18 岁年龄段相对较高,肥胖率在 7～9 岁年龄段相对较高,详见表1－7。

表1－7　2015 年澳门地区儿童青少年超重率和肥胖率

年龄段	男性		女性		总体	
	超重	肥胖	超重	肥胖	超重	肥胖
7～9 岁	10.2％	14.6％	9.2％	13.3％	9.8％	14.1％
10～12 岁	18.6％	15.4％	11.4％	10.5％	15.4％	13.2％
13～15 岁	17.2％	9.8％	12.9％	7.5％	15.4％	8.8％

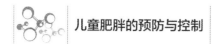

续表

年龄段	男性		女性		总体	
	超重	肥胖	超重	肥胖	超重	肥胖
16～18 岁	10.6%	9.2%	10.9%	4.1%	10.7%	6.9%
19～22 岁	18.6%	6.6%	9.7%	2.4%	13.9%	4.4%

台湾地区卫生健康部门调查数据显示:2013—2016 年的台湾小学、初中及高中学生的超重和肥胖率分别为 26.7%、25.2%和 26.7%。

三、我国儿童肥胖流行的国际比较

2013 年,我国的流行病学研究显示 6～17 岁儿童肥胖率为 6.4%,其中男孩肥胖率为 7.8%,女孩肥胖率为 4.8%,均低于美国(16.9%,16.7%,17.2%,来源于 2010—2011 年 2～19 岁儿童的数据)、英国(17.0%,19.0%,16.0%,来源于 2014 年 2～15 岁儿童的数据)、韩国(9.7%,11.0%,8.3%,来源于 2011 年 2～18 岁儿童的数据)。我国儿童超重率为 9.6%,低于美国(14.9%)和英国(14%),高于韩国(7.7%);我国女孩超重率为 8.2%,低于美国(14.4%)、英国(15.0%)和韩国(10.5%);我国男孩超重率为 10.9%,低于美国(15.3%)和英国(13%),但高于韩国(5.3%)。

【重要信息】

• 肥胖是指多因素引起、因能量摄入超过能量消耗,导致体内脂肪积聚过多达到危害健康程度的一种慢性代谢性疾病。

• 肥胖和超重的根本原因是摄入能量与消耗能量之间的不平衡,人体摄入的总能量和消耗的总能量处于动态平衡中,人体才能维持正常体重。

• 2016 年,估计约有 4100 万名 5 岁以下儿童超重或肥胖,女童的肥胖率近 6%(5000 万人),男童的肥胖率近 8%(7400 万人)。

• 超重和肥胖的患病率不仅在发达国家增加,而且在发展中国家也迅速增加。

• 我国 6 岁以下儿童超重率为 8.4%,儿童肥胖率为 3.1%,我国 6～

17 岁儿童超重率为 9.6%,6～17 岁儿童肥胖率为 6.4%。

【参考文献】

[1]中国营养学会.中国肥胖预防和控制蓝皮书[M].北京:北京大学医学出版社,2019.

[2]皮亚雷,张亚男,张会丰.2017 版《美国内分泌学会临床实践指南——儿童肥胖的评估、治疗和预防》解读[J].河北医科大学学报,2018,39(10):1117—1121.

[3]陈春明.中国学龄儿童少年超重和肥胖预防与控制指南(试用)[M].北京:人民卫生出版社,2008.

[4]Sanyaolu A,Okorie C,Qi X,et al.Childhood and adolescent obesity in the united states:a public health concern. glob pediatr health[J].Global pediatric health,2019,6:2333794.

[5]Herter-Aeberli I,Osuna E,Sarnovská Z,et al.Significant decrease in childhood obesity and waist circumference over 15 years in switzerland:a repeated cross—sectional study[J].Nutrients,2019,11(8):1922.

[6]Dereń K,Nyankovskyy S,Nyankovska O,et al.The prevalence of underweight,overweight and obesity in children and adolescents from Ukraine[J].Sci Rep,2018,8(1):3625.

[7]秦怡玲,熊丰,赵勇,等.重庆市城市农村儿童肥胖发病率及相关因素的分析[J].重庆医科大学学报,2013,38(08):827—832.

[8]宋琳,赵海萍,朱玲勤.银川市 6～11 岁儿童肥胖现状[J].中国学校卫生,2012,33(04):494—495.

[9]李少闻,张欣,王思思,等.西安市 0～7 岁儿童 17 年间超重/肥胖的流行趋势分析[J].中国儿童保健杂志,2016,24(10):1044—1047+1051.

[10]苏媛媛,席薇,张欣.天津市 2010 年中小学生超重和肥胖流行现况及影响因素[J].中国学校卫生,2013,34(02):217—218.

[11]朱美红,花静,郭云琴,等.上海 1320 名儿童肥胖流行状况调查[J].中国儿童保健杂志,2011,19(4):309—312.

[12]范歆,唐晴,陈少科,等.广西南宁市儿童超重、肥胖流行病学调查[J].中国儿童保健杂志,2010,18(12):973—974.

[13]周泉,王培席,周志衡,等.佛山地区 7～17 岁儿童肥胖的流行现状及影响因素

分析[J].实用预防医学,2014,21(11):1394—1396.

[14]张军,刘建涛,杨国俊,等.郑州农村3~6岁学龄前儿童肥胖现况及影响因素分析[J].中国儿童保健杂志,2016,24(01):86—89.

[15]朱香兰.长兴县学龄前儿童肥胖流行现状分析[J].中国妇幼保健,2014,29(15):2412—2413.

[16]郭文海,丁丹阳,王艳.儿童肥胖相关危险因素的研究进展[J].中国中西医结合儿科学,2016,8(04):399—402.

[17]陈秋映,李显丽,李奕平.儿童、青少年肥胖的研究进展[J].药品评价,2019,16(03):3—6+14.

[18]周方怡.我国儿童肥胖症流行病学研究进展[J].中国当代医药,2019,26(27):26—29.

[19]杨万龄,王晓明.儿童青少年超重肥胖现状及成因的研究进展[J].中国学校卫生,2009,30(02):190—192.

[20]梁淑芳,吴文英,刘德辉,等.香港地区3~18岁儿童青少年肥胖发生率调查[J].中华预防医学杂志,1995(05):270—272.

[21]萧沛霖.香港儿童的肥胖问题[A].中国营养学会.第五届两岸四地营养改善学术会议资料汇编[C].中国营养学会,2016:1.

[22]Wong JPS,Ho SY,Lai M.K,等.中国香港儿童和青少年的超重和肥胖情况及与体重相关的思想和行为[J].世界核心医学期刊文摘(儿科学分册),2005(09):57—58.

[23]何晓龙,翁锡全,林文弢,等.中国澳门地区4~6年级学童超重/肥胖与步行及住所周边环境因素的关系[J].中国体育科技,2016,52(05):104—111.

[24]王云涛,施美莉.澳门超重、肥胖儿童青少年体质特征及影响因素研究[J].中国体育科技,2019,55(12):59—67.

(杨春松 邹锟 贾鹏)

第二章　儿童肥胖的危害

【本章导读】

　　肥胖会对儿童的身心健康产生诸多不良影响。儿童的肥胖可以延续至成人期,并且加大其成年后患各种慢性疾病的风险。国内多项调查数据显示,超重和肥胖会严重危害儿童生长发育、心理健康,同时也是多种疾病的高危影响因素。儿童超重和肥胖患病率的上升,可能导致个体整个生命周期内相关疾病发病率的增加,并一直延续到生命终结,累及全身几乎所有器官系统。发表在新英格兰杂志上的一项研究指出,人类在期望寿命上取得的进步可能会因为儿童肥胖的大规模流行出现衰退甚至反转,当代的孩子可能不像他们父母一样长寿。本章分析了肥胖对儿童生长发育和心理健康的危害,以及与儿童肥胖相关的疾病和其造成的社会负担,希望全社会高度关注、重视和支持儿童肥胖的防控。

【本章结构图】

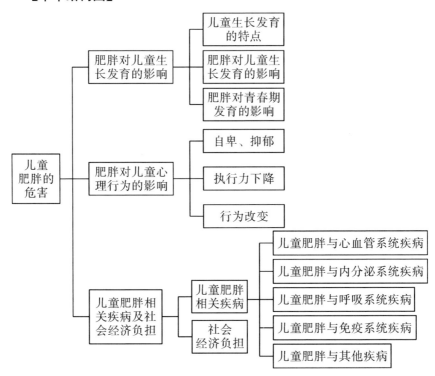

儿童期肥胖促进机体脂肪细胞数量增加,容易导致儿童惰性和贪吃贪睡习惯的养成,影响儿童生长发育、青春期发育,形成恶性循环,使其到了成年期更容易肥胖,增加肥胖防控的难度。

一、儿童生长发育的特点

生长发育是人体的一个重要的生命现象,贯穿整个儿童时期。在生长发育过程中,不仅身高体重增加,器官也逐渐分化,机能逐渐成熟。影响儿童生长发育的因素较多,如种族、遗传、营养、环境、社会、家庭等。身高、体重、胸围是反应儿童身体发育状况必不可少的身体形态学指标,掌握儿童生长发育特点和影响因素,才能有效地进行指导,促进儿童健康成长。

1. 生长发育的阶段性和连续性

在整个儿童时期,生长发育是一个连续的过程,但生长速度呈阶段式。儿童出生后 1 年内,体重和身长增长最快,为第一个生长高峰;2～11 岁生长速度平稳,青春期体重与身高又迅速增加,特别是体重增长更显著,是一生发育突飞猛进的阶段。各阶段生长发育呈现连续性,前一个阶段为后一个阶段奠定基础。

2. 各系统器官发育的不平衡性

各系统器官的发育先后、快慢不一,与其在不同年龄的生理功能有关。例如,神经系统生长发育最早,在出生后 2 年内发育最快,6～7 岁基本达到成人水平;淋巴系统在出生后前 10 年生长快,12 岁达到成人水平;生殖系统发育最晚,至青春期才迅速发育至成熟;其他系统(呼吸、循环、消化、泌尿、骨骼肌肉系统等)的发育基本与体格生长平行。

3. 生长发育的顺序性

生长发育通常遵循由上到下、由近到远、由粗到细、由低级到高级、由简单到复杂的顺序或一般规律。如出生后个体的运动发育规律:先抬头、后抬胸,再会坐、立、行(从上到下);先抬肩、伸臂,再双手握物(由近到远);先会用全手掌抓物品,再发展到以手指端摘取(从粗到细);先会画直线,进而能画圆形、画人(由简单到复杂);先会看、听和感觉事物、认识事物的表面属性,再发展到思维、分析、判断事物的类别属性(由低级到高级)。

4. 生长发育的个体性

受遗传、环境的影响。儿童的生长发育存在着较大的个体差异,每个人生长的"轨迹"都不完全相同。如同年龄、同性别的儿童其生长水平、生长速度、体型特点等都不完全相同。因此,儿童的生长发育有一定的正常范围,所谓的正常值不是绝对的,评价时应考虑其个体性,做动态观察,才能正确判断。

二、肥胖对儿童生长发育的影响

有研究证实,肥胖儿童的生长激素自发分泌及释放会减少,且肥胖越

严重,生长激素水平越低。生长激素水平降低会影响儿童生长发育。儿童肥胖对生长发育的主要影响有:

(1)体重增加,身体笨重。大量脂肪囤积增加了机体负担,使儿童不喜欢运动进而更加肥胖。

(2)不愿活动,贪睡。身体脂肪比例增高后,体内酸性代谢产物会蓄积,而酸性代谢产物会抑制呼吸中枢,造成呼吸困难和缺氧,缺氧又会进一步加强酸性代谢产物增多,并且肥胖儿童的氧消耗量一般多于正常儿童,致使肥胖儿童会经常感觉疲困乏力,活动能力差。

(3)嘴馋,贪吃。肥胖会导致水、糖、脂肪代谢紊乱及高胰岛素血症,从而引起儿童出现异常饥饿感,促使进食量不断增加。

(4)常伴有平足、膝内弯、关节承重部位等损害。不少肥胖儿童因为体重过重导致关节及承重部位较体重正常儿童容易受损。

三、肥胖对青春期发育的影响

关于肥胖与儿童青春期发育之间的关联,男、女研究结果不完全一致。2003 年,北京市对 19085 名 6～18 岁学龄儿童进行青春期发育与超重、肥胖关系的研究,结果发现女童的体质指数(body mass index,BMI)和体脂肪含量与青春期早发育呈正相关;男性青春期早发育组的 BMI 高于晚发育组,而男性青春期早发育组的体脂肪含量低于晚发育组。

BMI 增高可使儿童提早进入青春期并加速青春期的进展,肥胖可能会引起女童的月经初潮年龄、乳房发育年龄及阴毛出现时间相对提前,青春期发育提前及初潮年龄提早的女童更容易出现月经周期异常,还会增加患多毛综合征及多囊卵巢综合征的风险;男童青春期发育推迟或出现轻度性功能降低。

我国卫生部在 2010 年制定的《儿童性早熟诊疗指南(试行)》中定义了性早熟的标准,即女童 8 岁、男童 9 岁以前呈现第二性征。儿童性早熟是青春期提前的一种典型征象,是一种生长发育的异常,近年来,儿童性早熟发病率明显上升,已成为常见的小儿内分泌疾病之一。

(一)肥胖女童与性早熟

与正常体重女童相比,肥胖女童的乳房发育和月经初潮的年龄提前,性早熟女童大多同时存在营养过剩。

据调查,全球儿童中枢性性早熟的发病率为百万分之 5.66,而中国沿海地区儿童的性早熟发病率为 0.38％。2009 年郑州地区 3～12 岁儿童性早熟流行病学调查发现,正常体重女童性早熟检出率为 1.1％,而超重和肥胖女童性早熟检出率为 3.1％。深圳市 8～14 岁女童性发育现状的调查发现了类似结果,即超重和肥胖女童性发育提前。目前,上海地区儿童性早熟的发病率约为 1％。国外相关研究发现,与性发育正常的同龄女童相比,性早熟的白人和黑人女孩的 BMI 更高。Rosenfield 等调查发现,高 BMI 女童月经初潮平均年龄为 10.2 岁,比正常 BMI 的女童要提早 10 个月。

上述研究提示:肥胖可使女童性发育提前,与流行病学调查结果一致。动物实验也发现雌性肥胖大鼠有性发育提前倾向,它们具有比正常体质量雌性大鼠更高的雌激素水平。

(二)肥胖男童与性早熟

肥胖对男童性发育有无影响目前仍存在争议。有研究者认为肥胖男童存在性发育落后现象。2002 年河北省唐山市的一项研究,将 $BMI > 25 \ kg/m^2$ 的 42 名男童作为肥胖组,以 32 名 BMI 在 $14.1～23.0 \ kg/m^2$ 的男童作为正常对照组,对比研究发现肥胖组男童血清睾酮浓度、阴茎长度、睾丸体积均低于正常对照组男童,但肥胖组男童的血清雌二醇浓度高于正常对照组男童。但也有研究者持不同观点,Laron 等和张德甫等的调查结果显示:肥胖男童的性发育与正常体质量儿童无明显差异。于春媛等的研究则提示,肥胖男童的性发育与肥胖女童同样是提前的。

上述研究结果的不同可能由研究对象的种群不同而导致。此外,用 BMI 作为反映男童体脂含量的指标可能存在误导,因为男孩 BMI 与体脂含量的关系不如女孩密切。在男孩青春发育期,肌肉和雄激素水平的增长可能导致体重和 BMI 的增长,而并非体脂含量的增加。

(三)多囊卵巢综合征

多囊卵巢综合征(polycystic ovarian syndrome, PCOS)又称 Stein-Leventhal 综合征,是一种常见的可引起女性无排卵性不孕的单独的内分泌疾病,是以女性月经不规律、痤疮或多毛,以及肥胖为主要临床表现的一组综合征。其主要的生化改变为功能性而非器质性的高雄激素血症,可发生在儿童时期。肥胖儿童因高胰岛素血症,可直接作用于卵巢,或通过促进下丘脑和垂体间接作用于卵巢或作用于肾上腺,促进合成过多雄激素;肥胖也可通过作用于外周组织,使血清雄激素合成或转化增多。肥胖虽然可能不是 PCOS 的直接致病因素,但可使 PCOS 患者的临床表现更为明显。当肥胖儿童有痤疮、多毛和月经不调时,应到医院就诊,由临床医生进行诊断是否属于多囊卵巢综合征。

第二节　肥胖对儿童心理行为的影响

肥胖引起的心理行为问题在儿童中很常见,且对儿童的认知及智力产生一定程度的影响。超重肥胖儿童由于体型臃肿,运动能力较低,同时还要面对社会偏见等舆论的压力,影响他们在学校的表现和社会交往能力,对其心理健康有长期而严重的影响,甚至会造成儿童时期的心理精神障碍。此类心理和行为方面的损害还会延续到成年,对个体成年后的心理、行为以及社会适应等都会造成持续而严重的不良影响。近年来,众多研究证明,肥胖对儿童心理发育存在危害,同时不良的心理状况是肥胖发生的另一严重的危险因素。肥胖儿童较正常儿童更容易患心理上的疾病,且肥胖女童的心理创伤程度较肥胖男童更为严重。儿童和青少年肥胖可导致其出现社会情感障碍,表现为自我评价低、抑郁、饮食混乱、暴食症和对自己体型不满意以及学习障碍和社会适应性差。因此,应关注肥胖儿童的心理变化,对于存在情绪障碍的肥胖儿童及时予以心理评估和支持治疗。

一、自卑、抑郁

肥胖儿童经常表现出明显的抑郁和较低的自我评价,自信心不足、自卑感明显。国内研究发现,7～13岁单纯性肥胖儿童的情绪较正常儿童有不稳定的趋势,肥胖男童的抑郁性与病程、情绪化与发病年龄、攻击性与肥胖年龄均显著相关,肥胖女童较正常体重女童有明显的自卑感,情绪易变,伴有抑郁倾向。青少年时期是体型塑造的关键时期,而在将"以瘦为美"作为审美标准的现代社会,肥胖儿童更容易对自己不理想的外貌和形象产生自卑感。肥胖儿童常因体型的缘故,容易被其他儿童歧视,起侮辱性的绰号、嘲笑、排斥等,甚至被同伴视为"异类",无法参与集体性游戏活动。在学校里,肥胖儿童可能遭到冷落或成为同学取笑、排斥的对象,从而自尊心受到挫伤。肥胖儿童长期生活在这样的环境中,由于缺乏自信,不能积极主动参加各种集体活动,害怕与人接触,逐渐产生退缩、回避、自卑心理,喜欢独处,形成内向性格,表现出社会适应能力和交往能力下降的个性心理特征和行为特征。严重时还可能会产生心理扭曲,或因无法融入社会,产生自杀的观念和意图等严重的心理问题。

二、执行能力下降

有研究表明,超重、肥胖儿童的执行能力(抑制能力、工作记忆、认知灵活等)要低于正常体质量儿童,肥胖儿童可能存在执行能力缺陷。由于肥胖症患者需要消耗较正常体重者更多的氧气来维持机体供能,因此,肥胖儿童较易出现慢性大脑缺氧,主要表现为注意力不集中、易疲劳和睡眠增多等。

与正常人相比,肥胖患儿的大脑体积,尤其是负责学习记忆的海马体容量更小,故更易出现记忆力下降等情况。肥胖儿童由于体胖而活动受限,对外界的感知、注意和观察能力下降,影响学习效率。有研究发现,超重儿童在阅读和数学能力方面的得分低于正常体重儿童。肥胖儿童还表现出运动障碍和社会适应能力差,正常组儿童则显得灵敏和活跃。

三、行为改变

超重和肥胖儿童因其年龄、性别、肥胖程度的不同,可出现不同程度的行为改变。一般行为问题有:随着肥胖程度的加重,儿童各种行为问题增多,社会适应能力、学校活动和社会交往能力都随之降低。肥胖男童多动、违纪,攻击性、强迫、敌意等行为表现突出,部分还有行为幼稚倾向,情绪稳定性差、易激惹。部分超重和肥胖女童表现出抑郁、焦虑、社会退缩、不成熟等行为。部分超重和肥胖儿童的这些行为问题与其肥胖发生年龄呈正相关,并且有随年龄增长而增加的趋势。也有部分超重和肥胖儿童在同伴及环境的压力下,追求苗条体型,长期节食,转化为神经性厌食,吸烟、饮酒行为,校园欺凌行为。

第三节 儿童肥胖相关疾病及社会经济负担

一、儿童肥胖相关疾病

肥胖是多种慢性非传染性疾病的独立危险因素,不仅可导致严重的心脑血管疾病、内分泌和代谢异常,还可能会引起呼吸、消化、骨骼系统障碍,并与多种恶性肿瘤的发生有关。儿童超重和肥胖患病率上升,可能导致其整个生命周期内多种疾病的发病率增加,累及全身几乎所有器官系统,并一直可延续到生命终结。常见儿童肥胖的健康危害如表2-1所示。

表2-1 常见儿童肥胖的健康危害

心理-行为问题	内分泌和代谢异常
• 自卑、抑郁 • 执行能力下降、行为改变	• 糖耐量低减(IGT) • 2型糖尿病 • 影响生长、青春期发育及生殖功能 • 假性肥大 • 肾上腺功能初现提前 • 男性青春期乳房发育 • 多囊卵巢综合征(PCOS) • 高尿酸血症 • 代谢综合征(MS)/胰岛素抵抗综合征(IRS)
心血管系统疾病 • 高血压 • 血脂异常 • 左心室肥厚 • 早期动脉粥样硬化	

续表

呼吸系统疾病	皮肤及相关改变
• 阻塞性睡眠呼吸暂停(OSA) • 哮喘 • 肥胖低通气综合征(OHS)	• 黑棘皮病(AN)
消化系统疾病	神经系统疾病
• 非酒精性脂肪性肝病(NAFLD) • 胆囊疾病	• 假性脑瘤(pseudotumor cerebri)
泌尿系统疾病	骨骼系统
• 微量白蛋白尿(MA)	• 股骨头骨骺滑脱 • 胫骨内翻(Blount's病)

(一)儿童肥胖与心血管系统疾病

肥胖是影响心血管结构和功能的危险因素,与严重心血管疾病的危险因素密切相关。2014年,北京市通过超声检查对410名6~18岁儿童进行心血管结构和功能的评估,发现肥胖儿童心脏每搏输出量明显增高,左心室舒张末期内径、收缩末期内径、室间隔舒张末期厚度、左室后壁舒张末期厚度、左心室质量、左心室质量指数明显大于同龄正常体重儿童,且已发生左心室重构。济南市针对3354名9~12岁小学生的研究发现,和正常体重儿童相比,肥胖儿童已出现颈动脉内中膜厚度增加及颈动脉血管弹性下降。肥胖儿童早期动脉粥样硬化已经形成,预防成年人心脑血管疾病应从预防儿童肥胖做起。

1. 儿童肥胖与高血压

高血压是指体循环动脉收缩期和/或舒张期血压持续增高,是冠心病、脑卒中和早死的主要危险因素。血压与体重的正相关联系在儿童时期就已存在,肥胖儿童的血压水平显著高于正常体重儿童,并随着肥胖程度的增加,血压水平显著升高。一项包括4609名学龄儿童的横断面调查显示,该地区肥胖的患病率为7.6%,其中39.7%伴有血压升高。儿童高血压以原发性高血压为主,多数表现为隐匿起病,血压轻度升高,无明显临床症状。肥胖是主要致病因素,也是最高的危险因素,据统计,30%～40%的儿童原发性高血压伴有肥胖,且肥胖本身可导致高血压;其他危险因素包括高血压家族史、低出生体重、早产、盐摄入过多、精神紧张、睡眠不足及体力活动缺乏等。儿童继发性高血压多表现为血压显著升高,伴头晕、头痛等临床症状,但也可仅表现为血压轻、中度升高。继发性高血压的病因比较明确,如肾脏疾病、肾动脉狭窄、主动脉缩窄、内分泌疾病、神经系统疾病及药物影响等。

国外研究发现,肥胖儿童患高血压的危险度是正常体重儿童的 9 倍以上,随儿童肥胖率的升高,高血压的发病率也呈增加的趋势。2002 年中国居民营养与健康状况调查的分析发现,12～18 岁儿童少年肥胖者高血压检出率达 40.9%;血压值随着儿童少年 BMI 的增加逐渐升高,肥胖组、超重组儿童少年的收缩压比正常体重组分别高 12 mmHg 和 7 mmHg,肥胖组、超重组的舒张压比正常体重组分别高 7 mmHg 和 4 mmHg;超重和肥胖儿童少年患高血压的危险分别是正常体重儿童少年的 3.3 和 3.9 倍。目前,肥胖相关高血压的发病机制尚不清楚,其可能机制如下。

(1)肥胖相关的高胰岛素血症和胰岛素抵抗导致交感神经系统(sympathetic nervous system,SNS)过度激活,血管收缩,肾血流量减少,进而激活肾素－血管紧张素－醛固酮系统,导致水、钠潴留,血压升高。

(2)肥胖引起腹部脂肪组织大量增多,尤其是脂肪组织压迫肾实质,激活 SNS 而使血压升高。

(3)脂肪组织分泌的瘦素增多,激活 SNS 导致血压升高。

(4)肥胖产生的促炎性细胞因子和氧化应激引起血管内皮功能障碍,导致血管顺应性降低,血压升高。

儿童高血压的标准和成人不同,但目前我国还没有统一标准。有学者采用百分位数法作为判定标准:若血压大于或等于同年龄－性别和同身高的血压值的第 95 百分位数,则可判为高血压。目前,一般参照 2017 年 8 月美国儿科学会颁布的儿童高血压诊断及管理指南对 1～13 岁儿童"血压升高"和"高血压"的定义。(表 2—2)

表 2—2　美国儿科学会 1~13 岁儿童高血压血压范围和分级的定义

血压分级	血压范围
正常血压	<第 90 百分位数(P_{90})
血压升高	≥第 90 百分位数(P_{90})至<第 95 百分位数(P_{95}),或 120/80 mmHg 至第 95 百分位数(按两者中较低者计算)
1 级高血压	≥第 95 百分位数(P_{95})至<第 95 百分位数(P_{95})+12 mmHg,或 130/80 mmHg 至 139/89 mmHg(按两者中较低者计算)
2 级高血压	≥第 95 百分位数(P_{95})+12 mmHg,或≥140/90 mmHg(按两者中较低者计算)

2. 儿童肥胖与血脂异常

儿童肥胖增加了血脂异常的风险,目前,儿童血脂异常患病率也呈上升趋势。血脂异常从临床上可分为高胆固醇血症、高三酰甘油血症、混合型高脂血症和低高密度脂蛋白血症,表现为持续的血清总胆固醇(TC)升高、三酰甘油(TG)升高、低密度脂蛋白胆固醇(LDL-C)增加、高密度脂蛋白胆固醇(HDL-C)降低,且腹型肥胖与血脂异常的相关性更强。有研究显示:50.4%的儿童超重和肥胖患者伴有血脂异常,其中高三酰甘油血症、低高密度脂蛋白、高非高密度脂蛋白、高胆固醇血症和高低密度脂蛋白血症的发生率分别为 31.9%、29.7%、15.8%、11.9%和 11.7%。2004 年一项调查显示,超重和肥胖儿童发生高三酰甘油(甘油三酯)血症的风险是正常体重儿童的 2.6 倍和 4.4 倍,发生低高密度脂蛋白胆固醇血症的风险分别是正常体重儿童的 3.2 倍和 5.8 倍。美国 Bogalusa 的研究发现,儿童少年肥胖者高 TC 的风险是正常体重同龄者的 2.4 倍,高 TG 水平的风险是正常体重同龄者的 7.1 倍,低 HDL 的风险是正常体重同龄者的 3.4 倍,高 LDL 的风险是正常体重同龄者的 3.0 倍。

关于儿童血脂异常的判定,不同的国家有不同的标准。1992 年美国国家胆固醇教育计划(National Cholesterol Education Program,NCEP)专家组推荐的血脂异常诊断标准被多数学者接受,详情见表 2—3。

表2-3 美国2岁以上儿童少年高血脂诊断标准[mg/dl(mmol/L)]

项目	TC	LDL-C	TG	HDL-C
合适水平	<170(4.42)	<110(2.86)		
临界值	170～199 (4.42～5.17)	110～129 (2.86～3.37)		
高脂血症	≥200(5.2)	≥300(3.38)	≥144(1.69)	
低 HDL-C 血症				<35(0.91)

来源:NCEP Expert Panel on Blood Cholesterol Levels in Children and Adolescents National Cholesterol Education Program (NCEP):Highlights of the Report of the Expert Panel on Blood Cholesterol Levels in Children and Adolescents[J].Pediatrics.1992,89:495-501.

2006年9月,中国首届血脂与儿童健康专题会上,专家们提出了我国2岁以上小儿高脂血症诊断标准,详见表2-4。

表2-4 中国2岁以上小儿高脂血症诊断标准[mg/dl(mmol/L)]

项目	TC	LDL-C	TG	HDL-C
合适水平	<170(4.42)	<100(2.6)		
临界值	170～199 (4.42～5.17)	110～129 (2.86～3.37)		
高脂血症	≥200(5.2)	≥130(3.38)	≥150(1.76)	
低 HDL-C 血症				≤40(1.04)

来源:中国医师协会儿童健康专业委员会,中华心血管病学会动脉粥样硬化学组.中国儿童青少年血脂防治专家共识(2006年海南)[J].中国实用儿科杂志,2007,22(1):69-73.

3.儿童肥胖与早期动脉粥样硬化

肥胖对于动脉粥样硬化的影响在儿童时期就已出现。研究发现,在校正了其他致动脉粥样硬化危险因素后,15～24岁男性 BMI 与冠脉脂纹沉积的密集度呈正相关。肥胖者如合并血压和血脂异常,主动脉的粥样硬化程度则进一步加重。这种病变早期常常无症状,因此早期积极控制肥胖可以降低心血管疾病的风险。腹型肥胖与上述症状的关联更为密切,从而为成年后心脑血管疾病的发生埋下隐患。

4. 儿童肥胖与心脏结构和功能的变化

肥胖儿童进行性心肌功能障碍的直接病因尚不清楚。研究显示,容量负荷改变、高血压、胰岛素抵抗、交感神经紧张以及心肌代谢紊乱与之密切相关。肥胖儿童存在多种类型的心室重塑,并伴有心肌向心性肥大,尤其多见于肥胖的高血压患儿。这种心脏结构改变与心脏舒张功能恶化有关,尽管其心脏收缩功能正常,但有发生射血分数正常的心力衰竭的可能。近年来,新兴的二维和三维斑点追踪超声成像技术显示,在血压正常的儿童肥胖患者中,即使左心室几何构型正常,也存在左心室整体收缩功能的异常,表现为左心室纵向应变和整体面积峰值应变减低。

(二)儿童肥胖与内分泌系统疾病

1. 儿童肥胖与糖尿病

儿童肥胖所引起的糖尿病以 2 型糖尿病为主,2 型糖尿病曾被认为是成年人才会得的病,但随着儿童肥胖患病率的上升,糖尿病发病出现低龄化趋势,绝大多数 2 型糖尿病患儿伴超重或肥胖。儿童糖尿病与成人糖尿病常伴有不同水平的空腹血糖升高。一项调查研究显示,根据国际糖尿病联盟的诊断标准,瑞典儿童肥胖患者空腹血糖受损的发病率为 5.7%,而这一比例在德国高达 17.1%。北京市一项儿童血压研究表明,肥胖儿童成年后发生糖尿病的风险是正常体重儿童的 2.7 倍;儿童期至成年期持续肥胖的人群发生糖尿病的风险是体重持续正常人群的 4.3 倍。儿童糖尿病患病率也呈逐年上升趋势。由于发病年龄早、病程较成人糖尿病长,儿童糖尿病更容易导致肾功能衰竭、失明和截肢等各种糖尿病并发症,儿童期发病的糖尿病患者应该得到更多的关注。

肥胖导致血糖升高的可能机制:①肥胖时肥大的脂肪细胞通过分泌游离脂肪酸,影响肌肉等外周组织对葡萄糖的摄取;②肝脏糖、脂质代谢产生大量乙酰辅酶 A,为肝脏糖异生提供原料;③血浆中增多的 FFA 可导致胰岛 β 细胞的损伤,抑制胰岛素的分泌;④肥胖导致胰岛素抵抗,使胰岛素的靶器官,如肝脏、骨骼肌等对胰岛素敏感性降低,而循环血中葡萄糖水平的增加又促进脂质生产反应,导致机体脂肪组织的堆积。

2. 儿童肥胖与代谢综合征

代谢综合征(metabolic syndrome,MS)又称为胰岛素抵抗综合征(insulin resistance syndrome,IRS),是糖代谢异常和心血管病的多种危险因素在个体内聚集的状态,机体内胰岛素的生物活性比正常状态时要低。MS 是由肥胖、高血糖、高血压及血脂异常等集结引发的一组临床症候群,是心脑血管疾病的共同病理基础和早期阶段,是一组心血管疾病危险因素。肥胖是 MS 的始动因素,肥胖时机体通过错综复杂的机制导致高血糖、高血压、IR 及血脂异常等。

肥胖儿童 MS 发病率高,检出率为 33%～50%,8～9 岁即可出现,无性别差异,腹型肥胖更易增加危险因素聚集。儿童的 MS 临床上可表现为早期动脉粥样硬化、非酒精性脂肪性肝病、男性乳房发育、早熟性阴毛初现、多囊卵巢综合征、黑棘皮病、微量白蛋白尿和高尿酸血症等,这些症状从青春期到成人逐渐加重。过去认为肥胖引起的胰岛素抵抗综合征是成人期特有的,实际上,这些异常在儿童时期就开始了。儿童肥胖引起的 MS 危险因素聚集可以延续到成年期,对成年期健康带来不良影响,其后果是增加了过早死亡的危险性、长期慢性疾病状态引起的生命质量下降和沉重的疾病负担。目前,国际上还没有儿童 MS 的统一诊断标准。2005年 4 月,国际糖尿病联盟(International Diabetes Federation,IDF)提出了成人 MS 的诊断标准。有些研究者用修改后的成人标准来定义儿童 MS,但由于儿童生理上的特殊性(如儿童高血压和高血脂标准与成人不同),用成人标准来判定儿童可能不合理。因此,应考虑制订符合儿童的、能较好预测危险的、简便易行的 MS/IRS 诊断标准。

(三)儿童肥胖与呼吸系统疾病

肥胖对呼吸系统的危害主要通过外在的机械阻力和内在的炎性因子产生。脂肪组织堆积于腹部或膈肌下方,使膈肌上抬,潮气量减少,肺容量降低,严重时导致肺通气量下降,氧分压降低,甚至出现低氧血症。脂肪组织代谢活跃,需要更多的氧气供给,进一步加重了肺的负担。肥胖儿童参加体育运动,可能会引发呼吸运动负荷增加、呼吸肌功能障碍、肺顺应性降低、呼吸肌呼吸泵功能等改变,均可造成肺功能损害。

1. 睡眠呼吸障碍

阻塞性睡眠呼吸暂停综合征(obstructive sleep apnea syndrome,OS-AS)是一种以睡眠时反复发作的咽部塌陷为特征,导致低氧血症和睡眠结构改变的临床疾病。肥胖儿童睡眠障碍相关症状的发生率较高,其平均每小时睡眠呼吸暂停低通气指数明显大于超重和正常体重儿童,睡眠时肥胖儿童的平均血氧饱和度、最低血氧饱和度均低于超重和正常体重儿童。肥胖是 OSAS 的一个危险因素,尤其是在严重肥胖儿童中表现得更加突出。主要原因为肥胖儿童夜晚仰卧位睡眠可使肺容积减少和氧气储备下降,若脂肪组织堆积在颈部皮下,可在睡眠期间出现部分或完全的上呼吸道梗阻。由于儿童气道解剖结构的特殊性,再加上肥胖儿童的咽部常存在扁桃体或腺样体增生,容易引起呼吸时气流不畅,尤其在睡眠时更为明显,表现为睡觉时打鼾,甚至出现呼吸暂停,严重者甚至会引起突然死亡。

研究表明,肥胖和 OSAS 可能有着最终导致各器官发病的潜在共同途径,二者可以相互促进,肥胖可以增加儿童患 OSAS 的风险。一项对有 OSAS 家族史的 2~18 岁儿童进行的病例对照研究发现,OSAS 患者中肥胖儿童占 28%,人数是正常体重儿童的 4.69 倍。由于睡眠经常受到干扰,OSAS 患儿可伴随噩梦、遗尿,晨起头痛和呕吐,白天嗜睡,学习能力和生活质量下降。OSAS 影响儿童的生长发育,严重和持续的 OSAS 可进一步引起肺动脉高压和肺心病等威胁生命的心肺疾病。

2. 哮喘

儿童哮喘与肥胖密切相关,并且随着 BMI 升高哮喘患儿的肺功能明显下降,OSAS 引起的反复的呼吸障碍会削弱肥胖儿童呼吸道的免疫功能。另外,肥胖可以使体内的炎性因子增加,增强机体的炎症反应。哮喘患儿的气道高反应性与体内的慢性炎症相关,而肥胖会导致患儿体内炎性指标升高。因此,超重儿童发生哮喘的风险高于非超重儿童,哮喘伴肥胖患儿比单纯哮喘患儿的症状更严重。

(四)儿童肥胖与免疫系统疾病

研究显示,肥胖儿童存在显著的免疫功能紊乱,肥胖儿童较正常体质量儿童的免疫力低,更易患感染性疾病。在免疫反应中,自然杀伤细胞起着抗感染和肿瘤免疫监视的作用,CD4$^+$T 淋巴细胞起辅助及诱导免疫细胞作用,CD8$^+$T 淋巴细胞起杀伤和抑制免疫细胞作用。单纯性肥胖儿童CD4$^+$/CD8$^+$明显降低,CD8$^+$T 淋巴细胞数量显著升高,自然杀伤细胞活性降低,从而导致机体产生免疫功能障碍及免疫性疾病。各种类型的血脂紊乱均可使肥胖儿童出现明显的免疫功能低下,混合型血脂紊乱肥胖儿童免疫功能受损更为显著。

(五)儿童肥胖与其他疾病

肥胖会影响儿童的运动及骨骼发育,对心理、行为、认知及智力产生不良影响,并可能诱发非酒精性脂肪性肝病、肿瘤等。相比正常体重儿童,肥胖儿童更容易患骨关节病、胆石症和痛风。

1. 非酒精性脂肪性肝病

脂肪肝在儿童时期即可出现,儿童肥胖程度越高越容易发生脂肪肝。单纯性肥胖对儿童的肝功能和脂肪代谢等均会造成危害,并随肥胖程度增加而逐渐增加。肥胖儿童往往伴有高胰岛素血症,其加速脂肪肝的发生,可渐渐使肥胖儿童发展为非酒精性脂肪性肝炎(non-alcoholic steato hepatitis, NASH)患者,进一步还可发生肝纤维化和肝硬化。大量的脂肪可进入重度肥胖儿童的肝细胞内,在肝内堆积形成脂肪肝,称为非酒精性脂肪性肝病(NAFLD)。

国外报道,22.5%~52.8%的肥胖儿童可发生脂肪肝;我国 6~12 岁肥胖儿童脂肪肝发病率约为 50%。2007 年,北京市调查了 7~18 岁的 659 名肥胖儿童和 603 名正常体重儿童非酒精性脂肪性肝病的患病情况,结果显示,肥胖儿童非酒精性脂肪性肝病患病率为 10.2%,显著高于正常体重儿童的 0.2%,非酒精性脂肪性肝病的患病率随着 BMI 的升高而增加。2013 年,该研究团队再次调查北京市 1735 名肥胖儿童非酒精性脂肪性肝病患病情况,患病率为 17.0%。

2. 慢性肾病

微量白蛋白尿(microalbuminuria, MA)是肥胖相关肾损伤最早可观察到的表现,它的发病率与肥胖程度呈正相关。MA 可能是胰岛素抵抗和慢性肾病(chronic kidney disease, CKD)的标记物。在 5%~40% 的高血压病患者、15%~40% 的糖尿病患者、15%~20% 的肥胖患者中可发现MA。在成年人中,胰岛素抵抗综合征的 5 个危险因素都满足时,MA 发病率为 20.1%,CKD 发病率为 9.2%,而正常体重成年人中其发生率分别为3.0% 和 0.3%。关于肥胖儿童中 MA 的报道不多,调查发现非糖尿病的肥胖儿童 MA 的发病率是 10.1%,MA 的发病率与胰岛素敏感性的降低有明确相关性。但是否像在肥胖成人中那样,MA 可预测 CKD 甚至心血管疾病风险,仍需进一步研究。

3. 运动骨骼的损伤

2010 年中国学生体质与健康调研数据显示,肥胖儿童体重肺活量指数显著低于正常体重儿童。重庆市一项针对小学生的研究显示,肥胖儿童较正常体重儿童其爆发力、耐力素质、柔韧素质等明显下降。肥胖给儿童骨骼肌肉系统造成过大压力,从而容易导致其关节、骨骼及肌肉损伤,尤其是中轴关节的损伤。肥胖儿童肌肉骨骼不适、骨折、下肢畸形、行动不便的患病率也较正常体重儿童明显增高,但目前国内相关研究较少。

4. 癌症

个体儿童期肥胖可增加成年期患某些疾病和过早死亡的风险。国外一项纵向研究发现,超重的女童成年后患乳腺癌的风险将增加。另一项研究发现,青春期超重是肾细胞癌发病的重要危险因素。国内关于儿童肥胖与远期癌症相关性的研究较少。

儿童肥胖相关健康危害已引起国内医学研究者的广泛重视,只有通过早期识别、早干预、管理儿童肥胖,将慢性病防治关口"前移"到儿童期,遏制儿童肥胖率的快速上升趋势,才能从源头上有效防控全社会肥胖相关慢性病高发态势,提高人口健康水平。这也是保障儿童体质健康的重中之重,值得保健、教育、卫生机构以及家长的高度重视、全面配合,尽一切努力把儿童肥胖控制在早期,有效管理,保障儿童青少年健康成长。

二、社会负担

(一)疾病负担

儿童肥胖是目前全社会面临的最严峻的公共卫生挑战之一,超重和肥胖的儿童很容易到成人期仍然肥胖,相对于非超重儿童而言,超重和肥胖儿童可能会较早罹患糖尿病和心血管疾病,从而加剧过早死亡和残疾的风险。超重和肥胖及其相关疾病在很大程度上是可以预防的。因此,需要对预防儿童肥胖给予高度重视。1975年以来,全球肥胖人数增长近三倍,世界多数人口所居住的国家,死于超重和肥胖的人数大于死于体重不足的人数。2016年,估计约有4100万名5岁以下儿童超重或肥胖,女童的肥胖率增加到近6%(5000万人),男童的肥胖率增加到近8%(7400万人)。伦敦帝国理工学院和WHO开展了针对近1.3亿五岁以上儿童的大型流行病学研究,对研究对象体重和身高进行了测量分析,结果发现:过去40年中,全球各地的肥胖儿童人数增加了10倍,从1975年的1100万人增加到2016年的1.24亿人,若按照该趋势继续发展,到2022年,全球儿童肥胖人数将超过中度或重度体重不足人数。

2015年,全球大约有400万人的死亡与高BMI直接相关,占全部死亡人数的7.1%;其中270万(41%)死于心血管疾病,其次是糖尿病。慢性肾病和癌症也是高BMI人群的常见死亡原因。2015年,全球超重和肥胖导致的伤残调整生命年(disability adjusted life years,DALYs)损失为1.2亿年,占全部原因导致DALYs的4.9%,其中心血管疾病导致的DALYs为6630万年。超重和肥胖儿童成年后患糖尿病、高血压病、心脏病和肝病等慢性病的风险更高,同时还会出现自卑、抑郁等负面心理问题,为其成长和成年后的健康埋下隐患,也会加重个人和社会的医疗负担。

(二)经济负担

肥胖除严重威胁人群的身体素质和健康水平、给民族素质的提高造成严重影响外,还会给社会经济发展带来巨大负担。肥胖的经济负担一般包括:①直接成本(direct costs),个人及卫生保健部门为治疗肥胖所付出的成本;②机会性成本(opportunity costs),由于肥胖相关疾病或其引起的过早死亡而造成的个人及社会的经济损失;③间接成本(indirect costs),对个人和社区的间接(社会)负担,如病假、个人用于减轻体重的花费。

美国相关研究表明,肥胖是比吸烟更为严重的致使绝症发生的因素,肥胖治疗费用占美国所有医疗费用的17%。1998—2013年,美国发表肥胖儿童医疗花费研究综述,发现若以10岁为起点计算,肥胖儿童较正常儿童一生需要额外支付1.9万美元(按照2012年货币利率折现)的医疗花费。

我国2003年有研究发现:超重和肥胖所造成的高血压病、糖尿病、冠心病、脑卒中的直接经济负担分别占当年我国卫生总费用和医疗总费用的3.2%和3.7%。2009年,平均每次医疗费用中有6.18元可归因于超重或肥胖,约占个人总医疗支出的5.29%,全国每年约有24.55亿元的医疗费用可归因于超重或肥胖,约占全国总医疗费用的2.46%。估算在2000—2025年,我国因肥胖所导致的间接损失将达到国民生产总值(GNP)的3.6%～8.7%;如果不采取预防控制措施,至2030年,由超重及肥胖所致成人肥胖相关慢性病直接经济花费将增至490.5亿元/年。

基于2002年中国居民营养与健康状况调查和2003年国家第三次卫生服务调查结果,计算中国成人高血压病、糖尿病、冠心病、脑卒中的直接经济负担,分别占中国卫生总费用和医疗总费用的3.2%和3.7%,达828.1亿元,其中25.5%归因于超重和肥胖,而理论上这部分的费用可以通过控制超重和肥胖而节省下来。儿童肥胖不仅对个体健康带来危害,而且还会延续至成年期。尽管我国目前缺乏有关儿童肥胖的经济负担研究,但从成人的研究结果可以推测,儿童肥胖以及其成年后的健康风险可能带来更为巨大的经济负担。

【重要信息】

• 肥胖儿童生长激素自发分泌及释放减少,且肥胖越严重,生长激素水平越低,并会影响生长发育。

• 儿童肥胖可能导致其出现社会情感障碍,表现为自我评价降低、抑郁、饮食混乱、暴食症和对自己体型不满意以及学习障碍和社会适应性差。因此,应关注肥胖儿童的心理变化,及时给予心理评估和支持。

· 超重和肥胖造成高血压病、糖尿病、冠心病、脑卒中等慢性疾病的直接经济负担,估算在 2000—2025 年,我国因肥胖所导致的间接损失将达到国民生产总值的 3.6％～8.7％,应当采取积极防控措施。

· 肥胖是多种慢性非传染性疾病的独立危险因素,不仅可导致严重的心脑血管疾病、内分泌代谢紊乱,还可以引起呼吸系统、消化系统、运动系统功能障碍,并与多种恶性肿瘤的发生有关。儿童期超重和肥胖,可能导致个体整个生命周期内多种疾病发病率的增加。因此,预防成人心血管系统、内分泌系统、呼吸系统、免疫系统疾病应从预防儿童肥胖做起。

【参考文献】

[1]王慧,郭丽丽,梁虹,等.血清生长激素水平与儿童单纯性肥胖伴身高略矮的关系[J].现代生物医学进展,2015,15(7):1304—1305.

[2]Sun Y,Tao FB,Su PY.National estimates of pubertal milestones among urban and rural Chinese boys[J].Ann Hum Biol,2012,39(6):461—467.

[3]尤箫萌,单川,沈秀华.儿童肥胖与性早熟的研究进展[J].上海交通大学学报(医学版),2012,32(7):949—951.

[4]Merrill M L,Birnbaum L S.Childhood obesity and environmental chemicals[J].The Mount Sinai journal of medicine,2011,78(1):22—48.

[5]杨月欣,葛可佑.中国营养科学全书[M].北京:人民卫生出版社,2019.

[6]马冠生,米杰,马军,等.中国儿童肥胖报告[M].北京:人民卫生出版社,2017.

[7]Flynn J T,Kaelber D C,Bakersmith C M,et al.Clinical practice guideline for screening and management of high blood pressure in children and adolescents[J].Pediatrics,2017,142(3):20171904.

[8]Da Rosa GJ,Schivinski CI.Assessment of respiratory muscle strength in children according to the classification of body mass index[J].Rev Paul Pediatr,2014,32(2):250—255.

[9]Gozal D,Kheirandish-Gozal L.Childhood obesity and sleep:relatives,partners,or both a critical perspective on the evidence[J].Ann N Y Acad Sci,2012,1264(1):135—141.

［10］Singanayagam A，Chalmers JD，Chalmers JD.Obesity is associated with im-proved survival in community-acquired pneumonia［J］.Eur Respir J，2013，42(1):180－187.

［11］Gruchala-Niedoszytko M，Malgorzewicz S，Niedoszytko M，et al.The influence of obesity on inflammation and clinical symptoms in asthma［J］.Adv Med Sci，2013，58(1):15－21.

［12］Brüske I，Flexeder C，Heinrich J.Body mass index and the incidence of asthma in children［J］.Curr Opin Allergy Clin Immunol，2014，14(2):155－160.

［13］Haselkorn T，Fish JE，Chipps BE，et al.Effect of weight change on asthma-re-lated health outcomes in patients with severe or difficult-to-treat asthma［J］.Respir Med，2009，103(2):274－283.

［14］Chinali M，de Simone G，Roman MJ，et al.Impact of obesity on cardiac geome-try and function in a population of adolescents:the strong heart study［J］.J Am Coll Car-diol，2006，47(11):2267－2273.

［15］Haji SA，Ulusoy RE，Patel DA，et al.Predictors of left ventricular dilatation in young adults (from the Bogalusa Heart Study)［J］.Am J Cardiol，2006，98(9):1234－1237.

［16］叶超群，康玉华，杨俊卿.肥胖、耐力运动对单纯性肥胖少年儿童免疫功能的影响［J］.中国运动医学杂志，2000，19(1):45－48.

［17］闫冰，庞随军.儿童肥胖的危害研究进展［J］.新乡医学院学报，2018，35(09):840－843.

［18］彭容，刘羽.成都市小学生肥胖调查及综合干预的效果分析［J］.公共卫生与预防医学，2020，31(1):109－112.

［19］马闯.儿童超重、肥胖的危害以及预防［J］.医学信息，2016，29(30):206－207.

［20］赵康路，居红珍.儿童肥胖并发脂肪肝的危险因素分析［J］.分子影像学杂志，2018，41(2):257－260.

［21］邹卉.儿童肥胖的危害与干预［J］.中国计划生育学杂志，2018，26(12):1268－1269.

［22］童梅玲.儿童肥胖的心理行为因素［J］.实用儿科临床杂志，2006(11):649－651.

［23］刘洋.儿童肥胖社会决定因素作用模式研究及防控策略构建［D］.北京:中国医

科大学,2018.

[24]Brady TM,张刘锋.儿童肥胖相关高血压[J].中华高血压杂志,2018,26(1):88—91.

[25]郭文海,丁丹阳,王艳.儿童肥胖相关危险因素的研究进展[J].中国中西医结合儿科学,2016,8(4):399—402.

[26]张晓君.儿童肥胖与脂肪肝的相关分析[J].内蒙古中医药,2010,29(8):72—73.

[27]石琳,张静,姚玮.儿童高血压的诊断和治疗[J].北京医学,2019,41(11):976—979.

[28]屈会起,田立峰.儿童和青少年糖尿病的精准医学研究进展[J].中华糖尿病杂志,2019,11(4):234—237.

[29]叶佩玉,陈芳芳,米杰.儿童期肥胖的健康危害:来自中国人群的证据[J].中华预防医学杂志,2016,50(1):97—100.

[30]刘敏,刘国良.肥胖——超越糖尿病的危害[J].实用糖尿病杂志,2016,12(3):3—4.

[31]许志勇.肥胖严重危害儿童青少年健康[J].中国校医,2014,28(1):67.

[32]林蓉,杜琳,刘伟佳,等.广州市城区儿童超重肥胖影响因素分析[J].中国儿童保健杂志,2011,19(5):409—411.

[33]于畅洋.家庭教育对儿童及青少年肥胖和糖尿病认知的影响[J].糖尿病新世界,2016,19(3):194—196.

[34]王珂.简析单纯性肥胖对青少年健康的危害及防治[J].运动,2019(1):72—73.

[35]殷翠芝,李娜,孙慧娟.某农村地区学龄期儿童肥胖及高血压现况调查分析[J].武警后勤学院学报(医学版),2016,25(6):458—460.

[36]吴溢,李敬东,祝顺萍,等.青少年肥胖症的危害和治疗现状[J].中华肥胖与代谢病电子杂志,2017,3(2):70—73.

[37]马冬静.体育运动与超重肥胖儿童执行功能的研究进展[J].当代体育科技,2015,5(8):7—8.

[38]高鹏飞.天津市大港油田地区儿童青少年超重、肥胖病因及其危害研究[D].天津:天津医科大学,2018.

[39]周方怡.我国儿童肥胖症流行病学研究进展[J].中国当代医药,2019,26(27):26—29.

[40]郑玉锋,杜静,陈光平,等.学龄前儿童肥胖症的相关危险因素分析[J].丽水学院学报,2019,41(2):104—108.

[41]季成叶.应高度重视青少儿肥胖的长期和深远危害[J].中华全科医师杂志,2004(2):5—7.

[42]马冠生,张玉.中国儿童肥胖防控面临的挑战和机遇[J].中国儿童保健杂志,2020,28(2):117—119.

[43]王红清,付映旭,徐佩茹,等.25羟维生素D水平与儿童肥胖关系的Meta分析[J].中华临床医师杂志(电子版),2015,9(10):1902—1906.

[44]妇幼健康研究会,妇女儿童肥胖控制专业委员会,中国儿童代谢健康型肥胖定义与管理专家委员会.中国儿童代谢健康型肥胖定义与筛查专家共识[J].中国妇幼健康研究,2019,30(12):1487—1490.

[45]陈春明.中国学龄儿童少年超重和肥胖预防与控制指南(试用)[M].北京:人民卫生出版社,2008.

[46]中国营养学会.中国肥胖预防和控制蓝皮书[M].北京:北京大学医学出版社,2019.

[47]尤箫萌,单川,沈秀华.儿童肥胖与性早熟的研究进展[J].上海交通大学学报(医学版),2012,32(7):949—951.

[48]向芳,邵万宽,吴跃.儿童肥胖影响因素及干预措施研究进展[J].中国学校卫生,2014,35(2):306—308.

[49]郭锡熔,史春梅.儿童肥胖病的诊断、病因及预防等研究进展[J].中国儿童保健杂志,2015,23(7):676—679.

[50]梁运峰.儿童肥胖的关键期及防控策略研究[J].兰州教育学院学报,2019,35(2):169—172.

[51]郭文海,丁丹阳,王艳.儿童肥胖相关危险因素的研究进展[J].中国中西医结合儿科学,2016,8(4):399—402.

[52]杨海河,陈欣欣,孟杰,等.北京城区0~6岁儿童肥胖流行状况调查[J].中国儿童保健杂志,2009,17(6):694—697.

(彭伟　周倩　沈茜)

第二编

‖儿童肥胖的影响因素‖

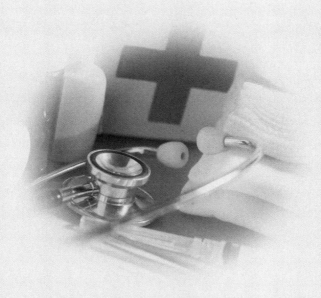

第三章　生物因素与儿童肥胖

【本章导读】

儿童肥胖受多种因素的影响，包括生物因素、营养因素、环境因素、行为因素、社会文化因素等。本章介绍了与儿童肥胖有关的遗传、内分泌代谢以及肠道微生物等生物因素，为儿童时期开展体重综合管理与干预提供理论基础和参考借鉴。

【本章结构图】

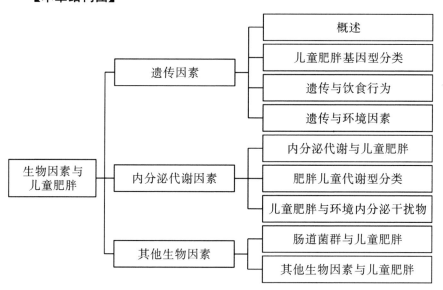

第一节　遗传因素

一、概述

大多数疾病的发生都有内外两个方面的因素。遗传因素是肥胖产生的内在基础,饮食和运动等行为与生活方式是外在因素。人类对肥胖遗传因素的认识是逐步深入的,包括发现基因位点、环境与遗传的交互作用,以及表观遗传等。

(一)肥胖基因的研究

肥胖是一种复杂的多因素疾病,不同人群遗传背景、生活环境和行为习惯各异,所以肥胖的病因、发生机制以及肥胖特征也各不相同。对肥胖基因的研究是从单个基因发展到多个基因,从家族遗传、动物模型到全基因组关联的分析研究。家族遗传的研究特别有助于发现罕见的综合征,如儿童性痴呆家族综合征、Prader-Willi 综合征、Alström 综合征和 Bardet-Biedl 综合征,也有助于鉴别染色体定位。动物模型可以为人类探索肥胖基因提供早期视角,如早在 20 世纪 50 年代,有研究报道 *Ob/Ob* 突变小鼠的体重是正常小鼠的 4 倍,后来发现其脂肪组织中缺乏调节食物摄入和代谢的信号通路。单基因型肥胖约占儿童严重、早发性肥胖的 7%,而且这些突变在一般人群中很少见,这种严重的肥胖只在不到 0.01% 的人群中出现,因此,引起常见肥胖的微小基因变异很难发现。2007 年的科学杂志首次刊登全基因组关联分析(genome wide association study,GWAS)的研究结果,发现了脂肪量和肥胖相关(FTO)基因与体质指数(BMI)存在关联,自此开启了肥胖研究的 GWAS 热潮。GWAS 方法可以让研究者以全面和无偏倚的方式查找目标基因的变异,而且结果稳定、可重复。目前 FTO 基因被认为是与肥胖发生关系最强的基因,它最初被发现与 2 型糖尿病有关,后来发现它的主要功能是调节 BMI,随后才影响血糖水平。迄今为止,通过 GWAS 方法已发现了上百种与成人或儿童 BMI 相关的基因位点。

（二）儿童肥胖与父母肥胖

父母超重或肥胖可以通过遗传影响子女超重或肥胖的发生。新生儿体重影响因素除了新生儿基因外，还具有显著的父母效应。父母双方、仅父亲、仅母亲超重或肥胖的儿童发生超重或肥胖的危险分别是父母双方均为正常体重儿童的 4 倍、3.1 倍和 2.7 倍。母亲体型及营养代谢状况，也会影响其子女造成儿童期甚至成年期肥胖，增加相关慢性疾病的发生风险。

（三）肥胖与成长阶段

在不同的发育阶段，遗传和环境对肥胖的影响是不同的。儿童和成年人肥胖可能受不同的遗传基因影响，或同一个基因位点对儿童期和成年期肥胖的影响可能存在关联方向不一致或者关联强度不同的现象，另外年龄也可能影响基因引起的差异。总的来说，遗传因素对儿童肥胖的贡献比成人肥胖高，肥胖患者年龄越小、越严重，遗传因素对肥胖发生的贡献占比就越大。遗传因素的影响在婴儿期和幼儿期占主导地位，导致携带遗传易感基因的儿童会较早出现肥胖和较高的 BMI。遗传因素在儿童肥胖的发生发展中贡献率可高达 70％，儿童的 BMI 曲线也主要是由基因决定的。有学者对 18 岁以下双胞胎和领养儿童家庭的肥胖发生情况进行了系统回顾，发现遗传因素与所有年龄段儿童 BMI 均呈强相关，且影响远远大于环境因素。有趣的是，如果环境因素确实对儿童时期的 BMI 变化有一定的影响，那么这些影响在 13 岁时就消失了，这表明父母的生活环境可能会在儿童出生后的前十年影响他们的 BMI 生长曲线，但当儿童对亲人的饮食和活动依赖程度降低时，BMI 曲线就会逐渐回归到遗传因素决定的程序化 BMI 曲线上来。

（四）表观遗传

同卵双胞胎有几乎完全相同的外貌，也往往有共同的饮食习惯和爱好，但是体重也可以存在比较大的差异，这就需要找到遗传和环境因素以外的影响。其中一个原因就是基因出现了表达差异，也就是表观遗传学差异。表观遗传学是与遗传学相对应的概念。遗传学是指基于基因序列改变所致的基因表达水平变化,如基因突变、基因杂合丢失和微卫星不稳定等。而表观遗传学则是指基于非基因序列改变所致的基因表达水平变化,即在不改变基因序列的情况下,基因表达发生了可遗传的变化,这种基因表达的变化往往发生在 DNA 周围的组蛋白,这些蛋白能控制基因的表达,发挥基因开关的作用,如 DNA 甲基化和染色质构象变化等。

表观遗传修饰来自环境因素,也能一代一代传递下去,然而科学家目前仍不清楚表观遗传改变促进肥胖的具体分子机理。一个典型的案例是第二次世界大战时期荷兰曾发生过一次严重的饥荒,在此饥荒期间怀孕的妈妈生育的儿童成年后非常容易肥胖,这表明母亲的饮食可以对子女的新陈代谢产生持久影响,而此结果并不是因为基因本身问题,而是因为基因表达的差异。事实上,针对肥胖的表观遗传研究发现,母体在怀孕期间的营养状况可以通过影响代谢过程特定基因的表观遗传,如调控基因甲基化和/或组蛋白乙酰化水平,来改变后代的代谢表达,并将其传递给下一代。全面了解潜在的遗传和表观遗传机制以及它们控制的代谢过程,能帮助我们更好地管理和终止儿童肥胖。

(五)对遗传因素的其他认识

在食物稀缺的时代,体力活动是日常生活的一部分,脂肪组织能够储存多余的能量,是一种生存优势,但是现在物质丰盛,体力活动越来越少,这种优势就变成了慢性病的温床。尽管常见的非综合征性肥胖具有较高的遗传可能性(40%~70%),但寻找导致易感性的遗传变异一直是一项具有挑战性的任务。人们付出了巨大的努力来识别这些变异,但进展缓慢,成果有限,而且识别出的常见肥胖易感性变异只能解释个体风险变异中的一小部分。虽然 GWAS 研究极大地改变了检测常见遗传易感性变异的速度,然而目前发现的变异需要纳入更多的影响因素来解释肥胖的发生。易感基因的作用如何随环境和行为的影响而增强或减弱仍需要不断的探索。

二、儿童肥胖基因型分类

肥胖被认为是一种遗传特性,目前发现人类与肥胖有关的基因位点共

600 余种,影响肥胖的基因、蛋白主要包括:FTO 基因、瘦素、瘦素受体、激素原转换酶 1、黑素皮质素受体 4、阿片促黑素皮质素原。通过对罕见的单基因性肥胖病例的鉴别,发现下丘脑回路和脑-脂肪轴在调节能量平衡、食欲、饥饿感和饱腹感方面起着重要的作用。例如,瘦素基因突变后导致无法抑制的暴饮暴食。常见的(多因素)肥胖是遗传、表观遗传和环境因素共同作用的结果,多种风险变量与遗传易感基因只占总体 BMI 变异性的一小部分,非遗传因素如饮食行为和体育活动可能通过表观遗传机制与肥胖的遗传倾向相互作用。根据不同的遗传和表型特征,可以将儿童肥胖分为三种不同的基因类型,分别以罕见的单基因综合征型儿童肥胖、非综合征型儿童肥胖和普通型多基因型儿童肥胖为代表(图 3-1)。在某些情况下,这些形式的儿童肥胖遗传易感性可能来自同一基因的不同变异。

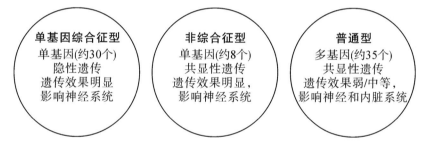

图 3-1　基于遗传和表型特征区分的三种不同类型的儿童肥胖

来源:Garver WS,Newman SB,Gonzales-Pacheco DM,et al.The genetics of childhood o-besity and interaction with dietary macronutrients.Genes&nutrition,2013,8(3):271-287.

(一)单基因综合征型儿童肥胖

单基因综合征型儿童肥胖是由大约 30 个未知的易感基因导致的罕见单基因综合征型肥胖。最著名的综合征型肥胖的代表是 Prader-Willi 综合型、Bardet-Biedl 综合型、Alström 综合型、Carpenter 综合型、Rubinstein-Taybi 综合型和 Cohen 综合征。一般来说,综合征型肥胖儿童表现为极端肥胖、身体畸形和智力缺陷,有些有不明的神经内分泌异常,而神经内分泌的异常被认为会对下丘脑的功能产生负面影响。下丘脑是大脑的食欲中心,通过调控食物的摄入和能量的消耗来调节和维持能量平衡。综合征型肥胖儿童通常以严重的嗜食和饱腹感降低为特征,从而导致体重增加。这些特殊的疾病在遗传上是复杂的,可能涉及一些功能重叠的和未命名的改变能量平衡调节的基因位点,使基因和食物的相互作用失衡,从而引起很典型的综合征型肥胖表现。对于 Prader-Willi 综合征,一项研究表明,严格的低脂和改变饮食中碳水化合物含量(含25%蛋白质,20%脂肪和55%改良型碳水化合物)能够成功阻止或者至少减少 Prader-Willi 综合征患儿体重增加。原因是患有 Prader-Willi 综合征的儿童由于无效胃收缩而导致胃排空延迟,治疗性饮食增加可及时吸收的碳水化合物,防止高脂肪饮食在一定程度上对碳水化合物的吸收抑制,防止低血糖和由此产生的以暴饮暴食为特征的冲动性进食行为。

(二)非综合征型儿童肥胖

非综合征型儿童肥胖大约与8个易感基因相关,这些基因负责罕见的单基因非综合征型肥胖,其定义为在没有其他临床症状的情况下体重增加。非综合征型肥胖的8个相关基因包括脑源性神经营养因子(brain-derived neurotrophic factor,BDNF)、瘦素、瘦素受体、黑素-4受体(melanocortin-4 receptor,MC4R)、神经营养型酪氨酸激酶受体2、激素原转化酶1、阿片促黑素皮质素原和单链同源蛋白1。这8个肥胖易感基因会编码一些蛋白质,这些蛋白质通过下丘脑瘦素/黑素皮质素途径在整合外周和神经元信号中起关键作用,因此也负责通过食物摄入和能量消耗来维持能量平衡,如瘦素基因突变导致瘦素缺乏,服用瘦素会起到恢复饱腹感和促进减肥的效果。另外,这些基因的突变也会导致严重的嗜食和缺乏饱腹感,最终表现为极端形式的儿童肥胖。迄今为止,对具有典型的非综合征型肥胖(如瘦素缺乏症)症状的患儿的研究表明,就算限制高脂肪饮食可部分或暂时控制体重,但长期的体重管理非常困难,通常会失败。

(三)普通型儿童肥胖

虽然罕见的单基因型儿童肥胖的患病率基本没有增加,但普通儿童肥胖的患病率在世界各地尤其是发展中国家都在不断地上升。GWAS 和小鼠模型研究已经确定了导致常见儿童肥胖的易感基因。越来越多的证据表明,常见儿童肥胖是一种复杂的代谢性疾病,是由包括饮食宏量营养素在内的环境因素与易感基因相互作用造成的。普通型儿童肥胖由许多未命名的易感基因导致,以往开展的大人群或病例对照 GWAS 研究显示,这些肥胖易感基因与儿童和成人肥胖都相关,有趣的是,在使用 GWAS 鉴定的普通型肥胖易感基因中,同一基因的不同变体(如前文提到的 FTO 基因、MC4R、BDNF)也可能是罕见的非综合征型儿童肥胖的病因。单基因综合征型或单基因非综合征型的儿童肥胖体征非常明显,而普通型儿童肥胖的基因表型效应值为小到中等(每个风险等位基因对体脂含量的贡献为0.14%~0.33%),它们的效应值以累加的方式发挥作用,并与环境因素相互作用,促进能量正向平衡,导致体重显著增加,并且,它们也是引起肥胖众多并发症的一个主要原因。

三、遗传与饮食行为

不良饮食可以导致肥胖,遗传也影响着人类的饮食行为。从进化理论的角度看,人类作为杂食动物有选择多种食物的优势,会自发选择身体需要的食物,但在确定哪些食物可以安全食用方面却面临挑战。除了共性的偏好以外,一般情况下儿童会表现出对新食物的相对厌恶(新恐惧症)和对熟悉的、温和的甜食的相对偏爱,且在选择食物上个体之间也存在着差异。对于遗传因素的影响,一般有两种研究方法,一种是自下而上的,即以生物因素(如基因)为基础,研究一定条件下的行为指标;另一种是自上而下的,根据不同人不同的行为指标反过来探询他们之间生物学意义上的差别,找出不同行为个体之间产生差异的因素。对儿童饮食偏好和食物选择的研究发现,在普通儿童中,遗传和环境因素对饮食行为类型的影响程度随年龄不同而不同,在儿童早期,与食物摄入量相关的行为受遗传倾向的影响最大,和基因控制食欲调节机制可能有关;在年龄较大的儿童中,虽然基因仍然解释了与食欲有关的行为的很大一部分变化,但家庭环境等外部环境也起着重要的作用。

　　遗传因素会影响儿童身体对食物的接受和选择,如通过味觉敏感性,儿童对甜食的敏感和偏好虽然在食物匮乏的过去能促进生存,但在现代食品环境中,它可能会对儿童健康产生不利影响。也有研究显示,年龄小的儿童虽然没有多少选择食物的经历,也会表现出对一些食物的不喜欢。对于儿童食物偏好,以家庭为单位的研究显示,年龄相似的兄弟姐妹之间的食物偏好相似度往往比父母与儿童间的相似性更大。以基因相同的同卵双胞胎和分享50%基因的异卵双胞胎为观察对象的研究显示,蛋白质类食品偏好受遗传因素的影响最大,其次是水果、蔬菜和甜点类食品。其他通过味觉遗传变异导致食物偏好的差异,还包括对苦味的敏感度等。

　　有关肥胖儿童的基因研究发现,一些基因突变会引起儿童对饮食行为的认知障碍,因此很容易导致肥胖,如瘦素基因,瘦素(leptin, LEP)是一种脂肪细胞分泌的激素,通过与大脑中的神经通路,尤其是涉及下丘脑的神经通路的相互作用,抑制食物摄入,刺激能量消耗,瘦素途径的功能完整是体重和能量平衡所必需的。瘦素基因编码生成瘦素,经白色脂肪组织分泌后作用于瘦素受体(由基因 LEPR 编码)起到调控食欲、消耗能量、促进免疫和炎症反应、脂肪和碳水化合物代谢以及肠道营养吸收的作用。LEP 基因上的单核苷酸多态性位点(single nucleotide polymorphism site, SNP)和 LEPR 基因上的 SNP 位点皆能影响减肥干预效果。SH2B 衔接蛋白 1(由基因 SH2B1 编码)是瘦素的关键调控因子,它可以增加瘦素信号。SH2B1 基因上的 SNP 位点(rs7498665、rs4788102、rs7359397 和 rs4788099)能引发食欲过盛、早发型肥胖、胰岛素抵抗、身高降低以及行为异常。其他关键基因还包括由蛋白原转换酶(prohormone convertase 1, PCSK1)基因编码的前激素转化酶,PCSK1 基因上的 SNP 位点能够导致早发型肥胖、食欲过盛、餐后低血糖和其他内分泌紊乱;褪黑激素受体 4 基因附近的 SNP 位点和位于脑源性神经营养因子基因上的 SNP 位点等在食欲和体重调控方面也都十分重要。

　　儿童的食物偏好和认知模式是其食物摄取量的重要决定因素,因此也是研究人员的兴趣方向。偏爱甜味和咸味以及偏爱高能量食物的倾向在物资匮乏的年代与环境相适应,但在丰富的食物环境中更有可能导致过度消费和肥胖;先天排斥酸味和苦味食物的倾向可能在过去保护了身体免受毒素的侵害,但现在却导致了有的儿童和成年人对蔬菜的排斥,损害了饮食均衡。虽然遗传因素对儿童饮食偏好有重要的影响,但是在成长的过程中,环境因素不断地对儿童食物偏好进行调整和干预,比如家庭环境、电视广告等,所以儿童对特定食物种类的偏好表现为不同因素影响的结果,具有很大的可塑性。

此外,按照研究遗传变异对饮食反应影响的营养遗传学观点(基因多态性),肥胖相关基因可以分为与食欲调控和食物摄取有关的基因(如瘦素、瘦素关键调控因子)、与能量消耗有关的基因(如 Ras 激酶抑制因子2)、参与脂肪合成和脂肪降解的基因(如 AGPAT2、CAV1 和 PTRF)。营养遗传学、DNA 甲基化和组蛋白修饰为主要机制的表观遗传学、人体肠道微生物组成的宏基因组学,加上环境影响因子数据的整合是未来肥胖治疗和其他慢性疾病个性化治疗的重要方向。

四、遗传与环境因素

大多数人的肥胖是肥胖相关基因与环境因素共同作用的结果,由于行为和/或生物因素,肥胖的危险会从上一代传给下一代。儿童通过继承社会经济地位、文化范式和行为、家庭饮食及身体活动行为,体重会持续受到影响。合理的膳食结构要求食物多样化,能量来源以谷物为主,荤素搭配,能够满足生理和生长发育对营养的需要。正常的代谢调节就是需要在能量摄入和能量消耗之间取得良好的平衡,但随着经济社会快速发展,食物种类丰富、容易获得以及市场营销方式等,当今许多儿童在鼓励体重增加和促进肥胖的环境中长大,再加上身体活动的减少,更多的静坐休闲活动,匹配上人类在漫长进化过程中保留下来的用于节约和储存能量的基因,导致能量不平衡和全球儿童肥胖率的快速上升。

没有单一的干预措施可以终止肥胖流行趋势的增长,应对儿童肥胖问题需要重点考虑环境背景和生命的三个关键时期:孕前期和孕期,婴儿期和儿童早期,大龄儿童期和青少年期。

(一)孕前期和孕期

在人类及动物组织模型研究中发现,在生命早期发育的关键时期,如"胎儿程序化进程"的关键窗口期,适宜的营养干预可以改变基因的遗传特征,尤其是对2型糖尿病、肥胖、心血管疾病有着长期持续影响,使得关键组织和器官发生永久性改变,从而导致机体结构和功能发生不可逆的变化。

(二)婴儿期和儿童早期

DNA甲基化是表观遗传调节的重要机制,环境因素(包括食物)可以影响围生期"代谢程序化"基因启动子区域的部分甲基化,进而影响基因的表达。婴儿期和儿童早期,环境因素尤其是营养因素通过影响表观遗传可在肥胖发病机制中起重要作用,通过分析孕期、围生期营养等环境因素影响子代肥胖发生的表观遗传学机制,可为肥胖的早期干预提供科学依据。

(三)大龄儿童期和青少年期

家庭社会因素,如父母肥胖对其子女肥胖将产生重要的影响。这不仅是遗传方面的影响,更重要的是其生活方式对子女的影响。家庭收入、居住地区、不同种族习惯、父母受教育的程度、社会经济地位都是儿童肥胖的重要影响因素。在有些文化习俗中,儿童肥胖并没有被当作一个公共卫生问题,因为超重的儿童通常被认为是健康的。一些国家受其传统文化的影响,认为"胖"是富裕、财富的象征,如在非洲以及泰国某些地区,肥胖的妇女被认为是健康、有吸引力的,这种社会文化影响到他们日常的饮食行为及生活习惯,进而影响肥胖发生率。

儿童肥胖受生物和环境因素的共同影响,由于儿童肥胖不是儿童自愿选择的生活方式所造成的结果,因此肥胖的预防和治疗需要政府主导和全社会的参与,所有政策制定都要系统考虑到健康,避免对健康的有害影响,必须针对肥胖提供公共健康的指导、教育和建立监管框架,以消除生长发育过程和环境中的危险因素,支持家庭为行为改变做出努力,从而实现人口健康和健康的公平权益。

第二节　内分泌代谢因素

一、内分泌代谢与儿童肥胖

内分泌因素和代谢因素严格意义上是两个不同的因素,但是它们最核心的部分都是激素,所以常常合并在一起称作内分泌代谢因素。儿童肥胖由多种因素相互作用而发生,临床上分为单纯性肥胖和继发性肥胖两大类。单纯性肥胖是以营养过剩、消耗不足和生长发育异常造成全身脂肪组织过度积聚为特征表现的慢性疾病。继发性肥胖是指由于其他疾病所导致的肥胖,内分泌代谢因素是儿童继发性肥胖的原因之一,如皮质醇增多症、高胰岛素血症、甲状腺功能减退症、多囊卵巢综合征等疾病均可以导致肥胖。继发性肥胖约占儿童肥胖总数的 5%,单纯性肥胖约占 95%。

体重的控制是由内分泌系统的许多成分共同调节的,包括脂肪组织、大脑、骨骼肌、肝脏、胰腺和胃肠道。因此,需要有多种内分泌和旁分泌因子来共同控制这个多功能系统,调节脂肪生成、脂肪细胞的数量和功能、食物摄入、饱腹感、快乐相关奖赏机制、胰岛素敏感性、脂类代谢,最终调控体重。雌激素、雄激素、糖皮质激素以及甲状腺激素在控制脂肪组织增长、代谢、饱腹感中起重要作用。

肥胖本身就是一种慢性代谢性疾病,儿童肥胖发病率不断升高,许多易感基因各自与环境因素发生作用,或通过基因－基因相互作用,导致神经－内分泌调控机制受损、脂代谢异常或胰岛素抵抗(insulin resistance, IR)的发生,最终导致糖尿病、血脂代谢紊乱、高血压病、冠心病、脑卒中等相互伴随的临床疾病。

(一)脂代谢紊乱

脂肪组织不仅储存能量,也是机体最大的内分泌组织,脂肪细胞能分泌许多脂肪细胞因子,如瘦素、脂联素、抵抗素、内脂素、促酰化蛋白、肿瘤坏死因子(tumor necrosis factor, TNF)、白细胞介素 6 和白细胞介素 18

等,它们的生物学效应包括食欲控制、能量消耗、炎性反应、糖代谢和脂代谢等。高能量、高脂饮食会导致脂代谢紊乱,脂肪储存增加,脂肪组织容积增大,血浆中的脂肪细胞因子水平会显著增高,这些因子功能异常,不能正常发挥抑制摄食及分解脂肪等作用,从而表现为高脂血症,即持续的低密度脂蛋白胆固醇(low density lipoprotein cholesterol, LDL-C)、三酰甘油(triacyl glycerol, TG)升高,而高密度脂蛋白胆固醇(high density lipoprotein cholesterol, HDL-C)水平下降,引发肥胖。肥胖患儿大都有高水平的非酯化脂肪酸,高水平非酯化脂肪酸是导致 IR 的主要机制之一,可引起糖耐量受损。通过合理膳食和体力活动控制体重过度增长,将有效提高胰岛素敏感性,纠正血脂代谢紊乱,显著降低儿童成年后发生心脑血管疾病的风险。

(二)糖代谢紊乱

随着儿童肥胖患病率的上升,糖尿病发病出现低龄化趋势。儿童肥胖与 2 型糖尿病的发病密切相关,绝大多数 2 型糖尿病患儿存在超重或肥胖;儿童期肥胖及体脂成分超标的儿童,成年后发生糖尿病的风险是正常体重儿童的 2.7 倍;儿童期肥胖或体脂成分超标,成年后仍然肥胖的人群发生糖尿病的风险是体重持续正常人群的 4.3 倍。肥胖儿童不仅容易发生 2 型糖尿病,而且糖尿病症状发生也早,存在明显的 IR,即对胰岛素不敏感,这种不敏感主要表现在儿童调节机体的糖代谢方面,肥胖程度越重,糖耐量受损及 IR 的发病率越高。肥胖导致糖尿病的机制可能是脂肪细胞因子分泌异常及骨骼肌、肝脏的脂质沉积等干预了胰岛素信号的转导,使机体对胰岛素调节糖代谢作用的敏感性下降,为了维持正常的血糖水平,势必分泌大量的胰岛素,以代偿这种不敏感所造成的胰岛素相对不足。而肥胖患者中有糖尿病遗传易感性的个体,早期出现 IR 时,胰岛 β 细胞代偿性分泌增多,引发高胰岛素血症;当 β 细胞分泌胰岛素不能完全代偿 IR 时,出现餐后血糖水平升高,进入糖耐量受损期;当 IR 进一步加重时,高葡萄糖的毒性作用可抑制 β 细胞分泌胰岛素,而 β 细胞因长期过度代偿也发生了功能衰竭,机体的糖代谢进一步恶化,最后发展为 2 型糖尿病。所以肥胖患者初期空腹血糖正常,随肥胖持续时间延长而 IR 程度加重,糖耐量下降,胰岛素水平上升;开始仅餐后血糖高,其后空腹血糖也增高,逐步发展为糖尿病。肥胖患者采取科学的减肥措施,可使体重下降、症状显著减轻。

(三)对内分泌轴的影响

内分泌轴对处于生长发育期的儿童至关重要,身体重要的内分泌轴包括下丘脑—垂体—甲状腺轴、下丘脑—垂体—肾上腺(皮质)轴、下丘脑—垂体—性腺轴。通过代谢、激素、体液等诸多因素的相互作用,儿童肥胖将对患者正常的内分泌作用产生诸多影响。

1. 下丘脑—垂体—甲状腺轴

肥胖影响机制可能是脂肪酸抑制了细胞摄取甲状腺激素和(或)抑制甲状腺激素与垂体甲状腺激素受体结合,导致甲状腺激素抵抗。在对非糖尿病成人的研究中发现,随着血清促甲状腺激素(thyroid stimulating hormone,TSH)水平和 IR 的增加,血脂异常发生率相应增加。在对糖尿病人群的研究中也发现,血清 TSH 水平与 HDL-C 水平呈负相关,与其他血脂水平呈正相关。IR 可影响甲状腺功能和其与血清胆固醇的关系,肥胖易引起甲状腺功能异常,甲状腺功能异常又可促进肥胖发展为代谢综合征(metabolic syndrome,MS)。多项 Meta 分析结果显示,肥胖组 MS 患病率高于超重组和正常组。儿童 MS 患病率也呈现正常儿童、超重儿童及肥胖儿童依次升高,儿童期至成年期持续肥胖的人群发生 MS 的风险是体重持续正常人群的 9.5 倍。

2. 下丘脑—垂体—肾上腺轴

下丘脑—垂体—肾上腺轴(hypothalamic—pituitary—adrenal,HPA)主要与机体的应激活动有关,也称作应激轴,它的最终产物皮质醇可以拮抗胰岛素、生长激素和性激素作用,促进腹部脂肪的堆积。通常库欣综合征患者分泌皮质醇增多,表现为过度的中心性肥胖,而单纯性肥胖患者也有皮质醇分泌和 HPA 轴功能的异常。一般认为,内脏脂肪组织中糖皮质激素受体(GR)密度比其他部位脂肪组织高,皮质醇—受体复合物通过与脂蛋白脂酶基因结合激活其活性,促进三酰甘油储存在脂肪细胞内,形成中心性肥胖(或称腹型肥胖)。如果中心性肥胖者存在 GR 功能缺陷,加上 HPA 轴功能异常导致的过量皮质醇,会进一步促进心脑血管疾病和 2 型糖尿病的发生。

3. 下丘脑—垂体—性腺轴

下丘脑—垂体—性腺轴(hypothalamic—pituitary—gonad axis,HPG)也称生殖轴。青春发育、月经初潮均需要有临界的体质量和体脂,与肥胖发生密切相关的摄食行为、能量平衡与性腺轴共同接受相同的神经内分泌因子调控,脂肪细胞分泌的细胞因子也可能通过 HPG 轴影响性腺功能。2003 年,对北京市 19085 名 6~8 岁学龄儿童进行青春期发育与超重和肥胖关系的研究显示,女童早发育组的 BMI 和体脂肪含量均高于晚发育组,而男童早发育组的 BMI 高于晚发育组,体脂肪含量低于晚发育组。有研究认为,轻中度肥胖女童性发育多数提前,月经初潮年龄较正常体重者提前;肥胖女童容易出现月经周期异常以及多囊卵巢综合征,排除多囊卵巢综合征的重度肥胖少女多数月经也滞后或不规则。肥胖男童性发育部分正常,多数滞后;与同龄正常体重者比较,肥胖男童睾丸体积较小,阴茎相对短小,阴毛、腋毛、胡须等发育明显滞后。

二、肥胖儿童代谢型分类

肥胖不仅影响儿童的正常生长发育,还会对其心血管系统、内分泌系统、呼吸系统、消化系统、骨骼系统和心理智力等都造成严重的危害。儿童肥胖既是一种独立的慢性代谢性疾病,也是儿童高血压病、高脂血症、2 型糖尿病、脂肪肝及代谢综合征等慢性疾病的重要危险因素,因此,对儿童肥胖进行早期防治具备紧迫性。若对此时出现的症状积极干预,如通过合理膳食和体力活动控制体重过度增长,将有效缓解血压上升,提高胰岛素敏感性,纠正血脂代谢紊乱,从而显著降低儿童成人后发生心脑血管等疾病的危险。

但并非所有相同程度肥胖的个体都具有相同的患心血管疾病和代谢

综合征的风险,超重和肥胖并不是两个绝对的界值点,很多年龄别 BMI 在正常范围内的儿童在发展成为肥胖之前生活质量就会受到影响,而且每个人体内脂肪沉积的模式也不同,即使 BMI 是一样的,但是一些人群却有更多的脂肪沉积和较少的瘦体重。尽管 BMI 是判定儿童超重和肥胖最简单的方法,但它不需要评估儿童的腹部脂肪堆积,这会使他们面临健康并发症的风险更大。研究发现,部分儿童虽然 BMI 达到肥胖标准,却并未伴随高血压、高血糖、血脂异常或 IR 等代谢异常,即代谢健康型肥胖(metabolically healthy obesity,MHO),故根据代谢风险定义中国儿童 MHO 和代谢异常型肥胖(metabolically unhealthy obesity,MUO)对儿童肥胖的临床管理和治疗决策制订具有重要意义。妇幼健康研究会、妇女儿童肥胖控制专业委员会、中国儿童代谢健康型肥胖定义与管理专家委员会召集了一个由多名专家组成的委员会,基于国内大型儿童代谢综合征前瞻性队列研究结果,参考国外相关研究结论,形成了一个中国儿童 MHO 定义,即 MHO 的诊断标准为:儿童依据 BMI 诊断为肥胖,即 BMI≥第 95 百分位数(同年龄同性别,适用年龄≥2 岁),同时符合以下四项条件。收缩压和舒张压<同年龄同性别儿童血压的第 90 百分位数(P_{90});甘油三酯<1.70 mmol/L;高密度脂蛋白胆固醇>1.03 mmol/L;空腹血糖<5.6 mmol/L。该委员会还建议对所有儿童开展 MUO 筛查、生长发育监测,基于不同年龄段开展定期身高、体重检查,年龄段按照<2 岁、2 岁≤年龄<6 岁、6 岁≤年龄<10 岁、10 岁≤年龄<18 岁四个阶段划分,不同年龄段的儿童需要采用不同的肥胖筛查策略。

MHO 儿童较 MUO 儿童患心血管疾病风险低,整体死亡风险显著下降。有研究发现,将 MHO 与 MUO 区别对待,为两组患者提供有针对性的治疗,对儿童肥胖长期预后有一定益处。儿童体重和代谢状态具有一定的可塑性,因此,在肥胖儿童中,如何精准识别心血管代谢疾病高风险人群,确定干预的高危临界值,根据代谢状况对肥胖进行分类并给予有针对性的个体化治疗,是肥胖预防和治疗的发展方向。

三、儿童肥胖与环境内分泌干扰物

肥胖是由遗传因素、行为因素和环境因素相互作用而引起的一种复杂的内分泌相关疾病或功能紊乱,所以肥胖可能对内分泌干扰物(endocrine disrupting chemicals,EDCs)较为敏感。除已经确认的营养过剩与缺乏锻炼等现代社会因素的影响外,一直有假设认为暴露于EDCs可导致肥胖率快速增长。EDCs是指可通过干扰生物或人体内保持自身平衡和调节发育过程的天然激素的合成、分泌、运输、结合、反应和代谢等过程,从而对生物或人体的生殖、神经、内分泌和免疫系统等的功能产生影响的外源性化学物质,其主要是在人类的生产和生活活动中排放到环境中的有机污染物。2010 年,联合国环境规划署和世界卫生组织组织了 12 个国家的 25 位独立科学家对 EDCs 科学状况进行了梳理和回顾,总结了具有内分泌干扰特性的化学物质的潜在作用机制,即其可能是通过某个特异位点或通过多个位点而发挥作用,包括改变负责控制脂肪组织增长的内分泌通路,增加脂肪细胞的数量;通过两性差异以及影响食欲和大脑奖赏中心来改变食物摄入和新陈代谢;通过对内分泌以及内分泌相关组织,如胰腺、脂肪组织、肝脏、消化道、大脑和肌肉等的效应,改变胰岛素敏感性和脂类代谢。

EDCs 种类多样且复杂,按其来源可分为天然化合物和人工合成化合物两大类。因 EDCs 表现出拟雌激素作用,又被称为环境雌激素,其能够影响正常机体内分泌系统,使脂代谢和糖代谢功能异常,导致肥胖,一些已知及可疑的 EDCs 见表 3—1。EDCs 应用范围相当广泛,主要作为乳化剂应用于工业日用洗涤剂、农药、医药、化妆品、造纸、石油开采等数十个行业中,包括双酚 A、壬基酚、邻苯二甲酸酯类、二噁英及类似物、多氯联苯、己烯雌酚、三丁基锡、重金属等,如邻苯二甲酸酯类化合物是国内塑料工业最主要的增塑剂之一,被广泛用于食品包装、玩具、儿童用品、建筑材料、医用材料及服装等;双酚 A 被用于制造塑料(奶)瓶、幼儿用的吸口杯、食品和饮料(奶粉)罐内侧涂层;农药、大气可吸入颗粒物中也包含了多种 EDCs

复合物。

EDCs 分布广泛且具有亲脂特性,易通过消化道、呼吸道及皮肤等进入人体内,在人体内蓄积致毒,低剂量暴露即可干扰内分泌系统,进而诱导超重和肥胖的发生。有研究报道双酚 A、邻苯二甲酸酯和持久性有机污染物可以在美国几乎所有年龄组人群的脂肪、血液和尿液里被检测到;在生长发育窗口关键阶段,如宫内、哺乳期、产前,暴露于 EDCs,婴幼儿可能会超重并持续到成年期。妊娠早期母体血清中多溴联苯醚浓度偏高可能会改变儿童腰围和身体脂肪百分比;尿中双酚 A 浓度大于或等于 1.5 ng/ml 的儿童,肥胖风险比双酚 A 浓度小于 1.5 ng/ml 的儿童增加 2.57 倍。

表 3-1 一些已知及可疑的内分泌干扰物

化学物质	商业用途	相关 EDC 作用	致肥胖活性
三丁基锡	杀虫剂,木材存储	与过氧化物酶增殖因子—活化因子受体 γ(PPARγ)结合	改变脂肪前体细胞的生物学特性,增加脂肪组织中的甘油三酯(A)
邻苯二甲酸盐	增塑剂	与 PPARγ 结合	诱导脂肪细胞分化(C),改变腰围(A)
全氟辛酸	不粘涂料	极弱地激活 PPARγ	诱导脂肪细胞分化(C)
黄烷酮	被用作香料的天然植	与 PPARγ 结合	诱导脂肪细胞分化(C)
PCBs	电子工业	与脂肪细胞中的芳香烃受体(AhR)结合	CB-77 促进脂肪细胞分化,肥胖(C,A)
双酚 A	塑料制品	与 ER、ERRγ 结合	诱导脂肪生成(C),肥胖(A)
六氯苯	杀真菌剂	改变 TH 信号	妊娠期暴露水平影响体质指数(H)
双酚 A、二环氧甘油醚	环氧树脂	未知	诱导脂肪生成(C)
PBDEs	阻燃剂	降低甲状腺功能	刺激脂肪产生(C)

续表

化学物质	商业用途	相关 EDC 作用	致肥胖活性
己烯雌酚	药用雌激素	与 ER 结合	围产期暴露导致肥胖(A),幼儿BMI(H)
染料木黄酮	大豆中的天然成分	与 ER 结合	围产期暴露导致肥胖(A)
全氟磺酸	不粘涂料	与 ER 结合	围产期暴露导致肥胖,改变胰岛素和瘦蛋白水平(A)
尼古丁	烟草产品中存在		改变胰腺和脂肪组织的发育,增加脂肪细胞的大小(A)
DDE	DDT 代谢物	与 ER 结合	在母亲体内积聚,与女性后代的体重和体质指数相关(H)

注:A 为动物研究,C 为细胞研究,H 为人类研究。来源:WHO/UNEP.State of the science of endocrine disrupting chemicals(2012).Available from:https://www.who.int/ceh/publications/endocrine/en/

第三节　其他生物因素

一、肠道菌群与儿童肥胖

在生物医学领域,近年来国内外大量研究发现并证明,人体共生微生物与多种慢性病如肥胖、糖尿病、抑郁症甚至自闭症等密切相关,人们对微生物以及微生态表现出了前所未有的关注。人们已经认识到,人体是由人体本身和人体共生微生物共同构成的一个"超级共生体",其中人类基因组被称为"第一基因组",人体共生微生物基因组被称为"第二基因组",前者有2.5万个基因,后者的基因数量则是前者的150~400倍,其中90%的微生物都在肠道,尤其是大肠中,构成了复杂的肠道菌群微生态系统。微生物宏基因组可提供大量的遗传多样性来承载众多机体功能。有研究显示,人体能够类似于骆驼在沙漠中连续7~14天无需摄食、只饮水而正常作息,人体通过消耗自身的"库存"糖原和"库存"脂肪提供能量等方式进入自洽式特殊生理代谢状态,有利于肥胖相关慢性疾病的改善,身体趋于更加健康的状态,从而提出了"饥饿源于菌群"的理论。

(一)肠道微生物分类

儿童刚出生时肠道是无菌的,出生后其肠道即被来自母体和环境中的细菌等微生物定植,肠道微生态系统便开始建立,其中主要为细菌,还包括真菌、寄生虫、病毒等。肠道微生物被看作是"被忽略的人类器官",通过改善或纠正肠道菌群微生态,纠正肠道菌群本身以及肠道环境中的"种子资源库",从而能够让人体得到正确的饥饿和摄食信号,逐渐从慢病状态恢复健康。依据对宿主的利弊关系,肠道微生物可分为三大类:①共生菌,也称为益生菌,是肠道的优势菌群,能对机体产生有益作用,主要有双歧杆菌、乳酸杆菌、类杆菌等,为专性厌氧菌;②中性菌,也称条件致病菌,如肠杆菌、肠球菌等,多为兼性厌氧菌;③病原菌,如艰难梭菌、假单胞菌、变形杆菌等。肠道微生物在长期进化过程中,通过个体适应和自然选择,不同种类的菌群之间,菌群与宿主之间,以及菌群、宿主与环境之间,形成了一个既互相依存又相互制约的动态平衡的微生态系统。机体在正常情况下,肠道微生物菌群结构相对稳定,对宿主表现为不致病。

(二)肠道微生物与肥胖的关系

一方面,肠道微生物可影响机体能量的吸收与代谢,或将人体不能消化的物质分解为可被人体利用的成分引起肥胖。例如肠道中的纤维素消化菌与半纤维素消化菌能分解人体肠道不能消化的植物多糖(如纤维素、半纤维素),为宿主提供能量,某些肠道菌能干扰对能量消耗起重要作用的基因表达,上调肝细胞中与脂肪合成相关基因的表达,促进脂肪的合成和储存;高热量饮食会使一些条件致病菌产生内毒素,进入血液,产生"低度慢性炎症",减慢机体的代谢效率,导致肥胖。另一方面,肥胖也影响肠道菌群的组成,从而通过影响消化效率进一步导致肥胖。有研究发现,多形拟杆菌(功能是增加脂肪分解和脂肪酸氧化,从而减缓饮食诱导的肥胖)的数量在肥胖者肠道内明显降低,因此肠道微生物和肥胖之间常形成"恶性循环"。此外,肠道微生物还能对宿主肠道起到屏障保护、促进宿主肠道发育等作用。

受膳食、遗传背景和生活方式等因素的影响,个体肠道微生态的组成存在很大的个体差异。膳食不仅仅为宿主提供营养物质,也是肠道微生物营养的来源,能影响肠道微生态的组成和功能。不同人之间肠道菌群在种类和数量上都存在差异,这解释了为什么"一样的饮食,不一样的体重",肠道微生物的研究可以为肥胖和相关代谢病的预防和治疗提供新的决策思路。

(三)肠道微生物菌群的影响因素

肠道微生物菌群结构受到多个因素的影响,宿主的遗传背景和环境共同决定着身体内肠道微生物的种类和数量。如果把肥胖动物的肠道微生物移植到无菌小鼠的肠道中,会使小鼠出现相同的肥胖表现。有研究者对4对人类双胞胎肠道内的微生物进行取样,每一对双胞胎都是一瘦一胖,然后将采集到的肠道细菌分别移植到在无菌环境下培育的小鼠肠道内。在此之前,将这些小鼠自身肠道内的微生物清除干净。接种来自肥胖个体肠道细菌的无菌小鼠(Ob 小鼠),会比接种来自瘦个体肠道细菌的小鼠(Ln 小鼠)增加更多的体重,积累更多的脂肪。但如果将 Ln 小鼠与 Ob 小鼠共同饲养,会改善 Ob 小鼠肥胖和体重增加的发展。这证实动物肠道微生物与机体的代谢是有因果联系的,宿主的基因对微生物结构的影响不是直接的,而是相对间接的通过机体的新陈代谢起作用。

膳食对肠道微生物组成和功能的影响主要通过影响肠道微生态的平衡:①通过改变肠道的蠕动时间、pH 值以及刺激胆汁、黏蛋白和其他消化酶等分泌对肠道微生物进行筛选,使优势菌种得到强化;②带活菌的发酵食品或者其他含有活菌的食品以及益生菌制剂等影响肠道中已有微生物的相关活性。

肠道菌群的失调与肥胖、2 型糖尿病等代谢性疾病有关,随着 BMI 的上升,肠道菌群多样性与丰富度呈下降趋势。因此,维持肠道微生物的稳定与平衡对维护人体健康非常重要,生活中应慎用抗生素、避免过于疲劳和暴饮暴食等,以免引起肠道菌群的紊乱,同时可通过双歧杆菌、乳酸杆菌等有益菌群的补充及提高膳食纤维的摄入,建立以有益菌为主的良好的肠道微生物生态系统,维持机体健康。

二、其他生物因素与儿童肥胖

(一)线粒体

除了前述常见的遗传、表观遗传、微生物宏基因因素外,还有研究显示母亲肥胖对儿童 BMI 的影响大于父亲肥胖。这种肥胖母系遗传的特点提示我们,线粒体基因很可能在儿童肥胖的发生发展过程中发挥重要作用。线粒体是人体细胞内普遍存在的细胞器,遍布全身各个器官,由超过 700 种已知蛋白组成,是细胞呼吸、能量代谢的主要场所,提供了细胞所需90%以上的能量。其广泛存在于肌肉中,棕色脂肪组织中也存在着大量线粒体,其功能的正常发挥依赖于核基因和线粒体基因两者共同调控。线粒体基因往往以非孟德尔遗传的母系遗传方式进行子代传递,由于线粒体基因缺乏 DNA 损伤修复系统及组蛋白保护,容易受外界多种因素影响发生突变而出现功能异常,且这种突变会通过卵母细胞传递给下一代。线粒体基因突变与许多疾病密切相关,同时也是引起糖尿病、非酒精性脂肪性肝病、肥胖、心血管系统疾病等疾病的主要原因之一。在糖尿病、心肌病、脑出血等疾病的研究中发现,线粒体基因损伤会导致线粒体数量减少以及功能的缺失,最终引起组织细胞功能异常。线粒体基因如何通过母系遗传参与儿童肥胖的进程,其具体分子机制仍有待进一步研究。

(二)生物因素发展路径

世界卫生组织指出,生物因素增加儿童肥胖的风险一般有如下两种发展路径。

1."不匹配"的路径

胎儿期和儿童发育早期的营养不良或轻微的营养不良,如母亲营养不良或者胎盘功能不全,可能形成"不匹配"的路径。其基本过程包括环境对基因功能的影响(表观遗传效应),对测量指标,如出生体重,不一定有明显的影响。营养不良、低出生体重和生长迟缓(身材矮小)的儿童在生命后期处于能量密度高的饮食和久坐少动的生活方式时,发展为超重或肥胖的风险更大。努力解决儿童期的营养不良和身材矮小的问题,对这些儿童的肥胖防控可能产生积极影响。

2. 发展路径

母亲怀孕时肥胖,或已患糖尿病,或正发展为妊娠期糖尿病,都会诱发儿童代谢性疾病和儿童肥胖相关的脂肪堆积的增加。这个路径还可能涉及表观遗传过程。对怀孕前、怀孕期间、婴儿期进行适当的干预也许能预防这些影响。但如果错过这些发育关键期,上述影响就不容易逆转了。最近的研究表明,父亲肥胖也可能通过表观遗传机制明显增加子代肥胖的风险。由于很多女性在孕早期末才咨询卫生保健专业人员,因此,在怀孕前和怀孕早期向年轻男女宣传健康行为的重要性是非常必要的。

总之,没有任何一项单一的干预措施可以阻止日益增长的肥胖流行,成功应对儿童肥胖的挑战需要考虑致肥胖的全部关键因素和全生命周期。具体的体重管理模式如图3-2所示。

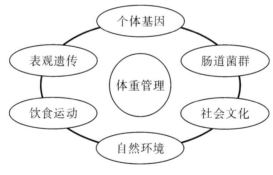

图3-2 体重管理模式

【重要信息】

• 生物因素是致肥胖的主要内在因素,由于生物因素的遗传性,肥胖的风险会从亲代传给子代。

• 没有单一的干预措施可以终止儿童肥胖流行的增长趋势,需结合营养遗传学、表观遗传学、宏基因组学以及环境因素共同开展儿童体重管理。

• 应对儿童肥胖问题有三个关键时期:孕前期和孕期,婴儿期和儿童早期,大龄儿童期和青少年期。

【参考文献】

[1]Baskaran C,Kandemir N.Update on endocrine aspects of childhood obesity[J].Current Opinion in Endocrinology,Diabetes,and Obesity,2018,25(1):55—60.

[2]世界卫生组织.终止儿童肥胖[EB/OL].2016.https://apps.who.int/iris/bitstream/handle/10665/204176/9789245510062_chi.pdf;jsessionid=91274D2DB0897B97ED03EAF4C67B5A72? sequence=8.

[3]马冠生.中国儿童肥胖报告[M].北京:人民卫生出版社,2017.

[4]Frayling TM,Timpson NJ,Weedon MN,et al.A common variant in the FTO gene is associated with body mass index and predisposes to childhood and adult obesity[J].Science (New York),2007,316(5826):889—894.

[5]马冠生,胡小琪,吴瑾,等.父母提示对儿童少年饮食行为的影响[J].中国学校卫生,2002(06):486—487.

[6]Hallman DM,Friedel VC,Eissa MA,et al.The association of variants in the FTO gene with longitudinal body mass index profiles in non—Hispanic white children and adolescents[J].International Journal of Obesity (2005),2012,36(1):61—68.

[7]Herrera BM,Keildson S,Lindgren CM.Genetics and epigenetics of obesity[J].Maturitas,2011,69(1):41—49.

[8]Tounian P.Programming towards childhood obesity[J].Annals of Nutrition & Metabolism,2011,58(S2):30—41.

[9]Silventoinen K,Rokholm B,Kaprio J,et al.The genetic and environmental influences on childhood obesity:a systematic review of twin and adoption studies[J].International Journal of Obesity (2005),2010,34(1):29—40.

[10]Burgio E,Lopomo A,Migliore L.Obesity and diabetes:from genetics to epigenetics[J].Molecular Biology Reports,2015,42(4):799—818.

[11]Bouchard C.Childhood obesity:are genetic differences involved? [J].The American Journal of Clinical Nutrition,2009,89(5):1494S—1501S.

[12]王星云,刘洋,闻德亮.儿童肥胖流行特征及其影响因素研究现状[J].国际儿科学杂志,2016,43(3):197—200,201.

[13]Rohde K,Keller M,la Cour Poulsen L,et al.Genetics and epigenetics in obesity [J].Metabolism:Clinical and Experimental,2019,92:37—50.

[14]Garver WS,Newman SB,Gonzales-Pacheco DM,et al.The genetics of childhood obesity and interaction with dietary macronutrients[J].Genes & Nutrition,2013,8(3):271—287.

[15]康永波,杜余辉,李昱,等.营养遗传学、表观遗传学和宏基因组学揭示个性化减肥干预的必要性[J].生理科学进展,2018,49(3):165—171.

[16]初建芳.黑皮素4受体与儿童肥胖[J].国际儿科学杂志,2010,37(4):427—429.

[17]Wardle J,Cooke L.Genetic and environmental determinants of children's food preferences[J].The British Journal of Nutrition,2008,99(S1):S15—21.

[18]刘国平,朱莉琪.认知因素和个体差异对儿童食物选择的影响[J].中国行为医学科学,2007,16(11):1047—1048.

[19]Crujeiras AB,Carreira MC,Cabia B,et al.Leptin resistance in obesity:an epigenetic landscape[J].Life Sciences,2015,140:57—63.

[20]Liang Y,Hou D,Zhao X,et al.Childhood obesity affects adult metabolic syndrome and diabetes[J].Endocrine,2015,50(1):87—92.

[21]侯冬青,赵小元,段佳丽,等.不同肥胖程度儿童罹患心血管代谢异常风险的横断面调查[J].中国循证儿科杂志,2014,9(2):101—106.

[22]陈芳芳,米杰,王天有,等.北京市儿童青少年青春期发育与肥胖相关关系的研究[J].中国循证儿科杂志,2007,2(1):14—20.

[23]中国儿童代谢健康型肥胖定义与筛查专家共识[J].中国妇幼健康研究,2019,30(12):1487—1490.

[24]WHO/UNEP.State of the science of endocrine disrupting chemicals[EB/OL].2012[2013].https://www.who.int/ceh/publications/endocrine/en/.

[25]张成岗,巩文静,李志慧,等.双脑模型假说——由肠道菌群微生态构建的"菌脑"可能是人体对物质记忆的"第二大脑"[J].实用临床医药杂志,2019,23(6):1—6.

[26]Bocci V.The neglected organ:bacterial flora has a crucial immunostimulatory role[J].Perspectives in Biology and Medicine,1992,35(2):251—260.

[27]崔北永,杨长青.肠道微生态与人体健康的关系[J].肝脏,2018,23(12):1057—1058.

[28]马守宝,刘海燕.肠道菌群在肿瘤进程中的作用及其临床研究进展[J].中国肿瘤生物治疗杂志,2016,23(03):318－325.

[29]Perry RJ,Peng L,Barry NA,et al.Acetate mediates a microbiome-brain-β-cell axis to promote metabolic syndrome[J].Nature,2016,534(7606):213－217.

[30]谭振,瞿丽维,陈少康,等.肠道微生物与宿主遗传背景互作关系的研究进展[J].中国畜牧杂志,2016,52(5):84－88.

[31]Ridaura VK,Faith JJ,Rey FE,et al.Gut microbiota from twins discordant for obesity modulate metabolism in mice[J].Science (NY),2013,341(6150):1241－1214.

[32]赵敏洁,蔡海莺,蒋增良,等.高脂膳食与肠道微生态相关性研究进展[J].食品科学,2018,39(5):336－343.

[33]王洋,周礼红.肥胖人群肠道菌群多样性研究[J].贵州大学学报(自然科学版),2018,35(4):47－53.

[34]赵宁宁.线粒体基因与儿童肥胖[J].国际儿科学杂志,2019,46(6):420－423.

（王卓　杨春松　蒋莉华）

第四章　营养与儿童肥胖

【本章导读】

　　营养是儿童肥胖的一个重要影响因素,无论是生命早期1000天的营养失衡或喂养方式不良,还是学龄期儿童及青少年的营养素摄入不合理,均会增加儿童发生肥胖的风险。本章从营养相关概念说起,依次介绍了各营养素的功能、食物来源等营养相关基本知识,儿童的生理特点、营养需要和膳食原则,并总结了包括营养素及食物、生命早期营养、营养与肠道菌群在内的儿童肥胖的营养影响因素。

【本章结构图】

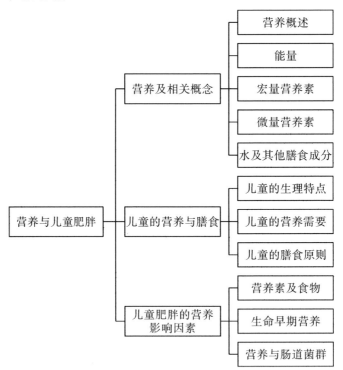

营养与儿童肥胖

- 营养及相关概念
  - 营养概述
  - 能量
  - 宏量营养素
  - 微量营养素
  - 水及其他膳食成分
- 儿童的营养与膳食
  - 儿童的生理特点
  - 儿童的营养需要
  - 儿童的膳食原则
- 儿童肥胖的营养影响因素
  - 营养素及食物
  - 生命早期营养
  - 营养与肠道菌群

第一节　营养及相关概念

一、营养概述

(一)营养

营养是指机体从外界摄取食物,在体内经过消化、吸收、代谢以满足自身生理功能和从事各种活动需要的必要生物学过程。

(二)食物

食物是人类赖以生存的物质基础,其定义很多,一般包含以下的含义:可供人类食用或饮用;含有人体所需营养素;无毒;不是治疗用的药物。食物种类多样,《中国居民膳食指南(2016)》将食物分为五大类:①谷薯类,包括谷类(包含全谷物)、薯类(包括马铃薯、红薯、木薯等)和杂豆类(杂豆通常保持整粒状态食用,与全谷物概念相符,且常作为主食的材料,也放入此类);②蔬菜和水果类;③动物性食物,包括畜、禽、鱼、蛋、奶等;④大豆和坚果类;⑤纯能量食物,包括烹调油、糖等。不同类食物提供的人体所需主要营养素不同。

(三)营养素

营养素是维持机体正常生理功能、生长发育和生存等生命活动,需要从外界环境中摄取的物质。来自食物的营养素种类繁多,人体必需的有40多种,一般将营养素分为六大类,即蛋白质、脂类、碳水化合物、矿物质、维生素和水。根据人体对营养素的需要量或体内含量多少,还可以将营养素分为宏量营养素和微量营养素。宏量营养素包括碳水化合物、脂类和蛋白质,其中脂类包括脂肪和类脂,人体对宏量营养素需要量较大。碳水化合物、脂肪和蛋白质这三类营养素经体内氧化可以释放能量,为产能营养素。微量营养素包括矿物质和维生素,人体对微量营养素需要量较少。根据体内含量的不同,矿物质又可分为常量元素和微量元素。维生素可分为水溶性维生素和脂溶性维生素。

（四）膳食

膳食是人们日常食用的饮食，包含多种食物。食物是营养素的载体，膳食则是含有多种营养素的多种食物的混合体。合理膳食又称平衡膳食，是指能满足合理营养要求的膳食。合理膳食需满足以下四个要求：①食物种类齐全、数量充足、比例合适；②保证食物安全；③科学的烹调加工；④合理的进餐制度和良好的饮食习惯。

二、能量

（一）概述

人体所需能量来源于食物，食物中的碳水化合物、脂肪和蛋白质经生物氧化过程释放能量。其中部分能量以高能磷酸键的形式储存，以供各种生命活动所需，另一部分则用于维持体温并向外散发。

能量的国际单位是焦耳(joule,J)，1 J 是指以 1 牛顿的力作用于受力点并使之移动 1m 所消耗的能量，能量单位还有千焦耳(kilo joule,kJ)和兆焦耳(mega joule,MJ)。营养学上常用的能量单位为千卡(kilocalorie,kcal)，1 kcal 指 1000 g 纯水由 15 ℃上升至 16 ℃所吸收的能量。

$$1 \text{ kcal}=4.184 \text{ kJ}, 1 \text{ kJ}=0.239 \text{ kcal}。$$

每克碳水化合物、脂肪和蛋白质在体内氧化分解产生的能量值为能量系数。由于食物中的营养素在人体消化道不能完全吸收，且消化率不同，再加上蛋白质在体内不能完全氧化的因素，产能营养素在体内与体外氧化产生的能量值不同。在实际应用中，产能营养素的能量系数为：碳水化合物 16.81 kJ(4 kcal)；脂肪 37.56 kJ(9 kcal)；蛋白质 16.74 kJ(4 kcal)。

（二）人体的能量消耗

人体的能量消耗包括基础代谢、体力活动和食物特殊动力作用三个方面。对于儿童，则还包括生长发育所需能量。

(1)基础代谢。基础代谢是用于维持机体最基本的生命活动所需消耗的能量，即在人体经过 10～12 小时的空腹和良好睡眠、清醒仰卧、恒温的条件下(一般 22 ℃～26 ℃),无任何身体活动和紧张思维活动及全身肌肉放松时,用以维持体温和人体必要的生理功能所需的能量消耗。基础代谢占人体总能量消耗的 60%～70%。儿童生长发育迅速,基础代谢能量消耗相对较高。成年后的基础代谢水平则随年龄增长不断下降。

(2)体力活动。体力活动指任何由骨骼肌收缩引起能量消耗的身体活动,其耗能占人体总能量消耗的 15%～30%,随人体活动量的增加,能量消耗也将增加。这部分是人体能量消耗变化最大,也是人体控制能量消耗、保持能量平衡和维持健康最重要的部分。

(3)食物热效应。食物热效应是人在摄食过程中所引起的额外能量消耗,是摄食后发生的一系列消化、吸收利用以及营养素和其代谢产物之间相互转化过程中所消耗的能量,又称食物特殊动力作用。在进食后 2 小时左右达到高峰,3～4 小时后恢复正常。食物热效应的高低与食物营养成分、进食量和进食频率有关。食物中不同产能营养素的食物热效应不同,其中蛋白质最大,占本身所产生能量的 20%～30%,碳水化合物为 5%～6%,脂肪为 4%～5%。

(5)生长发育。儿童的生长发育需要的能量主要包括机体生长发育中形成新组织所需要的能量,以及新组织进行新陈代谢所需要的能量。出生后 1～3 月,婴儿生长发育能量需要量约占总能量需要量的 35%,2 岁时约为总能量需要量的 3%,青少年时约为总能量需要量 1%～2%。

(三)能量的食物来源

维持能量摄入量与消耗量之间的平衡状态是保持健康的基本。能量主要来源于食物中的碳水化合物、脂肪和蛋白质,其普遍存在于各种食物中。谷薯类含有丰富的碳水化合物,是最经济廉价的膳食能量来源;油脂类富含脂肪;动物性食物则富含蛋白质与脂肪;蔬菜和水果类能量含量较少。

三、宏量营养素

(一)蛋白质

1.蛋白质的组成

蛋白质是一类结构复杂的生物大分子,由碳、氢、氧、氮等元素构成,组成蛋白质的基本单位是氨基酸。构成人体蛋白质的氨基酸有 20 种。

(1)必需氨基酸。必需氨基酸是指人体不能合成或合成速度不能满足机体需要,必须从食物中直接获得的氨基酸。成人的必需氨基酸有八种,包括赖氨酸、色氨酸、苯丙氨酸、蛋氨酸、苏氨酸、异亮氨酸、亮氨酸、缬氨酸。婴儿的必需氨基酸还包括组氨酸。

(2)非必需氨基酸。非必需氨基酸是人体可以自身合成,不需要从食物中直接获取的氨基酸,包括丙氨酸、精氨酸、甘氨酸、天门冬氨酸、天门冬酰胺、谷氨酸、谷氨酰胺、脯氨酸、丝氨酸。

(3)条件必需氨基酸。条件必需氨基酸是人体虽能够合成,但在某些条件下不能满足正常的需要,必须从食物中获取的氨基酸。其中酪氨酸可由苯丙氨酸转变而来,而半胱氨酸可由蛋氨酸转变而来。如果膳食中苯丙氨酸和蛋氨酸的摄入不足,或机体不能转化,酪氨酸和半胱氨酸就成为必需氨基酸,必须由食物供给。

2.蛋白质的功能

(1)构成机体组织。蛋白质是构成人体各种组织的重要组成部分。肌肉、心、肝等器官含有大量蛋白质;骨骼和牙齿含有大量胶原蛋白;指(趾)甲则含有角蛋白。

(2)调节生理功能。蛋白质可构成酶、激素、抗体、转运体等而发挥促进体内生理生化过程进行、保证机体运动、承担气体运输和免疫调节等功能。蛋白质还可维持体液平衡、酸碱平衡和正常渗透压。

(3)供给能量。当碳水化合物和脂肪提供的能量不能满足机体需要时,蛋白质可被氧化而释放能量。1 g 蛋白质在体内氧化释放 4 kcal 的能量。

3. 蛋白质的食物来源

蛋白质摄入过多或不足均对人体有害。蛋白质来源于动物性食物和植物性食物,食物中的蛋白质可分为三类:①完全蛋白质,即优质蛋白,可维持生命也可促进生长发育,营养价值较高,包括鱼、肉、蛋、奶和大豆中的蛋白质;②半完全蛋白质,可维持生命但不能促进生长发育,营养价值较低,大多数植物蛋白都是半完全蛋白质;③不完全蛋白质,既不能维持生命也不能促进生长发育,营养价值非常低,动物结缔组织中的胶原蛋白属于此类。

(二)脂类

1. 脂类的分类及组成

(1)脂肪。脂肪又称甘油三酯、三酰甘油,是体内重要的储能和供能物质,也是构成体脂的主要成分,占体内脂类总量的95%。三分子脂肪酸和一分子甘油形成甘油三酯。人体内的脂肪酸可分为必需脂肪酸和非必需脂肪酸。必需脂肪酸是人体不可缺少且自身不能合成,必须通过食物获取的脂肪酸,包括亚油酸和α—亚麻酸。脂肪酸按碳链长度可分为长链脂肪酸、中链脂肪酸和短链脂肪酸;按饱和程度可分为饱和脂肪酸和不饱和脂肪酸,不饱和脂肪酸又可分为单不饱和脂肪酸和多不饱和脂肪酸;按空间结构可分为顺式脂肪酸和反式脂肪酸。

日常膳食中的反式脂肪酸包括天然反式脂肪酸和人造反式脂肪酸。天然反式脂肪酸含量很少,主要存在于乳制品和一些肉类中;大量的反式脂肪酸主要在植物油氢化过程中产生。添加氢化植物油制作的食品(如人造奶油、蛋糕、饼干、油炸食品等)是膳食反式脂肪酸的主要来源。人造反式脂肪酸的过量摄入可能会诱发心血管疾病、2型糖尿病等。

(2)类脂。类脂是构成生物膜的基本成分,占体内脂类总量的5%左右。主要包括磷脂、糖脂、类固醇及固醇等。

2. 脂类的功能

(1)供能与储能。脂肪是体内过剩能量的储存方式,当机体需要时可释放能量。1 g脂肪在体内氧化可产生9 kcal的能量。

(2)保温及润滑。皮下脂肪可起到隔热保温的作用,维持体温正常和恒定。脂肪组织在体内对器官有支撑和衬垫作用,有缓冲机械性摩擦、保护和防震及润滑护肤的作用。

(3)构成机体成分。磷脂、糖脂和胆固醇是构成细胞膜的重要成分。胆固醇也是体内许多重要生物活性物质(如胆汁、性激素和肾上腺素)的合成材料。

3. 脂类的食物来源

膳食脂肪主要来源于动物脂肪组织、肉类和植物的种子。动物脂肪中饱和脂肪酸和单不饱和脂肪酸含量较多,而多不饱和脂肪酸含量较少。植物脂肪富含不饱和脂肪酸,但可可油、椰子油和棕榈油富含饱和脂肪酸。一般认为,烹调油应以植物油为主。

(三)碳水化合物

碳水化合物是由碳、氢、氧三种元素组成的一大类化合物,其氢氧的比例与水相同,所以称碳水化合物。

1. 碳水化合物的分类

碳水化合物的分类较多,根据其化学结构和生理作用可将其分为糖、寡糖和多糖。

(1)糖。糖类包括单糖、双糖和糖醇。单糖是化学结构最简单的碳水化合物,只含有一个糖分子。食物中常见的有葡萄糖和果糖。双糖由两分子单糖缩合而成,食物中常见的有蔗糖、乳糖和麦芽糖。食糖(如白砂糖、红糖和冰糖等)的主要成分为蔗糖。糖醇是单糖还原后的产物。在食品加工中,部分糖醇可被用作甜味剂,常见的有山梨醇、木糖醇、麦芽糖醇等。因糖醇的代谢途径与胰岛素无关,故常用于糖尿病和肥胖患者的膳食。

(2)寡糖。寡糖又称低聚糖,指由 3～10 个单糖组成的小分子糖。常见的有低聚果糖、棉子糖、水苏糖等。多数低聚糖不能或只能部分被吸收利用,有些可被肠道益生菌利用,产生短链脂肪酸。

(3)多糖。多糖是由 10 个及以上单糖组成的大分子聚合物。按照能否被人体利用,多糖可分为可利用多糖和不可利用多糖。可利用多糖主要包括淀粉和糖原。淀粉是人类碳水化合物的主要食物来源。糖原是储存在人和动物体内的多糖。不可利用多糖主要指膳食纤维,其不能被机体吸收利用,但在营养学上具有重要的意义。根据膳食纤维水溶性不同,可分为可溶性纤维和不溶性纤维。不溶性纤维主要包括纤维素、某些半纤维素和木质素。可溶性纤维包括果胶、树胶等。

2. 碳水化合物的功能

(1)提供能量。碳水化合物是人体最主要、最经济的能量来源。1 g 碳水化合物在体内氧化可供能 4 kcal。糖原是肌肉和肝脏储存碳水化合物的形式。

(2)构成机体成分。碳水化合物在体内可以糖脂、糖蛋白和蛋白多糖的形式成为细胞和组织的结构成分之一,并可参与构成某些具有生理功能的物质。

(3)节约蛋白质和抗生酮作用。当体内碳水化合物供给充足时,人体首先使用其作为能量来源,不需动用蛋白质来供能,称为节约蛋白质作用。脂肪在体内代谢分解的中间产物——酮体,需要与葡萄糖的代谢产物草酰乙酸结合才能进入三羧酸循环被彻底氧化,如果缺乏碳水化合物,脂肪代谢产生的酮体就会在体内堆积,影响机体正常的生理功能,因此称碳水化合物具有抗生酮作用。

(4)膳食纤维的生理功能。膳食纤维具有增加饱腹感、促进排便、降低血糖和血胆固醇、改善肠道菌群等有利作用。但摄入过多也可减少营养素的消化吸收。

3. 碳水化合物的食物来源

碳水化合物主要来源于植物性食物,谷类、薯类和杂豆类含量丰富,其次可来源于食糖。动物性食物中碳水化合物含量不多。膳食纤维来源于蔬菜、水果、全谷、杂豆和薯类等植物性食物。

四、微量营养素

(一)矿物质

1. 概述

人体中几乎含有自然界存在的所有元素,除了组成有机化合物的碳、氢、氧、氮外,其余元素均称为矿物质,也称无机盐或灰分。按照其在体内含量多少,矿物质可分为常量元素和微量元素两大类。常量元素又称宏量元素,为体内含量大于体重 0.01% 的矿物质,包括钙、磷、钠、钾、硫、氯、镁。微量元素为体内含量小于体重 0.01% 的矿物质,根据其生物学作用,可将其分为人体必需微量元素(包括铁、锌、碘、硒、铜、钼、铬和钴八种)、人体可能必需微量元素(包括锰、硅、镍、硼、钒五种),以及具有潜在毒性,但低剂量时可能具有功能的微量元素(包括氟、铅、镉、汞、砷、铝和锡七种)三类。其他微量元素属于功能未知或是偶然进入人体的。下文介绍几种与儿童生长发育密切相关的矿物质。

2. 钙

钙是人体含量最多的矿物质,为构成骨骼和牙齿的主要成分,可维持神经和肌肉的正常生理功能、促进细胞信息传递、调节机体酶的活性及参与凝血过程、激素分泌、维持体液酸碱平衡等。儿童的钙吸收率较成人高,但长期钙缺乏和维生素 D 不足可导致儿童生长发育迟缓,骨软化、骨骼变形,严重缺乏者可导致佝偻病。奶和奶制品含钙丰富且吸收率高,是钙的良好来源,其次是一些绿叶菜。虾皮、豆类、芝麻含钙量也较高,但一般膳食中食用量较小。

3. 铁

铁是人体含量最多的必需微量元素,是血红蛋白和肌红蛋白的重要组成部分,参与体内氧的运输和组织呼吸过程,对于维持正常的造血功能也具有重要意义。铁还可参与维持正常的免疫功能、催化 β-胡萝卜素转化为维生素 A、参与胶原的合成等。铁缺乏可引起缺铁性贫血,影响儿童生长发育、损害认知能力。食物中的铁分为血红素铁和非血红素铁,其中血红素铁的吸收率高,非血红素铁的吸收率较低,且易受其他膳食成分的影响。动物性食物含有丰富的血红素铁,动物肝脏、全血为膳食铁的良好来源,其次是肉类。植物性食物含非血红素铁,吸收率较低。

4. 锌

锌是除铁以外,人体内含量最多的必需微量元素。锌是金属酶的组成成分或酶的激活剂,在组织呼吸、能量代谢及抗氧化过程中发挥重要作用。锌还参与蛋白质合成,细胞生长、分裂和分化等过程而促进生长发育,促进机体发挥正常的免疫功能,加速创伤愈合、增进食欲、保护皮肤和视力。儿童缺锌可表现为生长发育迟缓。锌的食物来源广泛,贝壳类海产品、畜肉及动物内脏均为锌的良好来源。蛋类、豆类、燕麦、花生等也富含锌。

5.碘

人体中的碘主要存在于甲状腺组织内,参与甲状腺激素的合成,其生理功能主要通过甲状腺激素的生理作用表现出来。婴幼儿缺碘可引起生长发育迟缓、智力低下,严重者发生呆小症。碘的重要食物来源是海产品,如海带、紫菜、海参等。食盐加碘是我国预防地方性甲状腺肿的重要措施。

(二)维生素

维生素是维持机体生命活动必需的一类微量低分子有机化合物,虽不提供能量,但在人体物质和能量代谢中发挥重要作用。大多数维生素在体内不能合成,也不能大量储存,必须由食物供给。根据维生素的溶解性可以将其分为脂溶性维生素和水溶性维生素两大类。

脂溶性维生素不溶于水而溶于脂肪及有机溶剂,包括维生素 A、维生素 D、维生素 E、维生素 K。在食物中,脂溶性维生素常与脂类共存,其吸收也与脂类密切相关,可储存于肝脏和脂肪组织,摄入过多易引起中毒,摄入过少出现缺乏症状的速度较缓慢。儿童易发生维生素 A 缺乏,引起眼干燥等眼部症状和组织上皮干燥、增生和角化等。孕妇维生素 A 摄入过量可导致胎儿畸形。儿童缺乏维生素 D 可引起佝偻病。

水溶性维生素可溶于水,包括 B 族维生素(维生素 B_1、维生素 B_2、维生素 PP、B_6、维生素 B_{12},叶酸、泛酸等)和维生素 C,在烹调加工中易损失。水溶性维生素在体内只有少量储存,当机体达到饱和后可从尿中排出,因此一般无毒性,但摄入量过大也可引起毒性反应,摄入量过少出现缺乏症状的速度较快。孕妇缺乏叶酸可引起胎儿神经管畸形。

五、水及其他膳食成分

(一)水

水是人体的重要组成部分,人体离不开水。初生婴儿含水量在75%～87%,随着年龄增长,含水量逐渐减少。

水能促进和参与体内的物质代谢,有利于营养物质的消化吸收;能协助物质运输,既是体内营养物质运输的载体,又是排泄代谢废物的媒介;水还有助于保持组织器官的形态,调节人体体温,也是许多组织器官的湿润剂。

人体中水的来源主要包括以下三种:①饮用水及各类饮料,通过喝水或饮料补充的水分,为人体所需水的主要来源。②食物中的水,水果和蔬菜中含有大量的水分,通过蒸、炖、煮等烹调方式,可以保留食物中大部分的水分。③代谢水,是指三大产能营养素(蛋白质、脂肪、碳水化合物)在体内代谢产生的水分,也是机体获得水分的一个途径,但占比很小。在体内,每克碳水化合物、蛋白质或脂肪被完全氧化后,可分别产生0.6 g、0.41 g和1.07 g代谢水。但是脂肪和蛋白质在氧化过程中还要消耗一部分水分。代谢水和食物中的水变动较小,因此人体需以饮水进行调节。

(二)植物化学物

植物化学物是人体中的非营养素生物活性成分,不是维持机体生长发育所必需的营养物质,但对维持机体健康、调节生理功能和预防疾病具有重要意义。

植物化学物主要存在于蔬菜、水果中,其种类较多,可分为多酚、类胡萝卜素、萜类化合物、有机硫化物、皂苷、植酸及植物固醇等。

植物化学物具有多种生理作用,主要包括抗癌作用、抗氧化作用、免疫调节作用、抗微生物作用、降胆固醇作用,以及调节血压、血糖、血小板和凝血等作用。

第二节 儿童的营养与膳食

一、儿童的生理特点

(一)婴幼儿的生理特点

(1)生长发育。婴幼儿(0～3 岁)生长发育迅速,是人体生长发育的重要时期。体重、身长、头围和胸围均可反应婴幼儿的生长发育情况。婴儿期(从出生到 1 岁)是人类生长发育的第一个高峰期,出生后前 6 个月的生长速度最快,6 个月时的体重约为出生时的两倍,一岁时可达出生体重的 3 倍。幼儿期(1～3 岁)的生长发育速度较婴儿期放缓,但与成人期相比亦十分旺盛。

(2)消化吸收。婴幼儿的消化系统尚处于发育阶段,功能不够完善。其口腔黏膜相当柔嫩,易受损伤;新生儿的唾液腺发育不完善,唾液分泌量少,且其中淀粉酶含量低。出生后 6～8 个月左右乳牙开始萌出,牙齿的生长会影响婴儿的咀嚼功能。婴儿的食管和胃壁的黏膜与肌层都较薄,易受损伤,食管细短,胃容量小,且胃幽门括约肌发育良好而贲门括约肌发育不良,加上自主神经调节功能差,易出现溢乳和呕吐。婴幼儿的肠道黏膜细嫩,血管和淋巴管丰富,有利于营养物质的吸收,但肠壁肌肉薄弱、肠蠕动差。不过婴儿出生时已有乳糖酶和蔗糖酶,有利于乳糖和蔗糖的吸收。婴儿的胰腺发育也不成熟,分泌的消化酶活力低。婴儿的肝脏较大,但肝细胞分化不全,肝功能较差,胆汁分泌较少。

(3)神经系统。婴儿期是大脑和智力发育的关键时期,尤其是出生前六个月,其脑细胞数目持续增加。幼儿期智力发育较快,语言、思维能力迅速增强。

(二)学龄前儿童的生理特点

(1)体格发育。与婴幼儿相比,学龄前儿童(3～6 岁)体格发育速度相对放缓,但仍保持稳步增长,每年约增重 2 kg,增高 5～7 cm。

(2)消化功能。尽管 3 岁时儿童的乳牙已出齐,6 岁时恒牙亦开始萌出,但咀嚼与消化能力仍有限,远低于成人,尤其对固体食物需要较长的消化时间。

(3)神经系统。3 岁时神经系统发育已基本完成,但脑细胞的体积增大和神经纤维的髓鞘化仍在继续。

(4)心理发育。学龄前儿童的注意力分散,无法专心进食,需引导此期的儿童培养良好的饮食习惯。

(三)学龄儿童及青少年的生理特点

学龄儿童(6～12 岁)体格发育仍稳步增长,身高增长速度在该阶段后期较快。除生殖系统外的其他器官和系统发育至接近成人水平,可以接受成人的大部分饮食。但各系统器官的发育快慢不同,神经系统发育较早,生殖系统发育较晚,皮下脂肪较年幼时发达,肌肉组织在学龄期加速发育。

青少年(12～18 岁)的生理特点:①身高体重出现第二次突增。通常青少年期女生的身高与体重突增开始于 10～12 岁,男生则略晚,开始于 12～15 岁。②体成分变化。青春期以前男生和女生的脂肪与肌肉占体重比例相似,但青春期以后女生脂肪比例增加,男生脂肪比例保持基本不变。③性发育。青春期性腺发育逐渐成熟,性激素促使生殖器官发育,出现第二性征。④心理发育。青少年的抽象思维能力加强,心理发育成熟,追求独立的愿望强烈,可导致饮食行为改变。

二、儿童的营养需要

《中国居民膳食营养素参考摄入量(2013 版)》推荐的中国儿童的膳食主要营养需要量见表 4－1～表 4－3。

(一)婴幼儿的营养需要

(1)能量。婴儿期的基础代谢所需能量约占总能量消耗的 60%,食物热效应约占总能量消耗的 7%～8%,以后随年龄增长而逐渐减少。1 岁以内婴儿活动较少,之后逐渐增多。婴幼儿的快速生长发育需要能量储存,出生前几个月生长所需能量可占总能量消耗的 25%～30%。中国营养学会推荐的婴幼儿每天能量摄入量:0～6 月龄,90 kcal/kg;7～12 月龄,80 kcal/kg;1～2

岁男女,分别为 900 kcal 和 800 kcal;2～3 岁男女,分别为 1100 和 1000 kcal。

(2)蛋白质。由于生长发育的需要,婴儿对必需氨基酸的平均需要量[按每公斤(kg)体重算]高于成人,母乳可满足婴儿对蛋白质和必需氨基酸的需要量,其他食物的蛋白质营养价值低于母乳蛋白质。中国营养学会推荐的婴幼儿每天蛋白质摄入量:0～6 月龄,9 g;7～12 月龄,20 g;1～3 岁,25 g。

(3)脂类。婴儿对脂肪的平均需要量[按每公斤(kg)体重算]高于成人,中国营养学会推荐的婴幼儿每天脂肪摄入占总能量消耗的比例:0～6 月龄,48%;7～12 月龄,40%;1～3 岁,35%。

(4)碳水化合物。1 岁以内的婴儿,尤其是 0～6 月龄的婴儿,乳糖是其主要能量来源。2～3 岁幼儿乳糖酶活性开始下降,淀粉酶的活性自 4 月龄后逐渐增强,因此淀粉类食物应在 6 月龄后添加。中国营养学会推荐的婴幼儿每天碳水化合物摄入量:0～6 月龄,65 g;7～12 月龄,80 g;1～3 岁,120 g。

(5)矿物质。婴儿必需而又容易缺乏的矿物质主要有钙、铁、锌,我国内陆地区甚至部分沿海地区碘缺乏也较常见。婴幼儿在生长过程中需要大量的钙,母乳喂养的 0～6 月龄婴儿一般不易缺钙。中国营养学会推荐的婴幼儿每天钙摄入量:0～6 月龄,200 mg;7～12 月龄,250 mg;1～3 岁,600 mg。正常新生儿体内总铁量基本可满足出生后 4 个月内对铁的需求,但此后铁的需求量增加,储备逐渐消耗,母乳中的铁含量低,不能满足需求。6 月龄～2 岁儿童最易发生缺铁性贫血,须从膳食中补充。中国营养学会推荐的婴幼儿每天铁摄入量:0～6 月龄,0.3 mg;7～12 月龄,10 mg;1～3 岁,9 mg。母乳喂养的婴儿在 4～5 个月后体内锌储备逐渐消耗,也需从膳食中补充。中国营养学会推荐的婴幼儿每天锌摄入量:0～6 月龄,2.0 mg;7～12 月龄,3.5 mg;1～3 岁,4.0 mg。碘缺乏可引起婴儿的呆小症,中国营养学会推荐的婴幼儿每天碘摄入量:0～6 月龄,85 μg;7～12 月龄,115 μg;1～3 岁,90 μg。

(6)维生素。母乳中的维生素含量,尤其是水溶性维生素含量受乳母膳食和营养状态的影响。膳食均衡的乳母,其乳汁中维生素一般能满足婴儿的需要,但乳汁中维生素 D 和维生素 K 含量低,应适当补充。中国营养学会建议婴儿在出生后 2 周左右开始每日补充 10 μg(400IU)维生素 D,推荐的婴幼儿每天维生素 K 摄入量:0～6 月龄,2 μg;7～12 月龄,10 μg;1～3 岁,30 μg。

(二)学龄前儿童的营养需要

中国营养学会推荐 3～6 岁学龄前儿童的每日能量需要量男童高于女童,每天蛋白质摄入量为 30g,每天脂肪摄入占总能量的比例从 3～4 岁的35%下降到 4～6 岁的 20%～30%,每天碳水化合物供能占比为 50%～65%。建议 4～6 岁学龄前儿童钙、铁、锌和碘的每日摄入量分别为800mg、10mg、5.5mg 和 90μg,建议的维生素 A 和维生素 D 每日摄入量分别为 360μg 视黄醇活性当量和 10μg(400IU)。

(三)学龄儿童的营养需要

学龄期儿童基础代谢率高,且活泼好动,体力、脑力活动量大,所需能量[按每公斤(kg)体重计]接近或超过成人,须保证蛋白质的充足供应。中国营养学会推荐学龄儿童每天蛋白质摄入量从 6 岁的 35 g 逐渐增加到11～12 岁的男生 60 g,女生 55 g,每天脂肪摄入占总能量的比例为 20%～30%,每天碳水化合物供能占比为 50%～65%。由于此期儿童骨骼生长发育快,须保证矿物质的供给充足。学龄期儿童的学习任务重,也需注意保证维持正常视力、智力的维生素摄入足够,尤其是维生素 A 和维生素 B_2。

(四)青少年的营养需要

青少年对能量、蛋白质的需要量与生长发育速度一致。中国营养学会推荐青少年每天蛋白质摄入量:男生 60～75 g,女生 55～60 g,每天脂肪摄入占总能量的比例为 20%～30%,每天碳水化合物供能占比为 50%～65%。青少年的钙营养状况决定成年后的峰值骨量,推荐每天钙的摄入量:11～14 岁 1200 mg,14～18 岁为 1000 mg。由于青春期男生肌肉含量增加,需要更多的铁来合成肌红蛋白和血红蛋白,女生从月经中丢失铁,因此需要增加铁的摄入量。推荐每天铁的摄入量:11～14 岁男生为 15 mg,14～18 岁男生为 16 mg;11～18 岁女生为 18 mg。

表4—1 《中国居民膳食营养素参考摄入量(2013版)》推荐的中国儿童的 EER、AMDR、RNI

年龄	EER(kcal/d) *		ADMR			RNI	
	男	女	总碳水化合物(%E)	添加糖(%E)	总脂肪(%E)	蛋白质(g/d)	
						男	女
0~6个月	90kcal/(kg·d)	90kcal/(kg·d)	—	—	48(AI)	9(AI)	9(AI)
7~12个月	80kcal/(kg·d)	80kcal/(kg·d)	—	—	40(AI)	20	20
1岁	900	800	50~65	—	35(AI)	25	25
2岁	1100	1000	50~65	—	35(AI)	25	25
3岁	1250	1200	50~65	—	35(AI)	30	30
4岁	1300	1250	50~65	<10	20~30	30	30
5岁	1400	1300	50~65	<10	20~30	30	30
6岁	1400	1250	50~65	<10	20~30	35	35
7岁	1500	1350	50~65	<10	20~30	40	40
8岁	1650	1450	50~65	<10	20~30	40	40
9岁	1750	1550	50~65	<10	20~30	45	45
10岁	1800	1650	50~65	<10	20~30	50	50
11岁	2050	1800	50~65	<10	20~30	60	55
14~17岁	2500	2000	50~65	<10	20~30	75	60

＊:6岁及以上是轻体力活动水平,6岁以下是中体力活动水平;"—":未制订参考值;%E:占能量的百分比;EER:estimated average requirement,能量需要量;ADMR:acceptable macronutrient distribution ranges,宏量营养素可接受范围;RNI:recommended nutrient intake,参考摄入量;AI:adequate intake,适宜摄入量。

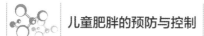

表4-2 《中国居民膳食营养素参考摄入量(2013版)》推荐的中国儿童膳食主要矿物质 RNI 或 AI

年龄	钙(mg/d) RNI	磷(mg/d) RNI	钾(mg/d) AI	钠(mg/d) AI	镁(mg/d) RNI	氯(mg/d) AI	铁(mg/d) RNI 男	铁(mg/d) RNI 女	碘(μg/d) RNI	锌(mg/d) RNI 男	锌(mg/d) RNI 女	硒(μg/d) RNI	铜(mg/d) RNI
0岁~	200(AI)	100(AI)	350	170	20(AI)	260	0.3(AI)		85(AI)	2.0(AI)		15(AI)	0.3(AI)
0.5岁~	250(AI)	180(AI)	550	350	65(AI)	550	10		115(AI)	3.5		20(AI)	0.3(AI)
1岁~	600	300	900	700	140	1100	9		90	4.0		25	0.3
4岁~	800	350	1200	900	160	1400	10		90	5.5		30	0.4
7岁~	1000	470	1500	1200	220	1900	13		90	7.0		40	0.5
11岁~	1200	640	1900	1400	300	2200	15	18	110	10	9.0	55	0.7
14~18岁	1000	710	2200	1600	320	2500	16	18	120	11.5	8.5	60	0.8

RNI:recommended nutrient intake,参考摄入量;AI:adequate intake,适宜摄入量。

表 4－3 《中国居民膳食营养素参考摄入量(2013 版)》推荐的中国儿童膳食主要维生素 RNI 或 AI

年龄	维生素 A (μgRAE/d) RNI		维生素 D (μg/d) RNI	维生素 E (mg α-TE/d) AI	维生素 K (μg/d) AI	维生素 B$_1$ (mg/d) RNI		维生素 B$_2$ (mg/d) RNI		维生素 B$_{12}$ (μg/d) RNI	叶酸 (μg DFE/d) RNI	维生素 C (mg/d) RNI
	男	女				男	女	男	女			
0 岁~	300(AI)		10(AI)	3	2	0.1(AI)		0.4(AI)		0.3(AI)	65(AI)	40(AI)
0.5 岁~	300(AI)		10(AI)	4	10	0.3(AI)		0.5(AI)		0.6(AI)	100(AI)	40(AI)
1 岁~	310		10	6	30	0.6		0.6		1.0	160	40
4 岁~	360		10	7	40	0.8		0.7		1.2	190	50
7 岁~	500		10	9	50	1.0		1.0		1.6	250	65
11 岁~	670	630	10	13	70	1.3	1.1	1.3	1.1	2.1	350	90
14~18 岁	820	630	10	14	75	1.6	1.3	1.5	1.2	2.4	400	100

RAE:retinol activity equivalent,视黄醇活性当量;α－TE:α－tocopherol equivalent,α－生育酚当量;DFE:dietary fola equivalent,膳食叶酸当量;RNI:recommended nutrient intake,参考摄入量;AI:adequate intake,适宜摄入量。

三、儿童的膳食原则

《中国居民膳食指南(2016)》将儿童的膳食指南分为 6 月龄内婴儿喂养指南、7～24 月龄婴幼儿喂养指南、学龄前儿童(2～6 岁)膳食指南和学龄儿童及青少年(6～18 岁)膳食指南四部分,儿童的膳食原则以此为基础。

(一)6 月龄内婴儿的膳食原则

(1)产后尽早开奶,坚持新生儿第一口食物是母乳。婴儿出生后第一口食物应是母乳,初乳富含营养和免疫活性物质,母亲分娩后应尽早开奶,让婴儿反复吸吮乳头,获得初乳并进一步刺激泌乳。环境温馨、心情愉悦、精神鼓励、乳腺按摩等均有助于顺利开奶。

(2)坚持 6 月龄内纯母乳喂养。母乳是婴儿最理想的食物,纯母乳喂养能满足 6 月龄内婴儿所需的全部液体、能量和几乎所有营养素,同时有利于降低婴儿成年后发生肥胖及其他慢性病的风险。母乳喂养还有利于促进母亲产后恢复,增进母子情感交流,给婴儿最大的安全感。

(3)顺应喂养,建立良好生活规律。母乳喂养应顺应婴儿肠道成熟和生长发育过程,从按需喂养模式到规律喂养模式递进。婴儿(尤其是 3 月龄以前的婴儿)饥饿是按需喂养的基础,饥饿引起哭闹时应及时哺喂,不要强求喂奶次数和时间。随着月龄增加可逐渐减少喂奶次数,建立规律哺喂的好习惯。

(4)出生后数日开始补充维生素 D,不需补钙。母乳中维生素 D 含量低,且对于 6 月龄内婴儿,阳光照射不是获得维生素 D 的良好方式。因此,出生后数日需开始每天补充维生素 D10μg(400IU),而纯母乳喂养时不需额外补钙。另外推荐新生儿出生后补充维生素 K。

(5)婴儿配方奶是不能纯母乳喂养时的无奈选择。任何婴儿配方奶都不能与母乳媲美,但特殊情况下无法进行母乳喂养或母乳不足时可作为无奈选择或对母乳的补充,应注意首选适合 6 月龄内婴儿的配方奶。

(6)监测体格指标,保持健康生长。身长和体重是反映婴儿喂养和营养状况的直观指标,可每半个月测一次,与世界卫生组织的《儿童生长曲线》进行比较,判断婴儿营养状况。

(二)7～24 月龄婴幼儿的膳食原则

(1)继续母乳喂养,满 6 个月龄起添加辅食。对于 7～24 月龄的婴幼儿,母乳依然是重要的营养来源,但须引入其他食物满足其营养需求。此时婴幼儿的胃肠道已相对发育完善,可以消化除母乳外的其他食物。

(2)从富含铁的泥糊状食物开始,逐步添加,达到食物多样化。婴儿最先添加的辅食应该是富含铁的高能量食物,如铁强化米粉、肉泥等。辅食添加原则:每次只添加一种新食物,由少到多、由稀到稠、由细到粗,循序渐进。

(3)提倡顺应喂养,鼓励但不强迫进食。对于婴幼儿,应顺应其需要进行喂养,并帮助婴幼儿逐步达到和家人一致的规律进餐模式,学会自主进食,鼓励但不强迫进食。父母及喂养者也应为其树立进食好榜样。

(4)辅食不加调味品,尽量减少糖和盐的摄入。辅食应保持原味,不加盐、糖及刺激性调味品,保持淡口味,以减少偏食挑食和儿童期及成人期慢性病发生风险。

(5)注重饮食卫生和进食安全。应选择新鲜、优质、无污染的食物和清洁水制作辅食,并注意保持清洁,烧熟煮透,制作辅食和进餐前洗手,婴幼儿进食时要有成人看护,以防意外。

(6)定期监测体格指标,追求健康生长。对于 7～24 月龄的婴幼儿,每 3 个月测量一次身长、体重、头围等体格生长指标,有利于判断其营养状况,及时调整营养和喂养。

(三)学龄前儿童的膳食原则

对于学龄前儿童,《中国居民膳食指南(2016)》在一般人群的膳食指南(包含 6 条核心推荐:食物多样,谷类为主;吃动平衡,健康体重;多吃蔬果、奶类、大豆;适量吃鱼、禽、蛋、瘦肉;少盐少油,控糖限酒;杜绝浪费,兴新食尚)基础上增加了以下推荐:①规律进餐,自主进食不挑食,培养良好饮食习惯;②每天饮奶,足量饮水,正确选择零食;③食物应合理烹调,易于消化,少调料、少油炸;④参与食物选择与制作,增进对食物的认知和喜爱;⑤经常户外活动,保障健康生长。

(四)学龄儿童及青少年的膳食原则

《中国居民膳食指南(2016)》在一般人群的膳食指南基础上做了以下推荐:①认识食物,学习烹饪,提高营养科学素养;②三餐合理,规律进餐,培养健康饮食行为;③合理选择零食,足量饮水,不喝含糖饮料;④不偏食节食,不暴饮暴食,保持适宜体重增长;⑤保证每天至少活动 60 分钟,增加户外活动时间。

第三节　儿童肥胖的营养影响因素

营养是儿童肥胖的一个重要影响因素,无论是生命早期 1000 天的营养失衡或喂养方式不良,还是学龄期儿童及青少年的营养素摄入不合理,均会增加儿童发生肥胖的风险。总的来说,儿童肥胖的营养影响因素主要包括营养素及食物、生命早期营养和肠道菌群。

一、营养素及食物

(一)营养素摄入不合理

(1)宏量营养素摄入比例不合理。蛋白质、脂肪和碳水化合物属于宏量营养素,也是产能营养素,其摄入比例不合理,会对儿童肥胖的发生风险产生较大影响。从营养素角度看,我国儿童的宏量营养素摄入比例发生了较大变化。从 1992 年到 2002 年,我国城市 7～17 岁学龄期儿童、青少年膳食中脂肪提供的能量占总能量的比例从 24.4% 和 27.4% 分别增加到 35.9% 和 35.7%,超过了中国营养学会建议的 30% 的上限;而碳水化合物的供能比从 63.1% 和 58.7% 分别下降到 51.1% 和 51.3%。中国居民 2002 年营养与健康状况调查结果表明,与同龄正常体重儿童相比,我国超重和肥胖儿童脂肪及蛋白质摄入比例偏高,而碳水化合物摄入比例偏低。宏量营养素摄入比例不合理,尤其脂肪供能比的增高,可能使儿童摄入过多能量而使肥胖发生的风险增高。

(2)微量营养素摄入不足。除宏量营养素外,微量元素钙的摄入水平也可能与我国儿童的超重和肥胖密切相关。对上海市区学龄期儿童超重和肥胖的发生率和膳食钙摄入情况进行调查发现,单位体重钙摄入量增高,超重率、肥胖率降低。有 Meta 分析发现,病例组(肥胖儿童组)血清维生素 D 水平低于对照组,比值比(OR)为-5.11,95%可信区间:(-7.38,-2.83)。提示维生素 D 缺乏与儿童肥胖之间存在相关性,维生素 D 的缺乏可能在儿童肥胖的病理过程中发挥重要作用。另外,目前国内也有关于其他一些微量营养素如锌、铁、硒、铜、维生素 A、维生素 B_1、维生素 B_2、叶酸、维生素 C、维生素 E 等的摄入量与我国儿童超重和肥胖关系的研究,但大多数研究样本量低、研究对象单一且数据较陈旧,所以关于矿物质元素及维生素与我国儿童超重和肥胖的关系还需要更加深入的研究。

(二)食物因素

(1)高能量密度食物。能量密度是指单位体积(或单位重量)的食物所产生的能量。在食物的构成中,水分可增加食物的重量,但不增加能量,因而降低食物的能量密度。脂肪(9 kcal/g)与碳水化合物或蛋白质(4 kcal/g)相比,可明显增高食物的能量密度。对于同样体积或重量的食物,能量密度越高的食物提供的能量越多。能量密度高的食物有油炸食品及奶油制品,若经常食用或食用量大很容易造成能量摄入过多。研究发现,高能量密度进食是儿童肥胖的饮食危险因素。能量密度低的食物有水果和蔬菜,这两类食物体积大而能量密度较低,又富含人体必需的维生素和矿物质,以蔬菜和水果替代部分其他食物,能给人以饱腹感而不致摄入过多能量。

(2)大分量食物。供应儿童的食物分量大小可影响其食量及能量摄入。当单餐供应的食物分量变大时,儿童的摄食量也相应增加。有学者将53 名5~6 岁年龄的儿童分成大分量主餐组(供应 2 倍参考摄入量)和正常对照组,发现大分量主餐组的儿童食物摄入量更多,平均每餐摄入的能量比对照组高 15%。另有研究发现进食大分量食物的儿童比正常饮食的儿童摄入更多的碳水化合物,从而使其平均多摄入 49%的能量。大分量食物促使儿童进食量和能量摄入增加,长期进食大分量食物与儿童体重增长有关,这与同时期对成人的研究结果一致。

(3)西式快餐。西式快餐在我国儿童群体中迅速流行,长期频繁摄入西式快餐会导致儿童肥胖率增加。据调查,每月食用西式快餐≤1次和>1次的学龄儿童、青少年出现肥胖的危险性分别是不吃西式快餐学龄儿童、青少年的1.160倍和1.309倍。我国城市儿童经常吃(每月吃3~4次)西式快餐者患肥胖的比例比吃西式快餐频率低(每月吃1~2次)者高1.7个百分点。与食用西式快餐频率低的儿童相比,食用西式快餐频率高的儿童会摄入较多的高能量密度食物,如甜点、含糖饮料、汉堡、薯条,而蔬菜、水果、谷类和奶类的摄入量较低。

(4)含糖饮料。含糖饮料指含糖量在5%以上(多数含糖饮料含糖量可达8%~10%,甚至有的可高达13%以上)的饮品,食用含糖饮料会增加肥胖发生风险。多项研究证明,含糖饮料的摄入与我国儿童的肥胖发生风险呈正相关。与固体食物相比,含糖饮料所引起的饱腹感并不强烈,容易进食过多,导致糖和能量摄入增加。含糖饮料对儿童肥胖的影响除与能量摄入增加有关,还与含糖饮料会刺激食欲有关。

二、生命早期营养

生命早期1000天营养与儿童甚至成人肥胖的发生有着密切的联系。生命早期是生长发育的关键时期或敏感时期,机体可通过生化、生理水平的改变来适应接触到的环境如营养不足的影响,而且这种适应性将会程序化,从而导致机体代谢和器官组织结构发生永久性变化,进而发展为生命后期的疾病隐患。

(一)孕期营养

孕期是生命早期1000天的第一个阶段,此阶段的营养状况对胎儿的生长发育直至成年后的健康至关重要。由于营养知识的不全面,有些人误认为孕妇营养越多越有利于胎儿的发育,因此,在怀孕期间摄入过多的能量。而孕期摄入过多能量不但可造成孕妇自身肥胖,易发生妊娠期糖尿病、慢性高血压及妊娠期高血压综合征,还可导致新生儿体重过重。新生儿体重超过4000克称为巨大儿,与正常出生体重的儿童相比,除增加难产的危险性外,巨大儿长大后发生肥胖的风险增加,成年后糖尿病、高血压病、高脂血症等疾病的发生风险也会相应增加。另外,低出生体重与胎儿营养不良和后期胎儿生长迟缓存在因果关联,出生时体重过低的婴儿,其儿童期和成年以后患肥胖、2型糖尿病、心血管疾病等慢性非传染性疾病的风险增高。

(二)0～6月龄婴儿营养

出生后至6月龄是生命早期1000天的第二阶段,营养作为最主要的环境因素对婴儿生长发育和后续健康持续产生重要影响。目前的研究证据表明,母乳喂养是儿童期肥胖的保护因素。母乳喂养的婴儿与人工喂养的婴儿生长速度存在差异。相比人工喂养的婴儿,母乳喂养的婴儿呈现更缓慢的生长曲线,这种缓慢的生长曲线对肥胖发生具有保护作用。绝大多数配方奶粉的蛋白质含量较高,可比母乳高50%～80%。高蛋白摄入明显影响婴儿的增长模式,从而导致婴儿生长速度快,最终导致儿童期乃至成年后肥胖的发生风险增加。人工喂养儿童体重增长过快,可能是由于蛋白质摄入量较高,但缺乏进食的自我调节能力,导致高能量摄入。有研究显示,用较高蛋白质含量的配方奶粉喂养6个月的婴儿体重明显高于母乳喂养的婴儿;母乳喂养的婴儿长大以后发生肥胖的风险显著低于那些人工喂养的婴儿。

(三)7～24月龄婴幼儿营养

7～24月龄婴幼儿是生命早期1000天的第三阶段,这一阶段也是由母乳或配方奶粉向早期固体辅食添加的过渡阶段,适宜的营养和喂养不仅关系到婴幼儿近期的生长发育,也关系到其长期的健康。在这一阶段的营养中,固体辅食的添加是需要重点考虑的肥胖危险因素。基本上,大部分研究结果支持,避免过早添加固体辅食有利于控制婴幼儿体重增加过快。哈佛医学院进行的一项关于母亲和儿童营养健康的纵向研究,分析了847名儿童婴幼儿时期引入固体食物的时间与3岁时肥胖的发生率之间的关系,结果发现,在母乳喂养的婴幼儿中,固体食物的引入时间和肥胖发生率的增加之间没有关系;相反,在配方奶粉喂养的婴幼儿中,在4月龄前引入固体辅食会导致3周岁时肥胖的发生风险增加6倍。

三、营养与肠道菌群

越来越多的证据表明,肠道菌群可以影响体重、能量平衡以及炎症,在肥胖的病理生理学中扮演重要的角色。其与儿童肥胖关系的研究越来越受到重视,而营养因素可通过影响肠道菌群的构成引起儿童肥胖。

生命早期是肠道菌群定植和形成的关键时期。这一时期肠道菌群受到干扰,可产生长远的健康影响,可能增加儿童肥胖的发生风险。肠道菌群定植主要发生在出生时及出生后数日。胎儿在母亲子宫内时,其肠道相对无菌或细菌较少,经产道娩出、新生儿吸吮母乳等自然过程,肠道菌群在婴儿肠道定植,并逐步建立与完善。1岁时肠道菌群与成人开始相似,3岁时与成人基本相同。

母乳喂养的婴儿肠道菌群相对单一,以双歧杆菌和嗜酸杆菌为主;配方奶粉喂养的婴儿其肠道菌群复杂多样,以拟杆菌、梭状芽孢杆菌及肠杆菌为主。这种差异主要由母乳中存在的非营养生物活性成分及膳食成分导致。母乳是细菌的来源,健康母亲的乳汁每升含有10^9数量级的细菌,其来源于不同的菌群,包括葡萄球菌、链球菌、双歧杆菌及乳酸菌。母乳中的低聚糖能够进一步促进有益菌的生长,尤其是双歧杆菌的生长。

无论是母乳喂养还是配方奶粉喂养的婴儿,当开始添加固体食物后,其肠道细菌的浓度就会发生不同程度的改变。辅食添加后,多种膳食成分(如不能被酶消化的多糖)可使肠道内拟杆菌属、梭菌属、瘤胃球菌属菌群增多,同时双歧杆菌、肠球菌科菌群减少。由于双歧杆菌减少,肠道内pH值升高,类杆菌、真杆菌、梭菌、乳杆菌、链球菌数量增加。母乳喂养的婴儿在辅食添加后,肠道菌群变化较大,表现为拟杆菌属细菌数量很快增多。膳食纤维在维持肠道微生态健康中具有重要作用。不能被利用的纤维素、木质素等膳食纤维,可以在肠道细菌的作用下被发酵,生成短链脂肪酸,同时改变肠道菌群的整体结构。

3岁以下婴幼儿肠道菌群呈不稳定状态,菌群多样性明显低于成人。1岁以内婴儿肠道菌群操作分类单元(operational taxonomic units,

OTUs)检出约为1000,1岁以后幼儿肠道菌群OTUs数量接近2000。尽管婴儿肠道菌群菌属丰度较低,但在这个年龄阶段,肠道菌群个体之间的差异要明显大于成人个体间差异。到3岁时,儿童的饮食结构发生改变,由奶制品为主转变为碳水化合物和其他食物为主。3岁以后,肠道菌群结构和丰度逐渐接近成人,罗菌属、毛螺菌科、拟杆菌科及普雷沃菌科菌群增多。菌群结构在整个儿童期和青春期维持稳定。

【重要信息】

• 碳水化合物、脂肪和蛋白质这三类营养素经体内氧化可以释放能量,为产能营养素。

• 产能营养素的能量系数:碳水化合物为4kcal;脂肪为9kcal;蛋白质为4kcal。

• 不同年龄阶段儿童的生理特点不同,其营养需要和膳食原则也有所差异。

• 宏量营养素摄入比例不合理,尤其脂肪供能占比过高,以及含糖饮料摄入等,均可增加儿童肥胖发生的风险。

• 生命早期1000天合理营养对预防与控制儿童甚至成人肥胖的发生有重要意义。

• 营养因素可通过影响肠道菌群的构成引起儿童肥胖。

【参考文献】

[1]中国营养学会.中国居民膳食指南(2016)[M].北京:人民卫生出版社,2016.

[2]中国营养学会.中国居民膳食营养素参考摄入量(2013)[M].北京:科学出版社,2014.

[3]吕晓华.合理饮食与健康[M].成都:四川教育出版社,2015.

[4]孙长颢.营养与食品卫生学[M].8版.北京:人民卫生出版社,2018.

[5]Kleinman R E.儿童营养学[M].7版.申昆玲,译.北京:人民军医出版社,2015.

[6]中国学生营养与健康促进会,中国疾病预防控制中心营养与食品安全所.中国学龄儿童少年营养与健康状况调查报告[R].北京:中国人口出版社,2006.

[7]Li Y,Zhai F,Yang X,et al.Determinants of childhood overweight and obesity in China[J].The British Journal of Nutrition,2007,97(1):210—215.

[8]汤庆娅,阮慧娟,沈秀华,等.学龄期儿童肥胖与膳食钙关系[J].中国公共卫生,2010,26(6):673—675.

[9]王红清,付映旭,徐佩茹,等.25 羟维生素 D 水平与儿童肥胖关系的 Meta 分析[J].中华临床医师杂志(电子版),2015,9(10):1902—1906.

[10]史晓燕,陈梦莹,王斐,等.单餐大分量进食是儿童单纯性肥胖的饮食危险因素[J].营养学报,2011(2):40—44.

[11]马冠生,李艳平,马文军,等.我国四城市儿童少年食用西式快餐频度和肥胖率关系的分析[J].营养学报,2004,26(6):488—490.

[12]Jia M,Wang C,Zhang YM,et al.Sugary beverage intakes and obesity prevalence among junior high school students in Beijing-a cross-sectional research on SSBs intake[J].Asia Pacific Journal of Clinical Nutrition,2012,21(3):425—430.

[13]赵莉,黎隐豪,肖成汉,等.含糖饮料与儿童肥胖的关系及其防控政策研究进展[J].中国学校卫生,2020,41(3):468—470.

[14]薛红妹,刘言,段若男,等.中国儿童青少年超重肥胖流行趋势及相关影响因素[J].中国学校卫生,2014,35(8):1258—1262.

[15]Hediger ML.Association between infant breast feeding and overweight in young children[J].JAMA,2001,285(19):2453—2460.

[16]Bergmann KE,Bergmann R L,Von Kries R,et al.Early determinants of childhood overweight and adiposity in a cohort study:role of breast—feeding[J].International Journal of Obesity and Related Metabolic Disorders,2003,27(2):162—172.

[17]Huh SY,Rifas-Shiman SL,Taveras E M,et al.Timing of solid food introduction and risk of obesity in preschool-aged children[J].Pediatrics,2011,127(3):544—551.

[18]Rogier EW,Frantz AL,Bruno ME,et al.Lessons from mother:long-term impact of antibodies in breast milk on the gut microbiota and intestinal immune system of breastfed offspring[J].Gut Microbes,2014,5(5):663—668.

[19]Backhed F,Roswall J,Peng Y,et al.Dynamics and stabilization of the human gut microbiome during the first year of life[J].Cell Host Microbe,2015,17(5):690—703.

[20]欧阳凤秀,王旭.生命早期肠道菌群的影响因素与儿童肥胖[J].上海交通大学学报(医学版),2016,36(9):1378—1382.

(李晓蒙　史宏睿　成果)

第五章　环境与儿童肥胖

【本章导读】

　　儿童肥胖是多种因素相互作用的结果。其中,环境因素是导致儿童肥胖的关键所在,并与遗传因素、行为因素等共同促进了儿童肥胖的发生和发展。近年来,全世界儿童肥胖率在短期内显著升高,由于遗传因素对儿童肥胖率的影响相对稳定,由此推断,环境因素在全世界儿童肥胖率短期内升高的过程中起着极其重要的作用。儿童正处于生长发育的关键时期,对环境因素比较敏感,因此,有效的环境干预措施对控制儿童肥胖具有重要作用。本章从社会文化环境、自然生态环境、建成环境和食品环境四个方面介绍了环境因素对儿童肥胖的影响,希望帮助读者更好地了解儿童肥胖发生的原因,掌握导致儿童肥胖的关键点,并为研究和制定科学的儿童肥胖预防控制措施提供参考。

【本章结构图】

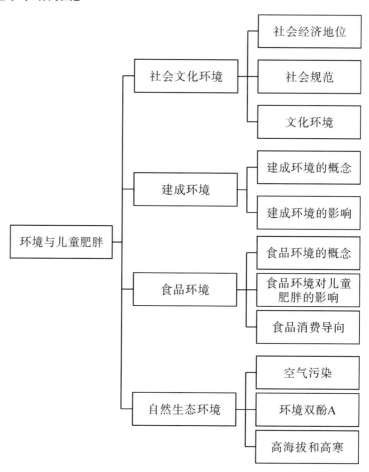

第一节　社会文化环境

一、社会经济地位

社会经济地位包括经济收入、教育和职业等方面。父母的社会经济地位直接影响儿童的生活方式和行为习惯,进而影响儿童肥胖的发生和发展。

(一)收入

不同国家儿童肥胖的发生与其家庭收入水平之间的关系存在较大的差异。

1. 发达国家

在发达国家,家庭收入水平与儿童肥胖发生率呈负相关,低收入家庭儿童肥胖率明显高于高收入家庭。如美国、英国等发达国家,经济条件较差家庭的儿童发生肥胖的风险更高。究其原因,主要与物质经济条件有关。在发达国家,收入越高的家庭更能负担那些价格较高的健康食品,如蔬菜和水果等,儿童在生长发育早期就能接触低脂肪、低能量、高营养的饮食结构。相反,收入较低的家庭通常倾向于买廉价的快餐等不健康的食品,这些食物往往能量密集却营养匮乏,儿童摄入过多这种食品极易造成肥胖。

2. 发展中国家

与发达国家相反,在发展中国家,儿童肥胖的发生率反而随着家庭收入的增加而升高。世界卫生组织(World Health Organization,WHO)在《终止儿童肥胖报告》中指出,肥胖主要发生在发达国家的中低社会阶层,同时也发生在发展中国家社会经济阶层较高的群体。如印度、越南等发展中国家,经济条件较好家庭中的儿童肥胖率较高。与发达国家儿童肥胖原因不同,在发展中国家,儿童肥胖问题主要与食物的获得有关,富裕家庭的儿童可以获得丰富而充足的食物,而贫穷家庭则更多面临食物短缺的问题。

3. 我国情况

目前,我国儿童肥胖在较高收入家庭中发生率较高。有研究显示,我国儿童肥胖在较高收入家庭中的发生率为 12.8%,在中等收入家庭中的发生率为 11.9%,在收入较低家庭中的发生率为 11.6%。然而,随着社会经济的发展,这一趋势正在转变,据《中国居民营养与慢性病状况报告(2015 年)》显示,与 2002 年相比,2013 年中国 7~17 岁城市儿童的超重率和肥胖率分别上升了 2.4 和 3.1 个百分点,而农村则分别上升了 5.1 和

3.6个百分点,均高于城市。按照肥胖全球发展规律,我国儿童的肥胖人群分布未来可能发生改变。

(二)教育

1. 父母文化程度对儿童肥胖的影响

父母的文化程度也是影响儿童肥胖的重要因素。父母文化程度高是儿童肥胖的保护性因素,而且儿童肥胖率与双亲接受教育的年数呈负相关。双亲的受教育年数越少,子女肥胖的概率就越高,双亲均接受过高等教育的儿童相较于仅一方接受过高等教育的儿童,其发生肥胖的危险性要低。有研究表明,父母文化程度均较低儿童发生肥胖的危险度是父母均接受过高等教育的儿童的1.5倍。

2. 父母文化程度对儿童肥胖影响的途径

文化程度较高的父母,获取和了解健康资讯的能力相对较强,更了解可能造成儿童肥胖的危害,懂得更多营养知识,注重健康的生活方式,从而给儿童合理的膳食指导,帮助儿童将体重控制在合理范围之内。而文化水平相对较低的父母,健康保健知识比较欠缺,对儿童的饮食习惯不能做出正确的指导,导致儿童在其生长发育过程中不能建立起良好的饮食习惯,从而容易摄入过量的含糖、高能量和高脂肪的食物,造成营养过剩以至引发单纯性肥胖。

此外,母乳喂养是儿童肥胖的保护性因素,世界卫生组织的一项涉及16个国家的研究发现,母乳喂养可以降低25％的儿童肥胖风险。文化程度较高的父母更倾向于进行母乳喂养,这在一定程度上减少了儿童肥胖的发生。

二、社会规范

社会规范是指人们共同认可及遵守的行为标准。社会规范会影响人们的价值观和对待事物的态度。

(一)传统文化

体重和身体形象的社会规范对肥胖的发生发展起着重要的作用。

1. 全球传统文化

"肥胖是不健康的"这一认识,是近年来才普遍存在的。在人类历史中的很长一段时间,肥胖被看作健康和富有的标志,尤其是在经济不发达的地方。当前,仍有部分国家和地区受其传统文化的影响,认为"胖"是富裕、财富的象征。如在加勒比海地区、乌干达等地,肥胖被认为是一种正常的、积极的现象,南非的某些族群,比如祖鲁人,则以胖为美,胖小孩被认为是健康的。

2. 中国传统文化

在我国传统文化中,胖被认为是"健康"和"福气"的外在体现,在民间文学作品和民间工艺品中,胖娃娃的形象比比皆是。中国传统文化习惯以肥胖作为评价儿童是否健康的标准,瘦的小孩常常被认为是营养不良的。在传统观念的影响下,我国婴幼儿喂养过程中普遍存在过度劝食和诱食的现象,这在隔代照护中表现得更为突出。

(二)现代文化

1. 流行文化

随着社会的快速发展,流行文化越来越成为儿童生活中的一部分,而且深刻影响着现代儿童的生活方式。流行文化的产生和发展主要以娱乐为目的,是一种崇尚快乐原则的娱乐性、消费性文化。在这种文化环境中,当代儿童文化中的消费主义文化特征越来越明显。在平面化、快餐化、批量化的消费模式影响下,儿童的生活方式和饮食消费表现出盲目性,如吃炸薯条、喝碳酸饮料等。不科学、不文明的饮食消费使我国儿童肥胖率近10年来上升了一倍,严重影响了我国儿童的身体健康。

2. 隔代照护

现代社会,因为父母大多工作繁忙,常常由祖父母来照顾儿童,而祖父母大多接受的现代新理念不多,育儿观念较为传统,尤其是在饮食方面,认为"多吃身体才健康""吃肉就是有营养"。他们还传承着很多与饮食文化相关的饮食习俗、饮食禁忌等,包括一些不科学、不符合营养搭配的喂养方式。另外,所有祖辈都希望把孙辈养得健壮,以表示尽职尽责。长期下来,这些不当的喂养行为和观念可能会导致儿童摄入能量过多,成为促进儿童肥胖发生发展的因素。

三、文化环境

(一)种族和民族

1. 全球概况

从全球范围来看,生活在各个国家和地区的人们都由不同的种族或民族组成,不同种族或民族都有自己的生活习惯和生活方式,导致各个族群之间的肥胖率也有所不同。一项关于美国城市学龄前儿童肥胖与种族关系的研究显示,西班牙裔儿童肥胖率显著较高,而白人儿童肥胖发生率较低。

2. 我国的情况

我国是一个多民族的国家,不同民族的人群在不同的地理、生态环境中生活,受地理条件、气候、遗传因素等的影响,各民族生活和饮食习惯也有所不同,如北方民族地区居民多喜欢肉类食物,在一定程度上造成营养过剩,易导致肥胖的发生。2014 年全国学生体质与健康调研资料显示,蒙古族、回族、维吾尔族、壮族和朝鲜族这 5 个民族中,7～18 岁学生消瘦检出率最高的为壮族,其消瘦率为 6.1%,远高于其他民族,主要是由于壮族大多居住在经济相对落后的地区,儿童生活水平较低,营养摄入不均衡,导致出现较多学生消瘦的情况。而朝鲜族和蒙古族学生的肥胖检出率则明显高于其他民族,其肥胖率分别为 15.2% 和 9.5%,可能与其饮食习惯有关,朝鲜族和蒙古族均喜欢吃动物肉类等高能量、高脂肪食物,而高能量、高脂肪食物摄入过多易导致儿童肥胖。

(二)宗教信仰

不同的宗教信仰对儿童肥胖的影响程度不同。佛教在饮食方面禁吃"荤"和"腥",因此,如果儿童在信仰佛教的家庭中成长,那么饮食可能以素食为主,吃肉较少,其发生肥胖的可能性也较小。基督教、伊斯兰教、天主教也有自己的饮食禁忌。这些饮食禁忌对儿童的饮食习惯可产生一定的影响,进而影响儿童肥胖的发生。另外,宗教信仰也会通过改变儿童的生活习惯和社会心理等,影响儿童肥胖的发生。

第二节 建成环境

一、建成环境的概念

建成环境是指包括大型城市环境在内的为人类活动而提供的人造环境,包括居住、商业、办公、学校及其他建筑的选址与设计,以及步行道、自行车道、绿道、道路的选址与设计,是与土地利用、交通系统和城市设计相关的一系列要素的组合。Ewing 和 Cervero 将建成环境的维度发展为"5D",包括密度(density)、土地综合利用(diversity)、设计(design)、目的地可达性(destination accessibility)和公共交通距离(distance to transit)。其中,密度通常被测度为单位面积目标变量的数量;土地综合利用指不同用途土地利用的密度和种类;设计指一个区域内的道路网络特征;目的地主要测度到达当地或区域某一目的地的便利性;公共交通距离反映公共交通便利性程度。建成环境维度及表征如表5-1所示。

表5-1 建成环境维度及表征

维度	表征
密度	人口密度、土地开发强度等
土地综合利用	不同用途土地利用的数量(密度)、种类(多样性)
设计	街区尺度、街道连通性、街道舒适性等
目的地可达性	到各类场所、设施的距离
公共交通距离	到地铁站、公交站等的距离或密度

二、建成环境的影响

(一)建成环境影响健康食物供应

随着城市化、商业化的发展,土地混合利用程度逐渐增加,特别是城市地区,商住混合型社区数量不断增加,土地混合利用可以使得不同目的地和场所间的交通距离变短,提高了各类服务的可及性。在提供便捷性的同时,不健康食品环境也会增多,如食品店、小卖部和快餐店等,这些商店多售卖高能量、高脂肪的食品,从而提高了儿童不健康食品的可获得性,对体重产生负面影响。一项针对 613 名非裔美国小学生的研究显示,便利店的可及性与儿童体重呈正相关,随着便利店可及性的增加,儿童肥胖发生的危险性也不断增加。

(二)社区环境提供身体活动机会

随着我国城市化进程的不断推进,人群居住密度进一步提高,户外游乐场、活动场所和公共运动场不足的情况日益严重,高密度的城市住宅状况挤占了人们开展体力活动的空间。根据 2011 年的《公共体育资源调查》显示,与 30 年前相比,我国城市的公共体育场所面积下降了 80%。对于儿童来说,居住密度越高,越不利于儿童的健康,居住密度高会降低其体力活动频率,同时增加久坐的风险。静态生活方式或较少体育活动也易于增加儿童肥胖的危险性。社区建成环境中的绿地、公园等场地能够为儿童参与体力活动提供安全且低成本的运动环境。相较于传统社区,绿化环境较好的社区更能对居民体力活动产生积极影响,绿化环境较好的社区,儿童愿意花更多的时间进行玩耍。多数研究表明,绿地类型的丰富度及规模与儿童独立活动性呈正相关。对澳门地区儿童肥胖与住所周围环境因素的关系探索发现,家周围马路的便利性、安全性以及住所附近是否有室内体育健身场所等,是降低肥胖发生概率的重要因素。社区的环境、体育设施和组织活动能够有效增加儿童的运动量,进而控制儿童肥胖的发生。

(三)基础设施影响出行方式

除了社区居住环境外,城市公共交通的建设也对儿童体力活动具有重要影响。随着社会的进步,日益发达的交通工具给人们带来了方便和快捷,出行可以选择公交车、地铁、私家车等方式。代步工具使得人们步行的机会越来越少,尤其是家长出于安全性的考虑,大多采用公共交通工具或者私家车接送小孩上学。在营养过剩、体内能量消耗减少的双重作用下,儿童超重率和肥胖率不断升高。对于儿童来说,学校周边的交通系统对于体力活动有重要影响。研究表明,学校周边交通的便利性增加了儿童交通性身体活动量。一项与 GPS 跟踪有关的研究发现,居住社区离学校较近的情况下,儿童步行到学校的比例更高,体力活动量也出现了增长。同时,与交通有关的环境因素,如空气和噪声污染等,也对儿童的健康有着重要影响。一项关于交通相关环境因素与儿童肥胖的研究综述表明,长期的交通污染与儿童体质指数(body mass index,BMI)的增长存在微弱的正相关关系,交通流量、污染和噪音可能会影响与体重相关的行为。

第三节　食品环境

一、食品环境的概念

食品环境是一个较复杂、多维度的概念,是与食品相关的人造建成环境,主要指一定区域内影响人们选择食品的环境。影响食品环境的因素有社区食品环境(如食品商店的位置、类型、可及性等)、消费者食品环境(如食品的价格、摆放位置等)、组织/机构食品环境(在工作场所、学校等环境中获取食品)和媒体/信息食品环境(市场、媒体、广告等)。食品环境通常包含三个维度:可获得性、可及性和可负担性。

(一)可获得性

可获得性是指食品供应是否充足,包括餐馆、超市、便利店的数量和种类等。

(二)可及性

可及性是指居民与食物供应场所在地理空间上的关系,以及到达该场所的便利性。

(三)可负担性

可负担性是指食物的价格与居民的收入和支付能力之间的关系。

二、食品环境对儿童肥胖的影响

不同的食品环境提供的食物类型不同,其对儿童体重的影响也有所区别。大型超市更倾向于提供种类丰富、高质量的水果和蔬菜等产品,多项关于超市可及性与儿童肥胖关系的研究发现,随着超市可及性的增加,儿童肥胖的发生率有所降低,这可能与儿童摄入较多健康水果和蔬菜有关。而便利店更倾向于提供加工的、高能量、高脂肪的商品。有关便利店与儿童肥胖的研究发现,便利店可及性的提高与儿童不健康饮食行为呈正相关。Morland 等人发现,在杂货店和便利店并存且没有超市的区域内,肥胖率和超重率是最高的。快餐店的食品大多数以高能量为主,因此,快餐店的可及性与儿童超重和肥胖呈正相关。而饭店餐馆提供的食物种类较为丰富,烹饪方式多样,其与儿童肥胖的关系并不明确。

三、食品消费导向

(一)营养标签

营养标签是预包装食品上向消费者提供食品营养信息和特性的说明,包括营养成分表、营养声称和营养成分功能声称。按照国际食品法典委员会(CAC)《营养标签指南》中的定义,营养标签是指向消费者提供食物营养特性的一种描述,包括营养成分标示和营养补充信息。营养标签能够为儿童及其家庭在做出食物选择时,提供更轻松地获得健康营养食品的环境。目前部分营养标签上只标注出宏量营养素的克数,缺少这些营养素产生的能量信息,导致儿童及其家庭在选择食物时,不能分辨哪些是高能量食品。近年来,智利的超重儿童数量快速增长,为了改善儿童的食物环境,智利政府推出了一个综合项目,项目的一部分就是设立食品标签法,该法令规定了食品中含糖、盐、钠、能量、饱和脂肪酸的限量,如果超过标准,必须在外包装上做出明显提示,旨在鼓励和支持儿童及其照料人做出健康的选择。

(二)大众传媒

在信息化时代,大众传媒对人们的知识、观念和行为都产生了巨大的影响。对于儿童而言,电视广告直接影响了儿童的饮食行为。有关研究显示,电视中大量做广告的是一些高能量、高脂肪的快餐食品,而水果蔬菜类的健康食品做广告的概率低很多。电视食品广告无形中影响着儿童的食物取向,诱导儿童消费高能量、高脂肪的食品。有研究表明,儿童看电视时间与实际消费广告食品的频率呈显著正相关。此外,随着互联网的普及,儿童使用电子产品的频率急剧上开,而互联网中的食品广告较多,宣传内容尚未进行严格的监管和审核,可进一步诱导儿童对高能量、高脂肪食品的消费,形成不良的饮食习惯,促进儿童肥胖的发生。

第四节　自然生态环境

一、空气污染

据世界卫生组织统计,全球 90％以上的儿童正在遭受着空气污染的侵袭。最近几十年内,由于合成有机和无机化学物质的产量呈指数增加,地球环境已经发生了显著改变。国内外研究发现,某些环境内分泌干扰物可以导致儿童肥胖,主要包括杀虫剂、多氯联苯、己烯雌酚、全氟化合物、有机锡、邻苯二甲酸酯和双酚 A 等。现在一些动物实验也证明大气可吸入颗粒物,如 PM2.5 等空气污染物对肥胖也是有促进作用的。美国南加州大学牵头的一项新研究发现,居住在空气污染程度较高地区的拉美裔儿童肥胖和患 2 型糖尿病的风险相比其他地区的儿童要高。2007 年,加州大学的 Blumberg 教授在其论文中提出"环境致肥因子"的概念,并提出了第一套候选致肥因子,包括己烯雌酚、双酚 A、邻苯二甲酸盐和有机锡等化学物质。

二、环境双酚 A

在空气污染物中,双酚 A 被认为是重要的儿童肥胖影响因子之一。双酚 A 是一种环境内分泌干扰素,其在工业上经常用于聚碳酸酯塑料产品中。2008 年 5 月 14 日,在瑞士日内瓦召开的第十六届欧洲肥胖症大会上,三项独立的研究结果显示,在早期发育过程中就接触了人类日常用品中所含有的某些化学品的小鼠,日后会变得肥胖。其中美国国立环境卫生研究所专家 Heindel 的一项研究成果显示:过早地接触用于制造婴儿用品的某些化学物质,将有可能导致肥胖,因为婴儿用品中存在一种叫"双酚A"的环境雌激素物质。很多学者对双酚 A 引起肥胖的机制进行了研究,结果表明,双酚 A 的确能够通过促进前脂肪细胞分化、加强葡萄糖摄取、激活脂肪生成相关受体而导致肥胖,而儿童特殊的生活饮食习惯使得他们更容易因摄入这些环境污染物而导致肥胖发生。一份发表于美国医学会期刊上的研究报告显示,在对近 3000 名儿童的调查取样中发现,儿童尿液中双酚 A 浓度最高的组,其儿童肥胖的比例约为 22%,而最低组儿童肥胖比例近 10%。

三、高海拔和高寒

多项研究证明,高原地区的儿童生长发育指标普遍低于 WHO 的参考标准。高海拔地区儿童与一些具有良好营养状况地区的儿童相比,往往高海拔地区儿童体重更轻。一项最新的研究发现,高海拔地区儿童出生时身长较短,平均身高低于居住在海拔 1500 米以下地区的儿童,海拔高度与儿童年龄别身高的 Z 评分(HAZ)之间呈负相关,海拔每增加 1000 米,HAZ下降 0.163 个单位。我国西藏地区针对 3143 名藏族儿童的调查结果表明,随着海拔的增加,儿童超重和肥胖率呈逐渐下降趋势。高海拔地区具有多重环境压力,除了缺氧外,还有空气干燥、强烈的辐射、寒冷、人烟稀少、有限的营养等,但缺氧是最重要的。人在生长发育过程中,需要充分的氧气,空气中的氧气不足会影响儿童的生长发育。长期暴露在 4000 米以上高海拔环境中的儿童表现出一种适应性的表型形式,线性生长适度减少。

【重要信息】

• 社会经济地位是影响儿童肥胖发生和发展的重要因素。发达国家家庭经济条件与儿童肥胖发生率呈负相关,而发展中国家家庭经济条件与儿童肥胖发生率呈正相关。

- 我国农村地区儿童肥胖发生率的上升速度高于城市地区。
- 体重和身体形象的社会范式对儿童肥胖的发生发展起着重要的作用。
- 文化因素中,如民族、宗教信仰等对儿童饮食行为和生活习惯具有重要影响,进而影响儿童肥胖的发生。
- 建成环境可以通过影响儿童体力活动频率而影响儿童肥胖的发生。
- 随着经济发展水平提高,食物可及性和可供选择种类的多样化,可能导致儿童能量摄入过多。
- 食品标签和电视广告对儿童饮食行为的影响不容忽视。
- 某些环境内分泌干扰物,包括杀虫剂、多氯联苯、己烯雌酚、全氟化合物、有机锡、邻苯二甲酸酯和双酚 A 等可以引起儿童肥胖。

【参考文献】

[1]WHO.Report of the commission on ending childhood obesity[EB/OL].[2017－10－12]. http://www. who. int/end－childhood－obeisty/publications/echo－report/en/.

[2]Zhang H,Xu H,Song F,et al.Relation of socioeconomic status to overweight and obesity:a large population－based study of Chinese adults[J].Ann Hum Biol,2017,44(6):495－501.

[3]Blaine RE,Fisher JO,Taveras EM,et al. Reasons low-income parents offer snacks to children:how feeding rationale influences snack frequency and adherence to dietary recommendations[J].Nutrients,2015,7(7):5982－5999.

[4]Sadoh WE,Israel-Aina YT,Sadoh AE,et al.Comparison of obesity,overweight and elevated blood pressure in children attending public and private primary schools in Benin City,Nigeria[J].Niger J Clin Pract,2017,20(7):839－846.

[5]马冠生,胡小琪,李艳平.影响我国四城市儿童少年肥胖的环境和行为因素[J].中国慢性病预防与控制,2002,10(3):114－116.

[6]中国营养学会.中国肥胖预防和控制蓝皮书[M].北京:北京大学医学出版社,2019.

[7]Ward M,Sheridan A,Howell F,et al.Infant feeding:Factors affecting initiation,exclusivity and duration[J].Irish Medical Journal,2004,97(7):197—199.

[8]Mushtaq MU,Gull S,Abdullah HM.Prevalence and socioeconomic correlates of overweight and obesity among Pakistani primary school children[J].BMC Public Health,2011,11:724.

[9]马冠生.中国儿童肥胖报告[R].北京:人民卫生出版社,2017.

[10]娄小焕.12~18岁藏族青少年营养不良及超重肥胖的流行现状分析[D].济南:山东大学公共卫生学院,2019.

[11]张天成,陆盛华,张福兰,等.中国少数民族学生营养状况分析[J].中国公共卫生,2008(11):1313—1314.

[12]郝艳华,刘海英,山素君,等.生活方式对肥胖发生的影响及肥胖的健康危害[J].中国慢性病预防与控制,2002,10(3):111—113.

[13]王烁,董彦会,王政和,等.1985—2014年中国7~18岁学生超重与肥胖流行趋势[J].中华预防医学杂志,2017,51(4):300—305.

[14]王斌,周颖.环境内分泌干扰物与肥胖流行的关系[J].中华预防医学杂志,2013,47(4):297—300.

[15]陈妍君,董彦会,王政和,等.2014年中国5个少数民族7~18岁学生营养状况分析[J].中华预防医学杂志,2018,52(3):303—307.

[16]Xu XH,Yavar Z,Verdin M,et al.Effect of early particulate air pollution exposure on obesity in mice:role of p47phox[J].Arterioscler Thromb Vasc Biol,2010,30(12):2518—2527.

[17]Grun F,Blumberg B.Perturbed nuclear receptor signaling by environmental obesogens as emerging factors in the obesity crisis[J].Rev Endocr Metab Disord,2007,8(2):161—171.

[18]Tabb MM,Blumberg B.New modes of action for endocrine—disrupting chemicals[J].Mol Endocrinol,2006,20(3):475—482.

[19]Heindel J.Endocrine disruptors and the obesity epidemic[J].Toxicol Sci,2003,76:247—249.

[20]Alonso-Magdalena P,Laribi O,Ropero AB,et al.Low doses of bisphenol A and diethylstilbestrol impair Ca^{2+} signals in pancreatic alpha—cells through a nonclassical membrane estrogen receptor within intact islets of Langerhans[J].Environ Health Per-

spect,2005,113(8):969—977.

[21]Phrakonkham P,Viengchareun S,Belloir C,et al.Dietary xenoestrogens differentially impair 3T3—L1 preadipocyte differentiation and persistently affect leptin synthesis[J].Steroid Biochem Mol Biol,2008,110(1—2):95—103.

[22]Sakurai K,Kawazuma M,Adachi T,et al.Bisphenol a affects glucose transport in mouse 3T3—F442A adipocytes[J].Br J Pharmacol,2004,141(2):209—214.

[23]Masuno H,Iwanami J,Kidani T,et al.Bisphenol a accelerates terminal differentiation of 3T3—L1 cells into adipocytes through the phosphatidylinositol 3—kinase pathway[J].Toxicol Sci,2005,84(2):319—327.

[24]Masuno H,Kidani T,Sekiya K,et al.Bisphenol a in combination with insulin can accelerate the conversion of 3T3—L1 fibroblasts to adipocytes[J].J Lipid Res,2002,43(5):676—684.

[25]李岚,施卫星,陈枢青,等.空气污染物内暴露与儿童肥胖发生发展的关系[J].国外医学卫生学分册,2009,36(1):41—46.

[26]Handy SL,Boarnet MG,Ewing R,et al.How the built environment affects physical activity:views from urban planning[J].American Journal of Preventive Medicine,2002,23(2,S1):64—73.

[27]Saelen BE,Handy SL.Built environment correlates of walking:a review[J].Medicine and Science in Sports and Exercise,2008,40(7):550—566.

[28]Frank LD,Engelke PO.The built environment and human activity patterns:exploring the impacts of urban form on public health[J].Journal of Planning Literature,2001,16(2):202—218.

[29]Li Y,Robinson LE,Carter WM,et al.Childhood obesity and community food environments in Alabama's black belt region[J].Child Care Health Dev.2015,41:668—676.

[30]Mcpherson AC,Keith R,Swift JA.Obesity prevention for children with physical disabilities:a scoping review of physical activity and nutrition interventions[J].Disabil Rehabil,2014,36(19):1573—1587.

[31]段银娟,李立明,吕筠.社区建成环境与居民身体活动及饮食行为的关联研究进展[J].中华流行病学杂志,2019,40(4):475—480.

[32]Reid E,Robert C.Travel and built environment:a synthesis[J].Transportation

research record,2001,1780:87—114.

[33]熊斌,Jackson T,付蕾.青少年儿童肥胖现状与影响因素——基于社会生态模型研究[J].现代交际.2018(6):92—94.

[34]赵力群,儿童肥胖的影响因素分析及干预效果评价[D].上海,复旦大学公共卫生学院,2014.

[35]魏烨.居住周围环境对青少年身体活动量的影响模式[J].体育科技(广西),2016(4):105—107.

[36]Cooper AR,Page AS,Wheeler BW,et al.Mapping the walk to school using accelerometry combined with a global positioning system[J].American Journal of Preventive Medicine,2010,38(02):178—183.

[37]沈晶,何莉,安若鹏.饮食环境对中国居民饮食行为及肥胖的影响[J].中华流行病学杂志,2019,40(10):1296—1299.

[38]Glanz K.Measuring food environments:a historical perspective[J].American Journal of Preventive Medicine,2009,36(4):S93—S98.

[39]Kelly B,Flood VM,Yeatman H.Measuring local food environments:An overview of available methods and measures[J].Health & Place,2011,17(6):1284—1293.

[40]Lytle LA,Sokol RL.Measures of the food environment:A systematic review of the field,2007—2015[J].Health & Place,2017,44(Complete):18.

[41]Zhou Q,Zhao L,Zhang LH,et al.Neighborhood supermarket access and childhood obesity:A systematic review[J].Obesity Review,2019:1—12.

[42]Xin J G,Zhao L,Wu T,et al.Association between access to convenience stores and childhood obesity:a systematic review[J].Obesity Review,2019:1—25.

[43]Morland K,Roux AVD,Wing S.Supermarkets,other food stores,and obesity:the atherosclerosis risk in communities study[J].American Journal of Preventive Medicine,2006,30(4):333—339.

[44]Harrison K,Marske AL.Nutritional content of foods advertised during the television programs children watch most[J].Am J Public Health,2005,95(9):1568—1574.

[45]Baye K,Hirvonen K.Evaluation of Linear Growth at Higher Altitudes[J].JAMA Pediatrics,2020,174(10):977—984.

[46]席焕久,温有锋,张海龙,等.青藏高原与安第斯高原地区儿童青少年的身高、体重和胸围的对比[J].人类学学报,2014,33(1):198—213.

［47］Wang Z,Zhao L,Huang Q,et al.Traffic－related environmental factors and childhood obesity：A systematic review and meta－analysis［J］.Obesity Review.2020：1－15.

（周倩　贾鹏　李燕）

第六章　行为与儿童肥胖

【本章导读】

　　行为是链接饮食营养、体力活动、生活作息以及家庭教养等多种肥胖相关因素的中心枢纽，是生活方式最核心的形式和内容。儿童肥胖与多种不良行为有关，这些行为又受到多种因素的影响和制约，要干预和改变儿童肥胖相关不良行为，必须对儿童肥胖相关行为有明确的认识，并科学归类，在进一步明确各种行为影响因素的基础上基于科学的理论和模式实施干预。本章内容从肥胖相关行为的概念出发，归纳了对肥胖相关行为的几种认知、一般分类和主要影响因素，报告了儿童肥胖相关行为干预的现状、挑战以及常用模型。

【本章结构图】

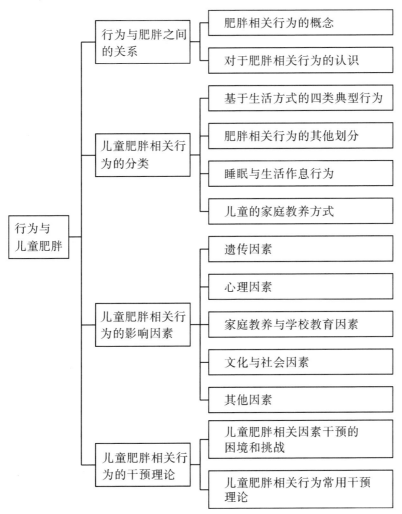

第一节　行为与肥胖之间的关系

一、肥胖相关行为的概念

"肥胖相关行为"（obesity related behaviors，ORB）在文献中使用频率

较高,但是学界尚没有关于"肥胖相关行为"概念的共识,"肥胖相关行为"内涵是什么,具体包含哪些行为,行为之间的关联以及与体重变化的关系目前尚没有专门的研究。通常将那些与体重增加关系比较明确的行为称之为肥胖相关行为,学者们一般会选取某种或某些行为,如脂肪过量摄入、蔬菜水果摄入不足等不良饮食营养相关行为,运动不足、久坐、视屏时间过长等不良体力活动行为,写作业时间长、睡眠不足、含糖饮料消费等其他不良行为,并探究这些行为与体重增加的关系,也有很多研究行为聚集性的文献。总之,绝大多数研究都是研究者根据自己的研究兴趣设计的行为,并将这些行为笼统地称之为"肥胖相关行为"或"肥胖生活方式"。这些行为虽然都具有一定的代表性,但是行为间的关联性不强,行为与生活方式之间的关系比较含糊,不少文献中甚至将某些发生频率较高的行为等同于"生活方式"。所以当下学界使用的"肥胖相关行为"概念的主要内涵是对那些导致体重增加的一系列行为的总称,并未对行为属性、行为间的关联、如何协同影响体重的变化做系统的梳理和总结。

二、对于肥胖相关行为的认识

(一)基于"平衡"的视角

1. 吃—动失衡论

《柳叶刀》等学术期刊对于肥胖的形成的认识,一致倾向于人体摄入能量超过消耗,而导致脂肪堆积。从这个角度,若以体重增加为结局看个体的体重相关行为,则可能涉及吃穿住行和生活的方方面面。基于此,研究和理解肥胖的行为通常需要从是否达到"吃—动平衡"或"摄入—消耗平衡"的角度考虑。研究发现,可能导致体重增加的行为有"过量摄入含糖饮料""蔬菜水果摄入不足""长期久坐""长时间视屏""缺乏锻炼"等。如果将这类导致体重增加的行为称之为"肥胖相关行为",就会出现一个问题,某种行为是否为肥胖相关行为,必须个体化理解,如果按照营养膳食指南中的标准,一些体力活动较少的人就可能发生肥胖。因此,单一地从某种行为角度研究,即使考虑了"吃—动平衡"也不能系统地理解肥胖的发生机制。

2.营养结构失衡论

我国传统膳食结构以谷物为主,近几十年,我国人群饮食营养结构发生了根本改变,一方面是畜肉的消耗在快速增加、谷类食品明显下降,另一方面是高油、高盐、含糖的油炸、烘烤、红肉、腌卤等加工食品大量出现,其中相当一部分添加有多种化学成分,多数食品加工后营养损失严重,有毒有害成分增加。大量的流行病学研究结果显示,膳食中脂肪占总能量百分比增加与国民体重和肥胖发生率密切相关。儿童长期暴露在肥甘厚腻、加入各种调味剂的食品环境下,容易形成喜欢吃肉、甜食、不爱吃蔬菜和水果的饮食习惯,这种重口味习惯一旦形成,膳食结构就不容易调整或纠正。

营养结构失衡与肥胖的关系和吃—动失衡导致的肥胖存在内部关联。中国营养学会根据中国居民膳食指南推出了适合我国居民的平衡膳食宝塔,将每日摄入营养换算成各类食物的重量,按照膳食宝塔中的要求,保持各类营养均衡摄入,加上适量的运动行为,对于纠正吃—动失衡、营养结构失衡,维持健康体重有重要意义。

(二)概率因果和多病因论

因为"肥胖相关行为"概念并不明确,学者们做了大量研究,层层递进地挖掘肥胖相关危险因素,从人群中各种碎片化的饮食、体力活动行为中发现与肥胖相关的病因,基于比较和概率的基本观点,找到了不少与肥胖相关的行为,这对于人们明确肥胖发生的原因、理解其机制,进而提出干预肥胖的策略和措施有重要意义。但是肥胖问题太复杂,这些危险因素的背后又有危险因素,如含糖饮料摄入过多行为是儿童肥胖的危险因素,但是儿童含糖饮料摄入的背后又有很多因素,要控制或干预儿童含糖饮料摄入,首先面临的是该行为的危险因素探索问题。一些学者以静态的思维探索肥胖的病因或危险因素,面临越来越多、越来越复杂的各类影响因素,最后形成了以行为为中心,涉及大量心理因素、生理因素、社会因素、环境因素的复杂病因网。但是由于这些因素之间的确切关联方式以及关联强度并不完全清楚,基于行为流行病学研究的结果用于解释儿童肥胖仍然只能停留在群体层面、因素层面,难以揭示行为背后的发生、发展机制。这对于系统地设计肥胖干预政策和措施只能提供基础性的研究证据,也是导致很多儿童肥胖干预项目收效不佳的重要原因之一。

(三)基于心理—社会学的思维

人们对于健康相关行为认识程度高低的一个标志就是健康相关行为解释理论和干预理论的丰富程度。目前,关于肥胖相关行为的理论研究较少,涉及机制解释或行为干预的研究大多利用现有经典的健康相关行为理论,或将其他领域的理论用于解释某些行为的形成或者发生机制。理论不足这个问题在健康相关行为研究领域普遍存在,在肥胖相关行为方面更加突出。

1. 经典个体水平健康相关行为理论

健康相关行为个体水平理论目前得到了广泛认可并在健康教育、健康促进活动中广泛使用,其主要包括三大理论体系。

(1)基于人的行为受思想意识控制的假设而形成的理性行为与计划行为理论系列。

(2)基于健康信念是行为发生的关键诱发因素假设而形成的健康信念模式系列理论,包括"健康信念模型"及其衍生的"保护动机理论"等。

(3)基于行为的发生呈现阶段性变化的特点而提出的跨理论模型,也称为"行为改变阶段理论"。

以上三个大的理论系列中,前两个主要集中在人的心理活动对行为的作用与影响方面,关键概念、构件或变量都是心理学上广泛使用或基于心理学研究而引入健康行为领域的,主要关注的是内隐行为的变化与外显行为间的关系及其转换,可以用于单次发生或重复频率较低的行为,也可以用于经常发生的行为或习惯行为;跨理论模型引入多个理论的概念和构件,从行为的过程出发,宏观研究经常发生或习惯行为的发生、发展、改变的规律。三种理论从不同角度分析了行为发生的内在构成要素,平衡和决策过程,外在条件形成及发展变化形式。三个体系的理论的原始模式均有明显的局限性,在适用范围、对行为的解释以及行为发生的预测能力方面

均有一定的不足,学者在原始模式基础上不断发展完善,扩展和优化适用
范围,增强其优势,改进不足。

对于肥胖相关行为,采用"健康信念模型""计划行为理论"和"行为阶
段改变理论"的研究较多,都从某些角度或层面揭示了与体重相关的一些
行为的特征和规律,为人们解释、预测和干预这类行为提供了帮助与参考。
但是这些研究首先并非基于完整的、系统的肥胖相关行为的认知,多数研
究并不完全针对肥胖,而是研究其他健康问题,如研究糖尿病时附带一些
可能与肥胖相关的行为因素,如"脂肪摄入过多""蔬菜水果摄入不足""运
动量不足"等。另外,这些经典的健康相关行为理论多是基于行为的"心
理—认知",对外部环境考虑较少,对于心理发育尚不成熟、行为极其容易
受外界干预的儿童群体,这些理论在科学、合理地解释相关行为发生机制、
发展以及演化过程中出现的各种现象以及问题方面有明显的局限性,对于
行为的预测也比较困难。

2. 社会生态学模型

社会生态学是研究人类社会和自然环境相互作用关系及规律的学科。
Bronfenbrenner 于 1977 年首次提出,认为人的行为可以反映三个方面的
内容:个人对环境的评价;个人存在的环境;个人和环境之间动态的相互作
用。1988 年,Mcleroy 等在前人社会生态学理论基础上提出了健康行为的
5 层次模型,该模型是一个动态的嵌套结构,并按照环境因素与个体关系
的远近依次划分为个体层、人际层、组织层、社区层和政策层,越远的因素
影响越大,政策对于个体行为是决定因素(McLeroy K R,1988),可以在不
同层面采用教育活动、倡导、组织改变、环境改变和政策措施,形成行为干
预策略。我国第一部《健康行为学》的作者马骁也于 1992 年提出了健康相
关行为的生态学模型(图 6—1)。

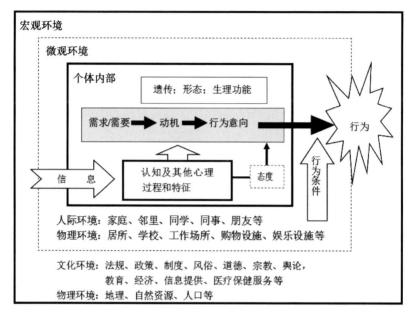

图 6-1　健康相关行为生态学模型(马骁,1992)

健康相关行为生态学模型的优点:

(1)将个体因素与环境因素整合为一个系统,并体现了"外因通过内因起作用"的唯物辩证哲学和系统科学思想。

(2)将诸多环境因素归纳为微观环境因素与宏观环境因素,便于开展研究和制定系统的干预策略措施。

(3)体现了行为的根本动因和行为发生发展所涉及的诸要素的交互关系及运动变化。

(4)指出了环境因素影响人的行为的主要途径,亦即相关工作进行干预的途径:①由环境提供健康教育信息和涉及健康相关行为的社会行为规范——体现于人际、组织、社区、政策和法律层面的行为规范;②由环境提供有利于健康行为实现的,或健康行为得以实现所必需的物质条件。

这一生态学模型思想正是系统科学关于一个社会系统的存在必须与其他系统之间具有信息、物质、能量交换的思想的体现。之前的行为理论主要是从个人角度来促进健康,所取得的效果有限,而社会生态学理论拓宽了人们的思维,认识到除了个人因素之外还有物质环境、经济、政策、文化等更多、更重要因素对人们的行为产生影响。

　　儿童含糖饮料消费行为是一种典型的肥胖和超重相关行为,该行为受多个水平因素的影响,从社会生态学角度看,涉及个体自身(知识/态度)、个体间(伙伴/同学)、组织(家庭/学校)、社区(超市/售卖点)以及政策(税收、售卖、教育)等水平的各个因素。赵莉等以健康行为社会生态学模型为依据,通过构建儿童含糖饮料消费行为的社会生态学模型框架(图6—2),探究个体特征、人际关系、家庭、学校组织、社区销售环境和政策等各层因素在含糖饮料消费中所发挥的作用以及调节这些关键因素的机制;通过分析影响儿童含糖饮料消费行为的因素,如儿童含糖饮料消费行为的个体特征、人际关系、家庭/学校组织、社区销售环境和政策因素及其相互关系,明确了儿童含糖饮料消费模型中政策干预的关键作用,这为儿童肥胖干预政策的目标、内容、实施手段、效果评价策略的制定提供了研究依据。

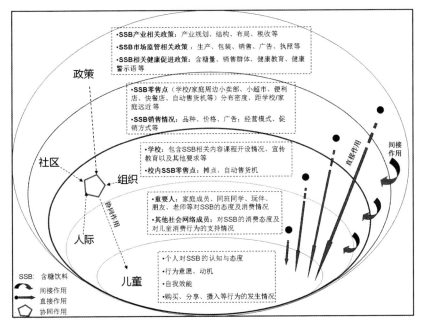

图6—2　儿童含糖饮料消费行为的社会生态学模型框架

（四）基于系统科学的思维

人类行为是由多种要素按照一定的结构或机制组成或协同为某些目标服务的复杂系统。认识复杂系统需要系统科学的思维，即首先要明确系统的复杂性。复杂性通常是指确定的系统中，因为局部与整体之间存在着非线性关系，使得人们不能通过局部去认识整体。很显然，健康相关行为是复杂系统，无论是吸烟、久坐这样的具体行为，还是不良嗜好行为、控制饮食行为、行为生活方式这样构成复杂的行为。行为是具有明确目标、涉及多种要素、具有确定结构和功能的大大小小的系统，在大的系统中，小系统只是其中的一个要素，而这些系统间又层层相属、环环相扣、相互影响。健康相关行为是人们从人类实践活动中总结和归纳出来的一大类与健康、疾病、伤害有关的行为，以是否有利于健康、是否自愿、是否享受型等标准，人们又做了各种划分。事实上，绝大多数外显行为都是以人的身体作为支撑的，这些行为的发生频率和强度要是超过一定的限度，都会对健康造成不良影响。也可以说这些行为都是健康相关行为，只是和健康结局的关联性较强的行为人们更加关注。从系统科学的角度，所有以人体为支撑的行为都应该从健康角度加以考虑，因为在复杂系统中，任何不起眼的小行为对健康的影响作用都可能会被非线性放大，成为压死骆驼的最后一根稻草。

马骁及其团队在 2018 年开辟了"健康相关行为动力学"研究领域，并提出了由"耗散结构理论""突变理论""协同学""分形理论""混沌学"等多个理论构成的"健康相关行为自组织动力学框架"，开始了人类健康相关行为与时间关系的研究，先后提出了基于耗散结构理论的健康相关行为发生动力学、基于协同学的健康相关行为发展动力学，以及基于混沌理论的健康相关行为演化动力学等一系列健康相关行为的解释理论和干预模型，从不同角度揭示了不同复杂程度、不同发生频率的健康相关行为背后的复杂机制及其与生活方式之间的复杂关系，为人们解释、预测以及干预各级各类行为提供了一个理论框架。关于肥胖和超重相关行为，从健康相关行为动力学视角有以下认识：

1. 肥胖相关行为与体重之间的强烈反馈

肥胖是一种能够自我感受、自我评价、自我判断、自我诊断的健康问题。日常生活中,人们可以通过体重称量、衣服大小变化、与既往照片比较、他人评价等简单的手段获取体重的变化情况,尤其是成年女性,一旦体重增加会迅速得到各种负反馈。一项对"自我形体影像"的调查发现,学龄儿童中对自身形体影像满意的比例为 40.1%,轻度不满意的比例为 36.4%,中度不满意的比例为 23.5%。儿童对"自我形体影像"的判断,及其对体型认知的能力也会影响儿童肥胖的发生。赵莉团队通过前期研究也发现,小学高年级学生除了开始对自己的体型是否偏胖做出判断外,还能明确指出自己所期望的体型。所以,与很多短期内健康促进效应或健康危害作用均不明显的行为(如吸烟、熬夜)比较,肥胖相关行为与这些行为所不同的是,能够较快地得到各种反馈。对于成年人,短期内对于自身体重发生的变化的认识是比较明确的,而对于导致体重变化的相关因素也都比较容易找到,如饮食因素、体力活动因素(运动锻炼、劳累)、精神压力因素、生活作息因素(夜以继日地工作、久坐)等。因此,体重控制行为实施后行为反馈效应易于判断。基于体重变化的易判断和强反馈特点,体重在人的一生中处于持续波动的状态,超出正常范围的 BMI 波动,表现为肥胖、超重或消瘦。

行为和生活方式是体重和时间之间的中间变量,但是行为与体重之间存在着复杂的反馈。一方面,体重随着个体的行为变化而变化,另一方面,行为也会受体重的反馈而不断改变(如减肥行为),是一个存在超循环的过程,这也是体重相关行为和一般意义上的健康相关行为所不同的地方。

从既往经验可知,成人体重变化的反馈作用强弱因人而异,在不同个体间差异较大。自我感受和判断以及他人评价对于体重相关行为的作用差异较大,但是体重的自然变化(增加或减少)更多地受外界因素的影响。体重的自我控制受个人行为信念以及行为结果反馈的影响明显(自己能否长期坚持?是否真的控制了体重?)。对于儿童来说,体重变化的自我感受和他人评价反馈作用微弱。一方面是因为体重本身一直在增加,另外一方面,一定范围内的体重变化带给儿童的影响较小。儿童体重的改变大多是自然过程,家庭及社会生活方式对体重影响大,儿童主动控制体重行为少。所以,儿童体重相关行为在不同层面机制不同,个体层面符合自组织特征,但是在家庭、学校等人际层面,更加符合他组织特征。

2. 肥胖相关行为随年龄显著迭代和演化

虽然个体因不同人生阶段的社会角色、行为生活方式的不同,会导致肥胖相关行为产生巨大的差异,但是这种差异明显带有既往行为的痕迹。体重是一种随着个体的行为变化而变化的动力过程,肥胖是体重的一种状态,这种状态不会无缘无故地出现也不会无缘无故地改变,其在动力过程中形成,也只能在动力过程中改变。肥胖状态对应的是时间轴上比这个状态稍早一点的体重相关行为动力过程,这两个过程复杂反馈,迭代演化。有研究表明,儿童时期体重相关行为会带入成年,包括对体重相关行为的认知、体重的自我评价以及行为习惯的形成和改变,如饮食与营养习惯(含糖饮料、零食类、蔬菜水果、奶制品与蛋白类、脂肪类、淀粉类摄入)、运动与体力活动习惯(长时间视屏、久坐)、睡眠与作息习惯等。

3. 肥胖相关行为的多个系统自组织过程与路径

体重状态是一种客观存在,不因个人意志而转移,也不是一种按照预设的程序或过程就一定可以改变,所以不是通过"他组织"就能够实现的过程,而是一种基于行为的"自组织"过程。既然是一个动力学过程,又是一个自组织过程,且都基于行为,那么体重变化一定有其自然路径,马骁、辛军国等人提出了肥胖相关行为改变的三种典型路径:

(1)自然改变路径:个体自身未施加人为控制行为,自然的饮食结构、体力活动、疾病、精神压力、药物副作用等因素导致的体重变化,涉及多种行为,但是均不是主观调整过的肥胖相关行为,很多是自然或被动的行为。

(2)人为改变路径:个体自身或监护人对体重不满意,通过调整饮食、改变运动量、使用减肥产品等体重控制相关行为而改变体重。

(3)体重自然波动中的人为改变路径:个体对自身体重不满意,但是控制效果不佳,因某些客观原因诱发了体重变化,个体利用这个机会调整饮食、改变运动量或采取其他的措施达到控制体重的目的。

第二节 儿童肥胖相关行为的分类

一直以来，全球公认的超重与肥胖的主要危险因素为遗传因素、环境因素、行为和生活方式因素。最新发布的《中国儿童肥胖蓝皮书》将儿童肥胖的重要危险因素归为七类，但总体上还是可以归为生物遗传因素、行为生活方式因素、环境因素和心理社会因素四大类，这四类因素中，行为生活方式因素又是链接生物遗传因素、环境因素以及心理社会因素的中心枢纽。

一、基于生活方式的四类典型行为

行为生活方式因素在不同群体中的情况不同，对肥胖的作用也不同。生活方式从社会文化层面讲往往是个哲学问题，但是从个体健康层面讲，却是一个行为学问题。个人生活方式其实是个体的各种行为被社会化后的一种产物，其形成过程、主要行为构成和所处的群体以及群体的生产方式密切相关。因此，个人生活方式在主要构成内容、主要形式方面是社会生产方式决定的，但是因为个体对于健康的认知以及各种背景的不同，造成了处于同一群体或社区的不同个体间生活方式健康程度方面的巨大差异。目前，关于儿童的生活方式以及内涵的研究较少，也没有关于儿童肥胖相关行为的类属划分方法的报道，相关研究一般都是结合儿童行为的特点及其对于体重的影响作用，将肥胖相关行为从饮食与营养、体力活动、睡眠与生活作息以及家庭教养四个方面进行归类。

(一)饮食与营养相关行为

肥胖发生的根本原因是机体的能量摄入大于机体的能量消耗，从而导致多余的能量以脂肪的形式储存。因此，膳食营养因素在肥胖发生的过程中发挥了非常重要的作用。儿童的饮食与营养相关行为除少数是儿童本身行为，绝大部分在很大程度上受到家庭以及学校等人与人间行为的制约。例如,婴幼儿时期母乳喂养率下降,被各种奶粉取而代之;学龄前儿童膳食包含了大量奶制品、各种饮料、高脂肪和高热量食品;小学生、中学生含糖饮料、油炸食品、方便食品、高热量食品摄入较以往明显增加;进食速度快,进食量大,有夜食习惯等。

(二)身体活动与静态行为

身体活动是机体能量消耗的主要方式,在剧烈运动时,肌肉的氧耗和血液供应较静息状态下增加约 30 倍,使脂肪的利用率显著增加。身体活动在调节和维持体重等方面起着至关重要的作用,它对肥胖的影响是动态的,所以还受一些其他因素的影响,包括身体活动的方式、强度、总量等。

儿童身体活动行为多样。婴幼儿(0~3 岁)期间影响体重变化的关键在于家庭教养方式(家庭的行为)和玩伴(行为之间相互影响)。学龄期儿童(3~6 岁)体力活动方式主要和玩伴有关。无玩伴的独生子女、非父母亲自养育的留守儿童或单亲儿童、无玩伴的大龄儿童由于主要和父母或监护人一起生活,通常体力活动不足,静态行为增加,如看电视节目、玩手机游戏等视屏行为,玩积木、看书、听故事或画画等学习相关行为。小学生、初中生体力活动和家校距离、交通方式、学校活动场所面积、体育课设置等密切相关,也和居住地绿地、公园等有关。

(三)睡眠与生活作息行为

据有关文献报道,睡眠、生活节律/生物钟与肥胖关系密切,尤其处于生长发育期的儿童,睡眠对其十分重要。成人生活节律通常是生活方式的重要内容,与饮食、体力活动密切相关,是影响体重波动、导致肥胖的重要因素。儿童睡眠作息行为主要受家庭教养方式的影响。

(四)儿童的家庭教养方式

研究表明,家庭教养方式直接关系到儿童对于饮食和体力活动相关行为的认知、态度以及行为习惯的培养,不同的家庭教养方式对婴幼儿体重的影响作用十分明显。

相对于成人肥胖,家庭教养方式不佳、饮食习惯不良、静态行为时间太长、体力活动不足、睡眠时间不够等行为和生活方式对儿童肥胖的影响更加持久而深远。而成人体重超标的主要原因之一是儿童时期肥胖的延续和儿童时期不良体重相关行为的延续。因此,要解决肥胖问题,必须以解决人们行为和生活方式问题为重点。与肥胖相关的行为与生活方式因素如图6-3所示。

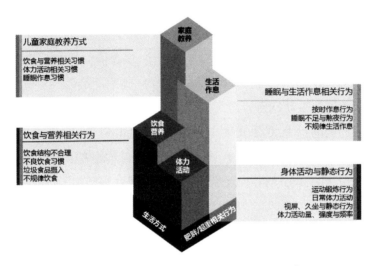

图6-3 与肥胖相关的行为与生活方式因素

二、肥胖相关行为的其他划分

(一)是否有利于体重控制

近年来,肥胖问题逐渐成为社会关注的热点,越来越多的学者涉足体重控制相关行为的研究,但是目前还不系统,尚没有基于是否有利于体重控制对行为进行归类的报道。但是关于肥胖的社会舆论早已形成了这种划分,在各类运动健身机构、各种塑形减肥课程、减肥产品介绍、减肥经验分享文章中均可获得涉及饮食、体力活动、生活作息、减肥产品使用等体重控制相关行为分类。虽然很多行为对于体重控制的效果因人而异,甚至可能没有效果,但是受多种因素影响,其可能会被认为是有利于体重控制的行为,如某些机构推荐的饮食方式和某些减肥产品等;而有些行为本来是有效果的,但是因个体没有坚持或忽视了与其他行为的搭配而被认为是没有体重控制的作用。因此,以是否有利于体重控制为划分标准,就会存在大量非黑非白的灰色行为,这需要广大学者用科学的方法和证据,一方面审视这个标准的科学性和合理性,另一方面是区分更多的行为属性。相对于成人的体重相关行为,从是否有利于体重改变看,儿童肥胖相关行为的划分相对较明确,有利于控制体重的行为主要包括合理膳食结构、充足水果蔬菜摄入、充足睡眠、充足户外活动时间、减少污染环境暴露等行为,不利体重控制的行为主要有含糖饮料摄入过多、快餐等垃圾食品摄入过多、肉类食物摄入过多,玩手机、长时间视屏、久坐、睡眠不足等。

(二)是否为主动行为

是否为主动行为,对于某种或某些特定行为的形成和改变具有重要的判别意义,主动行为更容易自然形成,而不容易自然改变。对于儿童而言,适合自己口味的食品(包括肉类、水果、甜点),经过特别加工过的一些食品(如薯片、奶制品、烘烤类、含糖饮料、方便食品)就会主动摄入。而体力活动方面,要是有玩伴、有奖品、有激励或父母陪伴就会主动参加,而玩声光电多重刺激的游戏、视屏等久坐行为大多数为主动行为。

(三)是否为享受型行为

是否为享受型行为对于该行为能否发生以及养成习惯至关重要,享受型行为对于个体的正反馈或回报更多,有利于推动该行为的长期发生。对于儿童,大部分能够主动发生的行为都是享受型的,这种享受包括个体自身的体验感,如爽口、美味、感觉舒服或某些成就感,也可能包括父母、老师以及其他同学的表扬、赞美和羡慕,也可能包括某些物质上的回报。受儿童理性思维能力不健全和心性不成熟的限制,某些或某种行为是否为享受型行为对于儿童而言具有极大的调整空间,目前从这个方面开展儿童体重相关行为的研究尚未见报道。笔者认为,采用该标准划分行为对于儿童体重相关行为干预具有重要意义,应该加以重视。

(四)与家庭和学校相关的行为

儿童的饮食、运动、睡眠等行为受到家庭、学校的影响十分严重,家庭饮食结构、饮食习惯、家庭教养方式,学校体育课设置、运动场所、课后作业量、网络课程设置、营养午餐等,这两类人际层面的团体行为直接关系到儿童的饮食健康程度、吃—动平衡问题以及久坐时间、睡眠节律等。因此,这类团体行为是儿童肥胖相关行为的重要类别,应该重视。

目前关于儿童肥胖相关行为研究较少,加上儿童群体年龄跨越多个阶段,每个阶段体重相关行为的差异较大,上述划分的科学性和严谨性还有待商榷。本节以当下流行的一首歌《燃烧我的卡路里》的歌词为例,展示人群肥胖相关行为及其属性与类型(表6—1)。

表6—1 人群肥胖相关行为及其行为属性、类型

《燃烧我的卡路里》歌词	特定行为	行为属性	行为类型
每天起床第一句 先给自己打个气	给自己鼓气行为	减肥行为信念强化	个体/主动/非享受
每次多吃一粒米 都要说声对不起	忏悔行为 减少米饭摄入行为	饮食行为约束	个体/被动/非享受
魔镜魔镜看看我 我的锁骨在哪里 美丽,我要美丽,我要变成万人迷	减肥效果评估行为	明确保持身材行为信念 确立行为目标	个体/主动/非享受
为了变成小蛮腰,天天提着一口气 为了穿上比基尼,吃草吃成沙拉精	增加蔬菜水果摄入行为	强化减肥信念中的动机构成	个体/主动/非享受
天生丽质难自弃 可惜吃啥我都不腻	内隐行为/思想斗争	美食与审美动机冲突	个体
努力,我要努力,我要变成万人迷	给自己鼓气行为	强化行为信念 确立减肥目标	个体/主动/享受

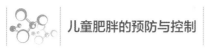

续表

《燃烧我的卡路里》歌词	特定行为	行为属性	行为类型
拜拜甜甜圈,珍珠奶茶方便面 火锅米饭大盘鸡,拿走拿走别客气。拜拜咖啡因,戒掉可乐戒油腻	减少油炸食品、甜食、软饮料摄入行为 改变油腻和高蛋白饮食行为	建立合理饮食行为信念 减少不利减肥行为	个体/主动/非享受
沙发外卖玩游戏,别再熬夜伤身体	减少久坐行为 戒除不良嗜好	合理生活作息信念 强化健康信念	个体/主动/非享受
来来后转体,高温瑜伽仰卧起 动感单车普拉提	各种运动行为	加强锻炼行为信念 增加有利减肥行为	个体/主动/非享受
保温杯里泡枸杞	喝热水行为 中医保健行为	增加有利减肥行为	个体/主动/非享受
来来深呼吸,晨跑夜跑游几米 平板哑铃划船机	各种运动行为	加强锻炼行为信念 增加有利减肥行为	个体/主动/非享受
不达目的不放弃 卡路里我的天敌 燃烧我的卡路里	内隐行为 给自己鼓气行为	强化行为信念	个体/主动/非享受
奇了怪了,小的时候明明是妈妈说吃光盘中餐,粒粒皆辛苦,直到最爱的裙子的扣子都系不上了。 原来吃得掉,甩不掉,更辛苦	改变既往饮食习惯行为	动机冲突与信念 强化改变不良饮食习惯行为动机	个人、人际/被动/非享受

续表

《燃烧我的卡路里》歌词	特定行为	行为属性	行为类型
希望体重秤是坏的/帅哥爱唐代的	不控制体重行为	放纵性行为动机任凭体重增加动机	个体/主动/享受
不如跟着节奏,没在怕的努努力,别让卡路里卡住你不达目的不放弃	增加运动行为合理饮食行为健康生活作息行为	强化复杂行为信念,包含控制体重、保持身材、保持健康等	个体/主动/享受

第三节 儿童肥胖相关行为的影响因素

既往很多研究争论基因与环境哪个层面上的因素对于健康的影响更大,后来发展为基因与环境交互作用的研究,开始关注多因素之间的协同,不再过分关注某些或某个因素对于健康的独立影响。从干预的角度,无论是先天的遗传效应还是客观的外部环境,从个体层面几乎都难以改变,但是个体可以通过调整行为和生活方式尽可能地将这两类因素的不良影响降低而将其健康促进效应放大。其中包括两种方式,一是基因、环境对于行为的影响,二是行为对于基因、环境的改变。从表观遗传学研究、家庭教养方式、政策措施对于个体行为的影响可以看出,所有的这些因素都是动态关联的,在时间轴上存在着复杂反馈和非线性放大效应。尤其是心理社会因素,在微观层面和宏观层面链接着行为与遗传因素和外部环境,且这些因素随着个体社会角色和人生阶段改变而不断调整对于个体行为以及体重的影响作用。因此,人类解决温饱问题后,行为对于体重的意义和影响显然是第一位的,但是要形成良好的体重控制行为或干预个体肥胖相关行为,必须深入研究这些行为背后的推动力、影响因素及其作用机制。

一、遗传因素

关于厌食症、贪食症这类饮食失调症患者的遗传学研究已经取得进展，虽然关于饮食行为与相关基因的研究较少，但是这些研究也足以说明人的饮食行为可能受遗传的影响。一项来自西班牙的研究对 818 名欧洲人就饮食行为密切相关的 38 个基因座（1359 个 SNP）中单核苷酸多态性（single nucleotide polymorphism，SNP）数据以及相关心理特征（即压力、成瘾、抑郁、冲动、新奇寻常、异常进食）的基因组基因型数据进行分析，并使用问卷收集了研究参与人员的饮食相关信息。结果显示，植物和总纤维摄入偏好与 FTO 基因座显著相关；CREB1 和 GABRA2 基因座与盐的摄入量密切相关；SLC6A2 基因则与总脂肪和单不饱和脂肪酸摄入显著相关，而 OXTR（催产素受体编码基因）发生变异，可能导致个体对于巧克力的偏好异于常人。此外，其他研究也发现了一些与味觉能力相关的基因，比如，有 20 多个基因与不同类型的苦味相关联，而实验鼠体内某特定基因可能控制着甜味受体的产生。而美国一项对 74 对同卵双生子和 35 对异卵双生子酸味敏感度与基因和环境的关系研究显示，基因和环境因素共同决定人对酸味的敏感度，但是基因起到约 53% 的作用，高于环境因素。上述结果提示个体的饮食偏好与饮食习惯的形成可能和这些基因有关。而现实中，个体对于某些食物的偏好似乎也不完全由个人意志或认知程度所决定。关于体力活动行为与基因的关系，也有研究用小鼠基因敲除的方式得到了验证，但是尚未在人类行为中得到证明。

二、心理因素

心理因素对体重相关行为的影响是多方面的。大量研究表明：

（1）心理应激和各种消极的情绪反应，如焦虑、恐惧、愤怒、抑郁等均能促使人多进食，其可能的原因是这些个体存在某种程度上的人格缺陷，情绪不良必须通过进食才能缓解，从而形成对摄食的情绪依赖，借以满足自己对安全和自尊的需要。

(2)儿童对肥胖者持有的强烈反感态度。在学生家庭的社会地位普遍较高的学校里,肥胖儿童更不受欢迎。肥胖儿童常遭到冷落或成为同学取乐的对象,严重地挫伤肥胖儿童的自尊心。肥胖女孩往往不易被同伴接纳,常常受到同伴的排斥。一项有关学生对肥胖儿童看法和态度的调查结果显示,约40%的小学生对肥胖儿童的正面看法是人好、自信心强、饭量大、喜欢交朋友;负面看法是不勤快、身材差、活动不灵活、不爱运动、反应迟钝和易生病。而肥胖者自身可能由于体型原因会产生各种消极的心理反应,包括自卑、情绪紊乱以及贬低自身形象等,由此而产生自身行为退缩、体力活动减少和多食行为,反过来又会加重肥胖程度。

(3)肥胖影响成人和儿童的运动心理,运动心理影响运动行为。增加运动机会可减少脂肪在体内的蓄积,但是肥胖人群由于体重的原因,大大增加了运动的负荷,容易出汗,容易感觉到劳累和困乏,运动后产生不适也增加了体重超标者对于运动的抵触和消极情绪。

三、家庭教养与学校教育因素

家庭和学校是影响儿童行为的主要场所。家庭环境、家庭氛围、家庭教育、家庭传承都可能对儿童饮食营养行为、体力活动行为、睡眠和作息行为产生长久和深远的影响。一项针对儿童在家庭中饮食相关行为的调查结果显示,儿童进食速度快、喜欢吃甜食、西式快餐和喝含糖饮料是肥胖的独立危险因素,而喜欢吃蔬菜类食物、父母对于孩子饮食量的干预、父母对孩子饮食结构的控制是其独立保护因素。该研究还显示,大部分家长出于对儿童进食量估计的偏差,会敦促孩子过量进食,并且会根据孩子喜好选择食材,不能保证合理平衡膳食。另外一项研究发现,父亲参与教养与儿童肥胖相关行为之间存在关联,父亲主要通过教养行为和榜样示范作用影响儿童的饮食摄入;父亲在塑造促进儿童体力活动行为的家庭环境过程中起着重要的作用。基于父子激活理论,父子之间的互动更倾向于剧烈的、冒险性的、以锻炼儿童意志为目的大幅度肢体运动游戏,如把子女高高抱起、游泳、骑车、走跑攀爬等。这些肢体运动游戏一方面直接增加了儿童的日常运动量,培养了儿童热爱运动的习惯,减少儿童的久坐行为;另一方面则间接锻炼了儿童坚毅的意志,增强儿童的自控力,使儿童更易抵制住各种快餐食品和零食的诱惑。再者,儿童在这种游戏互动中培养起来的好奇、勇敢的品质让他们更易于接受各种新鲜食物,避免养成挑食的习惯。

四、文化与社会因素

家庭教养方式对"胖"的向往常常反映在家长鼓励孩子多吃的行为上,与传统的"多吃才能身体健康"的观念有关,即部分家长认为超重、肥胖是正常的体形,胖乎乎的小孩可爱、健康;孩子胖、吃得多是骄傲的资本,因为这间接地说明"孩子健康""父母有能力让孩子吃饱、吃好"。这种观点在我国人群中广泛存在。但是对年龄偏大一些的肥胖孩子人们往往持负面态度。

儿童饮食与营养行为背后有多种社会因素在推动,其中保护因素主要有人们生活和收入水平提高后,条件较好的地区,对于儿童摄入各类新鲜水果、蔬菜有保证;另外,中小学普遍提供营养午餐,对于条件艰苦的地区,这为儿童营养均衡问题提供了最基本的保障。导致儿童超重或肥胖的文化与社会危险因素较多。首先,社会发展后我国人群饮食结构的调整,高热量食品饮料、快餐、加工食品的大量供应和广告宣传,直接诱发儿童的饮食与营养行为的改变;其次,社会结构变化带来的城乡人口流动、留守儿童问题,其对于婴幼儿母乳喂养率下降、不健康食品摄入增加有重要的推动作用;再次,经济水平提高和社会节奏的加快带来了餐饮业的大发展,各类餐馆、快餐、外卖十分普遍,儿童家外就餐频率明显上升,研究显示,儿童肥胖超重上升曲线与家外就餐食物消费曲线几乎平行。

五、其他因素

影响儿童肥胖相关行为的因素还有很多,比如食品销售监管、健康教育、健康促进相关政策,居住区域社区环境与建成环境等,这些外部因素都会直接或间接地影响儿童体力活动、饮食相关行为以及睡眠作息行为。循证医学研究结果表明,建成环境对个体行为的影响作用明显,小区绿化程度、周围绿化面积、公园、道路交通、噪音,以及便利店、菜市场、超市、水果店、餐馆、快餐店分布这些因素在不同性别、不同种族、不同文化中对儿童体重的影响不同,但是整体上不利健康的食品环境,如更多、更近的便利店、快餐店,更少的绿化区域、公园、运动场所、步道更加容易导致肥胖的发生。

第四节　儿童肥胖相关行为的干预理论

一、儿童肥胖相关因素干预的困境和挑战

(一)危险因素干预的困境

既往针对人群健康相关行为的干预,无论是人群—社会层面、群体—人际层面还是个体层面,其根本策略是基于流行病学的现代概率病因学说,即通过减少危险因素以降低人群发病率。这个策略在人群层面毫无疑问是正确的,但是肥胖问题关键在个体的行为,影响个体肥胖相关行为的因素太多,实施全面干预十分困难。近年来的文献和相关报告显示,肥胖的干预项目众多、形式多样,针对的多为特定群体、特定场所的群体干预,包括优化膳食结构的饮食干预、增加身体活动的运动干预等,然而这些干预手段的实施仍无法阻止诸多发达国家肥胖率急剧上升的现状。从危险因素出发,全球范围内针对特定群体的行为干预效果都效果不佳,尤为典型的案例就是针对儿童的含糖饮料使用的干预。

【案例】儿童含糖饮料使用的干预现状

众所周知,含糖饮料是导致儿童肥胖的重要危险因素,基于队列研究的系统综述结果显示,每天每增加一杯含糖饮料,儿童体质指数增加0.05~0.06个单位,每天饮用含糖饮料的儿童罹患超重和肥胖的风险高出非每天饮用含糖饮料儿童的55%(32%~82%)。世界卫生组织发布的《成人和儿童糖摄入量指南(2015)》指出,含糖饮料摄入量较高的儿童患超重和肥胖的风险高于摄入量较低的儿童。

含糖饮料饮用行为干预研究主要集中于美国、英国、荷兰、德国等发达国家,在巴西等发展中国家也有相关报告。研究显示,相对有效的干预模式可分为:基于学校的含糖饮料健康教育项目,基于环境改变的学校含糖饮料健康教育项目,基于学校的含糖饮料替代项目以及基于家庭的含糖饮料替代项目。但需要指出的是,所有干预项目的长期效果均不理想,呈现出干预结束后含糖饮料饮用行为恢复到干预前水平与明显的"认知不协调"现象。如Ezendam等在荷兰展开的10周基于网络的健康干预项目,虽然相对于对照组,在第4个月时(干预结束)实验组每天过量含糖饮料摄入(>400 ml/day)的OR值为0.54,但两年后的随访显示两组间含糖饮料每天的摄入量差别并无显著的统计学意义。

(二)中小学学生"写作业时间过长"干预的挑战

关于儿童肥胖的研究显示,"写作业时间过长"是肥胖的危险因素,但是对于中国的中小学生,这个情况是普遍存在的,有学生的原因,也有家庭、老师、学校的原因,甚至有全国范围内学校教育教学的竞争态势的原因。如果将政策层面"减轻学生负担"看作一种干预,这个策略实施几十年了,学生作业负担越来越重。事实上,看似只有一个危险因素,其实很难干预,假若有效干预了,学生回家没有作业或者很快完成作业,大块的空闲时间他们会些干什么呢?如果不能保证他们科学地增加体力活动,他们很可能用于阅读、看动画片或玩手机/电脑游戏,如此,则另外一个肥胖危险因素"视屏/久坐时间过长"又出现了。不难看出,肥胖相关行为之间是存在各种关联的,而不健康行为通常有聚集性。肥胖的危险因素太多,选择其中几个进行干预,结果那些没有被干预的危险因素又出现了,类似于"按了葫芦浮了瓢"的状态。若是从饮食、运动、生活节律多方面干预个体危险因素,几乎就是对干预对象生活方式进行"刷新",目前还没有什么理论能够支持这种干预策略的实施。近年来,系统科学的策略、实施科学的策略逐渐代替流行病学策略走到了行为干预的前台。例如,社会生态学理论就是遵从系统科学原理和方法的一种理论,其中囊括了个体、家庭、学校、社区、政策等多个层面,从环境、饮食、运动等多个维度实施,在儿童肥胖干预中也早有应用,并取得了一定的效果,但是该模型设计的干预方案实施难度很大,应用相对受限。

二、儿童肥胖相关行为常用干预理论

针对特定群体和全人群的干预策略已经趋于政策化,从群防群控的角度尽可能减少肥胖发生的危险因素,对于控制肥胖具有重要意义。但是政策实施过程通常容易遇到困难,导致落实不到位、缺乏监督、实施效果不佳等问题,有些政策措施的远期效果也不容易获得。更为重要的是,无论多么完善的政策体系,干预的核心仍然是人们的行为,毕竟肥胖问题的关键在于个体是否维持了"吃—动平衡"。因此,无论是社会政策层面、特定群体层面,还是肥胖个体层面,要改变肥胖的发展进程,明确肥胖相关行为发生、发展、演化的机制尤为重要,而机制研究却急需健康相关行为/健康教育的相关理论和模型。

(一)经典理论模型

"行为阶段改变理论""理性行为理论/计划行为理论""健康保护动机理论""健康信念模型""社会生态学理论"等经典健康相关行为理论,针对肥胖个体干预,尤其是特定疾病患者,如糖尿病、高血压患者取得了较好的效果,但是针对儿童、亚健康以及健康成人的干预远期效果明显欠佳。针对儿童群体,一些学者将"前景理论""非理性行为理论"等心理学、经济学理论引入肥胖相关行为的干预,但是总体上看,行为干预的理论/模型较为匮乏,基于这些理论/模型的干预效果也有待进一步提高,肥胖相关行为的

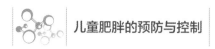

干预亟待更为有效的理论指导其设计和实施。

(二)"5—2—1—1—0"干预模式

美国 New Hampshire 儿童肥胖专家组曾推荐"5—2—1—1—0"儿童肥胖行为干预模式,该模式以其目标明确、内容全面、易于操作而受到学校老师、学生及家长的欢迎,并以各种变体在美国三十多个州得到实施。

"5—2—1—1—0"行为干预内容:"5"代表每天吃 5 个成年人拳头大小的蔬菜和水果。"2"代表每天看电视、玩计算机等静态活动时间(不包括上课时间)不超过 2h。"1"代表每天中高强度体力活动时间达到 1 h。另一个"1"代表每天吃肉不超过 1 份(1 个普通成年人手掌心大小)。"0"代表不喝含糖饮料。

Rogers 等研究表明,该健康促进模式对于在学校传递健康信息具有很强的可行性。既往研究表明,"5—2—1—1—0"干预模式中提到的 5 个因素均与儿童超重和肥胖相关,即喜食蔬菜、喜食水果是儿童肥胖发生的保护性因素,而日均看电视、玩计算机时间过长,日均户外运动时间不够,1 周喝含糖饮料频率和食用脂肪类食物过多是危险因素。因此,这些行为的改善为减少儿童超重和肥胖带来了积极的效果。"5—2—1—1—0"干预模式的优点在于对于食物和运动、静坐时间都给出了明确的量的规定;对于食物的计算易于理解和实施,比起计算摄入能量要容易得多;并在"5—2—1—1—0"干预模式的基础上规定了肉类的摄入量,进一步限制了能量的摄入。

【重要信息】

• 肥胖相关行为一般是指脂肪过量摄入、蔬菜水果摄入不足等不良饮食营养相关行为,运动不足、久坐、视屏等不良体力活动行为,睡眠不足、含糖饮料消费等其他不良行为。

• 基于肥胖相关行为的认知有多种角度,包括"吃—动失衡论""营养结构失衡论""概率因果和多病因论""心理—社会学的思维""系统科学的思维"等。

• 儿童肥胖影响因素可以归为生物遗传因素、行为生活方式因素、环境因素和心理社会因素四大类,这四类因素中,行为生活方式因素贯穿所有因素,是链接生物遗传因素、环境因素以及心理社会因素的中心枢纽。

• 儿童肥胖相关行为的主要影响因素有遗传因素、心理影响因素、家庭教养与学校教育因素、文化与社会因素以及其他因素等。

• 儿童肥胖相关行为的干预面临诸多问题和挑战,针对特定群体和全人群的干预策略已经趋于政策化,对于个体多采用经典健康相关行为理论或模型,但是干预效果有待提高,亟待更为有效的理论指导干预模型项目的设计和实施。

【参考文献】

[1]中国营养学会.中国肥胖预防与控制蓝皮书[M].北京:北京大学医学出版社,2019.

[2]赵莉,黎隐豪,肖成汉,等.含糖饮料与儿童肥胖的关系及其防控政策研究进展[J].中国学校卫生,2020,41(03):468—470.

[3]World Health Organization. A Fact sheet about Obesity and overweight[EB/OL].https://www.who.int/mediacentre/factsheets/fs311/zh/,2017.

[4]马冠生,米杰,马军.中国儿童肥胖报告[M].北京:北京大学医学出版社,2017.

[5]Sharma M,Catalano HP,Nahar VK,et al.Applying multi-theory model(MTM) of health behavior change to predict water consumption instead of sugar-sweetened beverages[J]. Journal of Research in Health Sciences,2017,17(1):e370—375.

[6]Yanovski SZ ,Yanovski JA.Toward precision approaches for the prevention and treatment of obesity[J].JAMA The Journal of the American Medical Association,2018,319(3):223—228.

[7]Abarca-Gómez L,Abdeen ZA,Hamid ZA,et al.Worldwide trends in body mass index,underweight,overweight,and obesity from 1975 to 2016:a pooled analysis of 2416 population-based measurement studies in 128.9 million children,adolescents,and adults[J].The Lancet,2017,390(10113):2627—2642.

[8]Ng M,Fleming T,Robinson M,et al.Global,regional,and national prevalence of overweightand obesity in children and adults during 1980—2013:a systematic analysis for the global burden of disease study 2013[J].The Lancet,2014,384(9945):766—781.

[9]袁静,杨显君,张昊,等.学龄前儿童照护人喂养行为与儿童饮食行为相关性研

究[J].中国儿童保健杂志,2019,27(3):244—247.

[10]Khabaz MN,Bakarman MA,Baig M,et al.Dietary habits,lifestyle pattern and obesity among young Saudi university students[J].Journal of the Pakistan Medical Association,2017,67(10):1541—1546.

[11]江流,陶芳标.父亲参与教养及其与儿童肥胖相关行为[J].中国学校卫生,2018,293(05):161—163.

[12]陈艳琳,孙艳,卞晨阳,等.武汉市中学生超重肥胖及其相关行为危险因素分析[J].中国学校卫生,2014,35(1):73—75.

[13]Hayes JF,Balantekin KN,Altman M,et al.Sleep patterns and quality are associated with severity of obesity and weight—related behaviors in adolescents with overweight and obesity[J].Childhood Obesity,2018,14(1):11—17.

[14]宋逸,王海俊,董彬,等.中国学龄儿童肥胖和超重性别差异的25年趋势:应用世界卫生组织和国际肥胖工作组标准进行的多次横断面研究[J].英国医学杂志中文版,2017,20(1):18—24.

[15]Swinburn BA,Kraak VI,Allender S,et al.The global syndemic of obesity,undernutrition,and climate change:the lancet commission report[J].The Lancet,2019,393(10173):791—846.

[16]Collaborators GBDO,Afshin A,Forouzanfar MH,et al.Health effects of overweight and obesity in 195 countries over 25 years[J].The New England Journal of Medicine,2017,377(1):13—27.

[17]Brownell KD,Roberto CA.Strategic science with policy impact.[J].The Lancet,2015,385(9986):2445—2446.

[18]Gillison FB,Rouse P,Standage M,et al.A meta-analysis of techniques to promote motivation for health behaviour change from a self-determination theory perspective[J].Health Psychology Review,2018:1—40.

[19]Resnicow K,Vaughan R.A chaotic view of behavior change:a quantum leap for health promotion[J].International Journal of Behavioral Nutrition & Physical Activity,2006,3(1):25—25.

[20]Thompson DS,Fazio X,Kustra E,et al.Scoping review of complexity theory in health services research[J].BMC Health Services Research,2016,16(1):87—92.

[21]王友发,孙明晓,薛宏,等.《中国肥胖预防和控制蓝皮书》解读及中国肥胖预防

控制措施建议[J].中华预防医学杂志,2019,53(9):875—884.

[22]黄萍,Seal D.美国肥胖政策干预体系研究[J].中医药管理杂志,2019(11):11—15.

[23]McCoy P,Leggett S,Bhuiyan A,et al.Text messaging:an intervention to increase physical activity among african american participants in a faith-based,competitive weight loss program[J]International Journal of Environmental Research and Public Health 2017,14(4):1726.

[24]张庆华,贾巍,张静平,等健康素养—行为变化阶段综合干预对牧区哈萨克族高血压患者的影响[J].中华行为医学与脑科学杂志,2019,28(3):259—264.

[25]黄蓉,万宏伟,侯燕文,等.基于计划行为理论的妊娠期糖尿病俱乐部健康教育模式效果评价[J].中华现代护理杂志,2015(15):1741—1744.

[26]傅华.健康教育学[M].3版.北京:人民卫生出版社,2017.

[27]Jun L,Baichao M,Yongle Z.Evolution model of health food safety risk based on prospect theory[J].Journal of Healthcare Engineering,2018,2018:1—12.

[28]谭晓艳,刘冬梅,徐凌忠.基于5—2—1—0模式的儿童肥胖干预方法介绍[J].中国儿童保健杂志,2011(11):100—101.

[29]邹志勇,李晓卉,庄丽丽,等.5—2—1—1—0行为干预改善儿童青少年超重肥胖效果评价[J].中国学校卫生 2016,37(7):973—976.

（辛军国　赵莉　汪瑞鸥）

第三编

‖儿童肥胖的防治‖

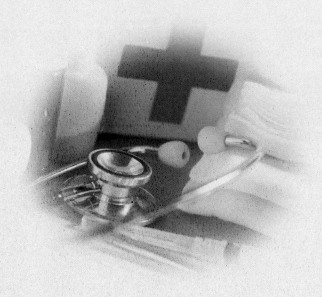

第七章　儿童肥胖的诊疗

【本章导读】

　　儿童与成人的超重和肥胖的评价标准不同,与成人相比,儿童青少年超重和肥胖的评价诊断更为复杂。不仅不同国家使用的标准不同,甚至不同的国际健康学术机构推荐的标准也不同,而且国际、国内多年来都在对标准进行更新。本章重点介绍国内外儿童超重和肥胖的筛查、诊断以及治疗原则,为儿童肥胖的早发现、早干预提供指导。

【本章结构图】

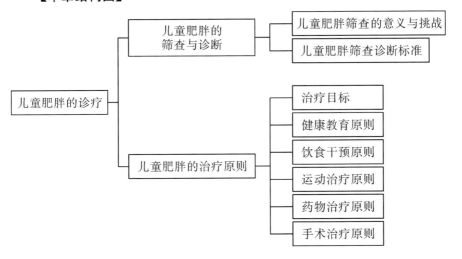

第一节　儿童肥胖的筛查与诊断

　　儿童时期是人体生长发育的关键期,不仅体型快速改变,身体各器官功能以及心理、精神也处于快速发育阶段,该时期机体对外界环境的影响十分敏感。如果儿童的生长发育过程中累积合成过多的脂肪细胞或组织,会造成周围组织器官被脂肪组织包围,以致对机体造成难以在短期内消除的巨大不利影响,故应当把儿童超重和肥胖的筛查放在重要位置,早发现、早干预。

一、儿童肥胖筛查的意义与挑战

(一)早期发现是预防超重和肥胖的重要举措

研究显示,除开遗传因素的影响,个体儿童期超重和肥胖是成年期发生超重和肥胖的主要原因;同时,即便对于体重偏轻或正常的儿童,在整个生命周期中也一样面临超重和肥胖的风险,仍有可能发生超重和肥胖。所以对儿童超重和肥胖进行早期的筛查和干预,可以起到事半功倍的效果。

(二)早期发现和治疗超重和肥胖可减少成年后对多器官、多系统的损伤

肥胖和超重可以导致机体多项功能的失调,虽然这些失调的症状一般在成人后以疾病的形式表现出来,但儿童时期功能性的损伤会增加个体成年后患病的风险。儿童肥胖筛查能早期发现超重和肥胖,通过防控措施降低对成年后心血管系统、内分泌系统、呼吸系统、骨骼和肝,以及心理等多方面的危害。

(三)挑战

体质指数(BMI)是现阶段国内外应用最广泛的判断超重和肥胖的指标,对青春期前后的儿童来说,总体重中的非脂肪组织量(肌肉、骨骼)快速增长,占体重比例更大,BMI判定超重和肥胖的准确性下降,推荐采用"直接测量体脂肪率"技术进行检测。

目前,国内儿童时期的超重和肥胖对个体身心长期影响的研究有限,因此应该重点关注并长期随访研究。

国内亦缺乏针对一些特殊儿童的肥胖研究,如如何定义2岁以下儿童和低龄双胎的超重和肥胖方面的研究很少。

二、儿童肥胖筛查诊断标准

(一)国际标准

1. WHO/NCHS 标准

美国国家卫生统计中心(National Center for Health Statistics,NCHS)学者 Must 等根据 1971—1974 年美国国家营养与健康状况调查(National Health And Nutrition Examination Survey,NHANES)的数据,确定了 9~18 岁同年龄、同性别儿童少年超重和肥胖的体质指数(BMI)参考值:设立 P_5(第 5 百分位数)和 P_{85}(第 85 百分位数)两个界值点,BMI$\leqslant$$P_5$ 为"营养不良",BMI$\geqslant$$P_{85}$ 为"超重"。

1995 年,世界卫生组织(WHO)在以上标准的基础上修订并形成"WHO/NCHS 标准":年龄<10 岁时,使用身高别体重(Weight For Height,WFH)的 Z 分数(Z-score);年龄$\geqslant$10 岁时,同年龄、同性别儿童 BMI$\geqslant$第 85 百分位数(P_{85})为超重,BMI$\geqslant$第 95 百分位数(P_{95})为肥胖,此标准被 WHO 推荐使用。

最新的 NCHS 标准是由 NCHS 和美国疾病预防控制中心(CDC)联合采用 1988—1994 年美国营养与健康调查数据资料建立的美国 CDC"BMI 生长曲线":同年龄、同性别 $P_{85}\leqslant$BMI<P_{95} 定义为"有超重危险",同年龄同性别 BMI$\geqslant$$P_{95}$ 定义为"超重"。该标准的特点在于:参照人群除黑人、白人外,按人口比例增加了拉丁裔等少数民族,涵盖了 2~20 岁儿童和成人,更新了对象分层和曲线平滑化等统计方法。

2. 国际肥胖工作组标准

由于不同国家、不同种族的标准有差异,美国标准也不都适用于全球各国。近年来国际肥胖工作组(International Obesity Task Force,IOTF)通过 6 个国家和地区(英国、荷兰、美国、巴西、新加坡、中国香港)的大样本调查,绘制了 2~18 岁儿童同年龄、同性别的 BMI 标准,即 IOTF 标准,其中 18 岁组的超重、肥胖 BMI 界值分别为 25kg/m² 和 30kg/m²,相当于成年人超重、肥胖的切点标准。由于 IOTF 使用的数据人群都来自经济发展

水平较高的国家和地区,故本标准用于非西方国家人群时应结合本国儿童实际生长发育状况。

(二)中国标准

1. 国家卫健委标准

2018 年国家卫计委颁布的中华人民共和国卫生行业标准《学龄儿童青少年超重与肥胖筛查》当中列出了 6～18 岁不同年龄男生和女生超重和肥胖的判定标准。可以将 6～18 岁儿童分为消瘦、正常体重、超重和肥胖儿童(低于对应年龄儿童正常体重界值的为消瘦),进行分类管理(表7－1)。

表 7－1 6～18 岁学龄儿童青少年性别年龄别 BMI 筛查正常、超重与肥胖界值

年龄(岁)	男生(kg/m²)			女生(kg/m²)		
	正常	超重	肥胖	正常	超重	肥胖
6.0～	13.5	16.4	17.7	13.2	16.2	17.5
6.5～	13.89	16.7	18.1	13.4	16.5	18.0
7.0～	14.0	17.0	18.7	13.5	16.8	18.5
7.5～	14.0	17.4	19.2	13.6	17.2	19.0
8.0～	14.1	17.8	19.7	13.7	17.6	19.4
8.5～	14.1	18.1	20.3	13.8	18.1	19.9
9.0～	14.2	18.5	20.8	13.9	18.5	20.4
9.5～	14.3	18.9	21.4	14.0	19.0	21.0
10.0～	14.5	19.2	21.9	14.1	19.5	21.5
10.5～	14.7	19.6	22.5	14.2	20.0	22.1
11.0～	15.0	19.9	23.0	14.4	20.5	22.7
11.5～	15.2	20.3	23.6	14.6	21.1	23.3
12.0～	15.5	20.7	24.1	14.8	21.5	23.9
12.5～	15.7	21.0	24.7	15.0	21.9	24.5
13.0～	16.0	21.4	25.2	15.4	22.2	25.0
13.5～	16.2	21.9	25.7	15.7	22.6	25.6
14.0～	16.5	22.3	26.1	16.1	22.8	25.9
14.5～	16.8	22.6	26.4	16.4	23.0	26.3

续表

年龄（岁）	男生（kg/m²）			女生（kg/m²）		
	正常	超重	肥胖	正常	超重	肥胖
15.0～	17.0	22.9	26.6	16.7	23.2	26.6
15.5～	17.1	23.1	26.9	16.9	23.4	26.9
16.0～	17.4	23.3	27.1	17.1	23.6	27.1
16.5～	17.6	23.5	27.4	17.2	23.7	27.4
17.0～	17.8	23.7	27.6	17.3	23.8	27.6
17.5～	18.0	23.8	27.8	17.4	23.9	27.8
18.0～	18.5	24.0	28.0	18.5	24.0	28.0

2. 中国肥胖问题工作组标准

由中国肥胖问题工作组（Working Group on Obesity in China，WGOC）制定的 7～18 岁超重和肥胖筛查 BMI 第 85 百分位数和第 95 百分位数的标准（表 7－2）可作为我国该年龄段儿童群体重评价和个体超重肥胖筛查的参考；该标准不一定适用于"肥胖病"的临床诊断，也不推荐用于鉴别诊断单纯性肥胖和继发性肥胖。

表 7－2 WGOC 中国儿童青少年标准与 NCHS 标准

年龄	中国标准（P_{85} 和 P_{95}）				NCHS 标准 *（P_{85} 和 P_{95}）			
	女性		男性		女性		男性	
	超重	肥胖	超重	肥胖	超重	肥胖	超重	肥胖
7～	17.0	19.6	17.0	19.6	17.37	19.18	17.37	19.18
8～	17.7	20.4	17.7	20.4	18.11	20.33	18.11	20.33
9～	18.4	31.3	18.4	31.3	18.85	21.47	18.85	21.47
10～	19.4	22.2	19.4	22.2	19.6	22.60	19.6	22.60
11～	20.1	23.0	20.1	23.0	20.35	23.73	20.35	23.73
12～	21.1	23.0	21.0	23.9	21.12	24.89	21.12	24.89
13～	21.9	25.0	21.9	25.0	21.93	25.93	21.12	24.89
14～	22.8	25.9	22.8	25.9	22.77	26.93	22.77	26.93

续表

年龄	中国标准 (P₈₅ 和 P₉₅)				NCHS 标准 * (P₈₅ 和 P₉₅)			
	女性		男性		女性		男性	
	超重	肥胖	超重	肥胖	超重	肥胖	超重	肥胖
15～	23.5	26.8	23.5	26.8	23.63	27.76	23.63	27.76
16～	24.2	27.7	24.3	27.7	24.45	28.53	24.45	28.53
17～	25.0	28.5	25.0	28.5	25.28	29.32	25.28	29.32
18～	25.8	29.1	25.8	29.1	25.92	30.02	25.92	30.02

来源:中华流行病学杂志 2004 年 5 卷 2 期 ★ NCHS 为美国国立卫生统计中心标准.

(三)主要指标的计算与测量

从 2000 年第一次国家国民体质监测到如今,各级国民体质监测中心在按照《国民体质测定标准》的指标和方法对国民进行体质状况检测、评价及监测的同时,也采用了一些新的指标和方法,将体质、医学、健康相结合,如身体成分、骨密度、动脉硬化、亚健康等,这些无创、有效、便捷、实用的方法丰富了体质检测与评价的内容,拓展了国民体质测试与评价的深度与广度。此处介绍体质测定中常用的一些健康医学检测指标和方法。

1. 体质指数

体质指数(body mass index,BMI),计算方法为 $BMI=kg/m^2$,即体重(千克)除以身高(米)的平方,其原理是根据身高与体重较为恒定的关系,通过正确测量身高及体重值就能计算出 BMI 值。

身高测量要点:采用身高坐高计进行测量。①保证立柱与踏板垂直,置于平整靠墙地面上,滑测板与立柱垂直;②测量时,被测者脱帽子、外衣及鞋,足跟、臀部和两肩胛角间三个点同时接触立柱,头部正直,两眼平视正前方,眼眶下缘与耳廓上缘呈水平位,挺胸收腹,两臂自然下垂,足跟并拢,足尖分开约 60°角,双膝并拢挺直;③测量者站于受测者右侧,手扶滑测板轻轻向下移动,轻压于受测者头顶,确认其姿势正确后读取滑测板底面立柱上所示数字,测量者的眼睛与滑测板在一个水平面上,以厘米为单位,精确度为 0.1 厘米。

体重测量要点：采用杠杆秤。①将体重秤放在平整的地面；②检验准确度和灵敏度，检查指示读数与标准砝码误差是否在允许范围；③检查零点，即把游锤放到"0"刻度上，观察杠杆是否水平居中，若不居中（偏高或偏低）可调节杠杆侧端螺丝；当体重计改变放置位置时应重新检查"0"点；④被测者脱去鞋、帽和外套，站于秤台中央。首先将体重秤上下面的粗游码置于接近被测者体重的整数刻度位置上；再调节上面的细游码直至杠杆呈正中水平位置；读取两游码读数，即为被测者体重，以千克为单位，精确度为0.1千克，测量完毕后将两游码归零。

2. 身体成分

身体成分（body composition）是指人体中肌肉、脂肪、无机盐等各组分的含量及其在人体总体质量中所占的百分比。通常状况下，人的身体主要是由水、蛋白质、脂肪、无机物4种成分构成。身体成分保持相对稳定，是维持身体健康的一个最基本的条件。定期监测身体成分，密切观察身体构成的变化，可以评估一个人的健康情况。

对身体成分进行测量是人体健康检查的重要内容之一，不仅可以提供全身营养状态、目前健康状况，还可以为多种疾病的诊断和治疗提供非常有价值的信息，这对做出一个完整的临床评估是十分有用的。与此同时，身体成分测量还应用于健康管理和健身指导，如健康的预测、诊断、监测以及疾病预防、制定运动处方等。

目前身体成分检测常用测量方法分三大类：人体测量法、物理测量法、化学测量法，主要用于评判脂肪的堆积情况，为控制体重和肥胖的防治提供依据。检测方法中BMI和WC应用最为广泛；身体密度法（例如水下称重法）作为身体成分测量的"金标准"被广泛用来评定其他测量方法的有效性，但这种方法需要特殊设备，结果受肺残气量、腹腔内气体及体液总量的影响；双能X线吸收法（dual energy X-ray absorptiometry，DXA）与密度测量法相似，测定效果甚至更好；气体置换法（air displacement plethysmo-graphy，ADP）、稀释法等可以较精确地计算出体脂量，但由于这些方法操作复杂，并且测试成本较高，故只在科研中应用。计算机断层扫描法

(computed tomography,CT)可进行全身脂肪定量,特别是根据脐水平的断层像可求得皮下脂肪面积和内脏脂肪面积,进行脂肪分布的判定;磁共振成像法(magnetic resonance imaging,MRI)类似 CT 法。

3. 腰围、腰臀比、腰围身高比

腰围(waist circumference,WC)被证明与计算机断层扫描得到的内脏脂肪含量有很强的相关性,是反映腹部脂肪最直观的指标,也是 WHO 推荐的用于评价中心性肥胖的首选指标。

腰臀比(waist-to-hip ratio,WHR)在腰围的基础上矫正了臀围,是一个独特的衡量向心性肥胖的指标。

腰围身高比(waist height ratio,WHtR),即腰围、身高的比,是间接测量腹部脂肪、评价儿童腹型肥胖的有效指标。具有简单、可靠、低成本、高可操作性,比起需要考虑年龄、性别等复杂因素的腰围(WC)指标的复杂繁琐,WHtR 作为一个独立的指标,具有在不同人群间变异程度小和稳定度好的特点,对处于生长发育期的儿童而言,在评估儿童腹型肥胖时,具有潜在的实用价值。

学龄儿童腰围超过其性别年龄别 P_{85} 或腰围身高比>0.48 时,可作为学龄儿童人群腹型肥胖筛查的腰围和腰围身高比分类标准。我国学者米杰提出的适合中国儿童(3～18 岁)的 WHtR 标准:0.46 为判定腹型胖的预警点(相当于 BMI 指标的"超重"临界点),0 为腹型肥胖临界点,适用于我国大陆儿童青少年中心性肥胖的判定。Sung 等学者亦制订了中国香港6～18 岁儿童青少年 WC、WHtR 参考界值点与百分位曲线,用于中国香港地区儿童青少年中心性肥胖的判定。

4. 体脂百分率

体脂百分率(body fat percentage,%BF)是指体内脂肪组织占体重的百分比,是比较直观的判断肥胖的指标,BMI 与人体体脂含量明显相关。

(1)通过 BMI,可以使用以下公式算出体脂百分率:

$$男性体脂\% = 1.218 \times BMI(kg/m^2) - 10.13$$
$$女性体脂\% = 1.48 \times BMI - 7$$

(2)也可以通过瘦体质量(lean body mass,LBM)计算,计算步骤如下:

$$男性瘦体质量LBM(kg)=[0.297×体质量(kg)+$$
$$19.5×身高(m)-14.013]/0.72$$
$$女性瘦体质量LBM(kg)=[0.184×体质量(kg)+$$
$$34.5×身高(m)-35.270]/0.72$$
$$体脂=体质量-瘦体质量$$
$$体脂率=体脂(kg)/体质量(kg)$$

(3)体脂百分率可参考不同人群体脂肪含量判定肥胖标准(表7-3)。

表7-3 不同人群体脂肪含量判定肥胖标准(%)

性别	年龄(岁)	轻度肥胖	中度肥胖	重度肥胖
女生	6~14	25	30	35
	15~18	30	35	40
	>18	30	35	40
男生	6~18	20	25	30
	>18	20	25	30

来源:叶广俊.现代儿童少年卫生学.人民卫生出版社,1999:473.

5. 标准体重法

标准体重法是用身高减去常数得到相应的标准体重,这个方法简单且沿用已久。

目前评价儿童和成人标准体重的计算公式有3个,按照学术界普遍采用的体重≥标准体重的120%为肥胖:

(1)标准体重(kg)=身高(cm)-105

(2)标准体重=[身高(cm)-100]×0.9

(3)世界卫生组织(WHO)推荐公式:

男性标准体重(kg)=[身高(cm)-80]×0.7

女性标准体重(kg)=[身高(cm)-70]×0.6

(四)以肥胖为临床表现的常见病种

儿童期多种疾病均会出现肥胖,表7-4列出了将肥胖作为临床表现的常见病种作为诊断的参考。

表 7-4 以肥胖为临床表现的常见病种

疾病名称	病因	临床特点	实验室其他检查结果
皮质醇增多症	肾上腺皮质癌,腺瘤,增生	生长停滞,皮肤紫纹,多血质面容,高血压,满月脸,向心性肥胖	血浆皮质醇增高,节律紊乱,地塞米松抑制实验不能被抑制,血浆 ACTH 因为病因不同可升高、降低或正常,肾上腺 B 超、CT 及 MRI 可助病因诊断
多囊卵巢综合征	下丘脑—垂体—卵巢功能障碍	月经量少且周期延长,闭经,多毛,不孕,肥胖	血浆雌二醇降低,睾酮增高,盆腔 B 超或 CT 可见卵巢长大
高胰岛素血症	B 细胞增生,胰岛细胞瘤	反复发作的空腹低血糖,发作时伴饥饿感、乏力、出汗、心悸等,肥胖	胰岛素增高,血糖低,酮体正常,胰腺 B 超、CT 及 MRI 可助病因诊断
甲状腺功能减退症	先天性发育不良、甲状腺炎、碘缺乏或下丘脑—垂体疾病等	表情呆滞,食欲不佳,便秘,皮肤苍白、粗糙,身材矮小、黏液性水肿、体重增加,肥胖	骨龄延迟,血清 T_3、T_4 降低,TSH 升高
Frohlich Syndrome 肥胖性生殖无能症	下丘脑—垂体炎症,外伤,肿瘤等,或原因不明	性发育不全,第二性征延迟或不发育,身高不增,睾丸未下降或小,有颅内压增高症状;肥胖	性激素水平低,GnRH 兴奋试验血 LH 及 FSH 均增高,呈迟缓反应,头颅及垂体 CT 及 MRI 可助病因诊断
Prader-Willi syndrome 肥胖—生殖无能—肌张力低下综合征	常染色体显性遗传病	身材矮小,性腺功能低下,智力低下,肌张力低下,肥胖	15q11.13 基因缺陷,血浆性激素水平低下

疾病名称	病因	临床特点	实验室其他检查结果
Aiström 综合征	常染色体隐性遗传病	色素性视网膜炎,失明,听力丧失,尿崩症,糖尿病,肥胖	染色体位于 2p
Bardet-Biedl 综合征	常染色体隐性遗传病	色素性视网膜炎,多脂,性发育不良,身材矮小,智力低下,糖尿病,肾小球硬化,肥胖	血糖偏高,血浆性激素水平下降,肾功能正常或下降

第二节 儿童肥胖的治疗原则

一、治疗目标

1.7 岁以下儿童

如没有继发并发症,体重控制的目标为保持现有体重在正常范围;如果体重>P_{95}且有继发并发症,则需减重并积极控制并发症。

2.7 岁以上儿童

如果 P_{85}≤BMI<P_{95}且无并发症,体重控制目标是保持现有体重在正常范围;如有并发症或 BMI>P_{95}则建议减重;如果有假脑瘤、高血压、糖尿病、阻塞性睡眠呼吸暂停综合征等并发症,以较快速度减轻体重为宜。

二、健康教育原则

1. 帮助儿童及家庭了解肥胖形成的原因

大多数家长认为孩子正处于发育长身体时期,往往忽视对孩子良好饮食行为、生活习惯的正确教育与指导,甚至致纵容孩子大吃大喝,过量饮食,养成不良饮食和生活行为习惯。应通过健康教育帮助家庭认识肥胖的成因及可能带来的严重后果,从而帮助孩子建立良好的饮食、生活行为习惯。

2. 了解预期的目标

对处在生长发育阶段的儿童及青少年,减重不是容易的事。通过健康教育及行为矫正,帮助儿童及家庭形成阶段性目标,对树立减重信心,持续坚持减重行为十分重要。

3. 以家长和孩子为重点干预对象

家长要根据目标规范自己的行为,尽量亲自带领孩子去户外参加体育运动和娱乐项目。同时,家长要随时提醒孩子控制饮食,减少看电视的时间并增加运动。家长可采用通俗易懂的方式,如游戏、讲故事、谈话等经常对肥胖儿童的饮食、营养和运动等方面的教育进行巩固监督。

4. 重视改变家庭不良的生活习惯及饮食习惯

如避免进餐速度过快。家庭应帮助孩子养成有规律的运动习惯,减少看电视或玩电子游戏的时间,养成以家庭为单元的饭后散步的习惯等。各种减重策略应得到孩子的理解以便增强信心,让家长及儿童知晓减重需要长期坚持,减重目标应该要具体、实际和可行,一次不宜过多和过度,矫正时间不能过短。最好先矫正一个行为后再完成下一个,循序渐进,避免由于完不成计划而产生负面情绪,影响计划的长期实施。还可以结合寒暑假期的联谊会,寒暑假强化教育等多种形式协助减轻体重。

5. 重视学校对肥胖儿童进行体重管理

如鼓励课间 10 分钟的活动,积极安排体育运动项目、重视儿童营养餐的品种及量等。

三、饮食干预原则

1. 膳食结构调整

膳食调整是治疗肥胖的基础,体重的减轻取决于消耗了多少多余脂肪,故膳食调整的目的是在满足生长发育所需的前提下,通过饮食量化调整,循序渐进地使膳食结构趋于合理,减少能量的摄入和脂肪的堆积。常见饮食品种有:①谷薯类,为主要供能食物,富含碳水化合物,主要成分是淀粉。②肉蛋奶及豆类,是优质蛋白质的主要来源,富含维生素及矿物质。③蔬菜水果类,是纤维素、维生素及无机盐等的来源。

2.膳食摄入总量控制原则

Megar 等推荐的减肥期每日膳食能量:<5 岁儿童为 600～800kcal;≥5 岁为 800～1200kcal。膳食原则:多吃蔬菜、高纤维素及水分多的食物以增强饱腹感;选用含糖量低的水果,减少油脂摄入;每日 1 个鸡蛋,1 盒牛奶(250ml),100～150g 鸡肉或其他瘦肉;严禁油煎食品、纯油脂食物(如奶油、肥肉)及糖果等甜食;烹饪方式以凉拌、水煮、清蒸、清炖为佳。对于重度肥胖的儿童,应由专业人员根据能量的推荐摄入量来计划其每日摄入的能量,我国儿童少年膳食能量推荐摄入量见表 7－5。

表 7－5　我国儿童少年膳食能量推荐摄入量

年龄	MJ/d		kcal/d	
	男	女	男	女
6～	7.10	6.7	1700	1600
7～	7.53	7.10	1800	1700
8～	7.94	7.53	1900	1800
9～	8.36	7.94	2000	1900
10～	8.80	8.36	2100	2000
11～	10.04	9.20	2400	2200
14～18	12.13	10.04	2900	2400

来源:陈春明.中国学龄儿童少年超重和肥胖预防与控制指南(试用)[M]北京:人民卫生出版社,2008.

为了方便儿童选用食物品种及数量,表 7－6 展示了不同能量摄入时各类食物的量。

表 7－6　不同能量摄入时各类食物的量

能量 (kcal)	食物量(g)								主要营养素含量(g)		
	谷类	肉、鱼禽	蛋类	豆腐干*	蔬菜	水果	牛乳	植物油	蛋白质	脂肪	碳水化合物
1500	305	80	40	40	300	100	250	16	58	44	220

能量 (kcal)	食物量(g)								主要营养素含量(g)		
	谷类	肉、鱼禽	蛋类	豆腐干＊	蔬菜	水果	牛乳	植物油	蛋白质	脂肪	碳水化合物
1600	334	80	45	40	400	100	250	16	60	45	244
1700	341	80	50	40	500	100	250	17	69	47	253
1800	365	90	50	50	500	100	250	18	68	50	270
1900	390	90	50	60	500	100	250	18	72	53	285
2000	412	90	60	60	500	100	250	19	75	56	300
2100	431	100	60	70	500	100	250	19	79	58	315
2200	452	100	70	70	500	100	250	20	83	61	330
2400	485	110	70	70	500	100	250	21	90	67	360
2900	550	135	70	70	500	150	250	23	109	81	425

＊其他豆制品按水分含量折算。如豆腐干 50 g＝素什锦 50 g＝北豆腐 65 g＝南豆腐 120 g。

四、运动治疗原则

在治疗儿童肥胖时,运动和饮食调整是相辅相成的。运动能增强机体的基础代谢率,增强食物的特殊动力,增加机体能量消耗,从而达到减重目的。运动能提高心肺功能,改善心肌代谢,降低血液中胆固醇、甘油三酯及低密度脂蛋白含量,使高密度脂蛋白含量上升,从而预防冠心病。运动还能增强呼吸肌功能,改善肺通气功能。运动辅以饮食调整,能降低血浆胰岛素水平,降低肥胖儿童糖尿病的风险。同时,运动对儿童心理健康调节大有益处。

1. 安全第一原则

运动计划的制订最好由医生、营养师以及体能训练师共同参与,运动强度在受训者心肺功能承载的安全范围内。

2. 遵循程序和个体化原则

(1)先评估:包括每个儿童的肥胖程度、肥胖类型、体能、运动耐力、兴趣偏向等。

(2)再计划:采取何种运动方式、运动时间及频率等。

(3)实施:敲定实施细节,重在坚持。

(4)效果评价:按设置周期评价体重减轻情况、体能增长情况、体脂消耗情况,为下一个阶段评估做准备。

3.及时评估原则

(1)评估运动强度:不同的个体采取不同的运动强度,同样的运动强度不同个体反应因人而,故需要观察有无面色苍白、恶心呕吐、呼吸困难等不良反应。

(2)评估运动频率:以儿童不产生运动厌倦为前提,一般3~4次/周为宜,体能消耗以350 kcal/h为宜。

(3)评估运动时间:根据机体生物节律周期的规律,相同的运动项目,下午及晚上运动比上午运动热能消耗会多20%。

(4)选择恰当运动方式:有氧运动是肥胖儿童较好的选择,全身性运动优于局部性运动。可选择儿童易行且能持久的方式,如游泳、跑步、快走、跳绳、骑自行车、爬山等,保证运动时间。运动持续时间比运动速度更重要,需持续40分钟以上才有效。各种运动项目的能量消耗情况如表7-7所示。

表7-7 各种运动项目的热卡消耗情况

运动项目	能量消耗(kcal)	运动项目	能量消耗(kcal)
慢走(4 km/h)	260	快走(8 km/h)	640
上山(4 km/h)	350	快步上山(8 km/h)	700
上楼梯(1 h)	1050	骑自行车	500
下楼梯(1 h)	420	游泳	650
穿衣,沐浴(1次)	120	打网球	500
读书,写字(1 h)	114	打乒乓球	260

五、药物治疗原则

药物治疗是肥胖治疗一个很重要的环节,但对于治疗肥胖症的药物选择目前全球尚未达成共识。

1. 安全原则

2014 年英国国家卫生和临床优化研究所提出《超重与肥胖的识别、评估和管理》指南，指出对于年龄不足 12 岁的儿童，一般不建议使用药物减肥；除非特殊情况(比如出现严重的并发症)，才能在儿科医疗机构开具处方的情况下使用药物治疗；对于儿童，当下既安全又能有效控制体重的药物非常少。

2. 有效原则

二甲双胍是目前唯一被美国 FDA 批准可用于治疗儿童期糖尿病的口服药物；当前二甲双胍亦开始用于治疗严重肥胖的儿童及青少年。其主要作用机制是，与食物共同服用，可抑制食欲，减少进食量，且可延缓胃肠道对葡萄糖的吸收。二甲双胍不良反应少，最常见的是消化道症状，与成人相比，肥胖儿童口服二甲双胍出现胃肠道反应的也较少。因此对于伴有胰岛素抵抗的单纯肥胖儿童而言，二甲双胍具有很好的临床应用前景，但目前尚无确切的推荐剂量，可在大年龄段的青少年人群中试用。

六、手术治疗原则

结合饮食、运动和生活方式的非手术治疗是青少年控制肥胖的主要手段。然而，由于生活方式管理的结果令人失望，行为疗法也很少有效，特别是对年龄相对大的青少年和严重肥胖者，药物选择和膳食替代疗效有限。

1. 慎用手术原则

减重手术在成人中已被广泛证实安全有效，虽然目前尚无非常充分的证据推荐儿童和青少年采用减重手术，但已经引起了越来越多的关注，不同的国家和学术组织分别制定了手术治疗青少年肥胖的相关指南和共识。目前，国内对儿童和青少年重度肥胖手术治疗尚无明确的标准和共识。

用于青少年的常见减重手术是 Rouxen-Y 胃旁路术(RYGB)、可调胃束带术(AGB)和胃袖状切除术(SG)，但由于缺少大样本量病例以及高质量对照研究结果，目前未建议特定手术。所有手术均可采用腹腔镜技术实施,然而,根据美国食品药品监督管理局(FDA)的要求,AGB 只能用于年龄>18 岁的肥胖患者。SG 是目前成年和青少年肥胖病人中开展最多的减重术式,SG 切除大部分(80%～90%)胃大弯及全部胃底,剩余的管状残胃约占原胃容积的 10%～15%,该手术最初是作为一种两阶段减重手术(RYGB 或者胆胰转流术)的第一阶段手术,适用于极度肥胖的成年病人,曾作为 RYGB 和胆胰转流术(biliopancreatic diversion,BPD)风险较高时的候选术式,术后观察结果显示,SG 可在短期显著减轻体重,改善合并症,故自 2010 年后其作为独立手术开展。

2. 满足适应证原则

美国代谢与减重外科学会(ASMBS)指南中减重手术适应证包括:①BMI≥35 或 BMI≥第 95 百分位数的 120%,且伴有严重合并症,包括阻塞性睡眠呼吸暂停综合征(睡眠呼吸暂停低通气指数 AHI>5)、2 型糖尿病、特发性颅内高压、非酒精性脂肪性肝炎、特发性非生理性膝内翻畸形、股骨头骨骺滑脱、胃食管反流病、高血压;②BMI≥40 或 BMI≥第 95 百分位数的 140%(以较低者为准)。

ASMBS 指南认为,在评估手术患者时不必考虑 Tanner 分期和骨龄,2018 年该指南的变化体现了管理严重肥胖青少年理念的重大转变,其建议将生活方式的改变、药物治疗和外科手术作为治疗策略,但关于手术时机和最低手术年龄仍有争议。ASMBS 指南根据世界卫生组织(WHO)对青春期的定义建议最低年龄为 10 或 11 岁。当然,对于年龄≥16 岁的病人,通常已经达到生理和心理成熟,足以理解手术的复杂性和终身影响。

【重要信息】

• 儿童超重和肥胖是成年后肥胖的重要因素,故应该把儿童肥胖筛查放在重要位置,早期的筛查和干预能达到事半功倍的效果。

• 国内应该加强儿童超重和肥胖对个体身心的长期影响的随访研究。

• 儿童肥胖预防措施的落实需要社会、学校和家庭三者有机结合。

【参考文献】

[1]颜纯,王慕逊.小儿内分泌学[M].2版.北京:人民卫生出版社,2006.

[2]Must A,Dallal GE,Dietz WH.Reference data for obesity:85th and 95th percentiles of body mass index(wt/ht2)and triceps skin fold thickness[J].Am J Clin Nutr. 1991,53(4):839—842.

[3]World Health Organization.Physical status:the use and interpretation of anthropometry:report of a WHO expert committee[J].World Health Organ Tech Rep Ser, 1995,854:165—271.

[4]Cole TJ,Bellizzi MC,Flegal KM,et al.Establishing a standard definition for child overweight and obesity worldwide:international survey[J].BMJ.2003,320(7244):1240—1243.

[5]Danielsson P,Kowalski J,Ekblom Örjan,et al.Response of severely obese children and adolescents to behavioral treatment[J].Arch Pediatr Adolesc Med,2012,166(12):1103—1108.

[6]Inge TH,Courcoulas AP,Xanthakos SA.Weight loss and health status after bariatric surgery in adolescents[J].N Engl J Med,2016,374(20):1989—1990.

[7]Pratt JSA,Browne A,Browne NT,et al.ASMBS pediatric metabolic and bariatric surgery guidelines,2018[J].Surg Obes Relat Dis,2018,14(7):882—901.

[8]王存川,张鹏,杨景哥,等.中国儿童和青少年肥胖症外科治疗指南(2019版)[J].中华肥胖与代谢病电子杂志,2019,5(1):3—7.

[9]Austin H,Smith K,Ward WL.Psychological assessment of the adolescent bariatric surgery candidate[J].Surg Obes Relat Dis,2013,9(3):474—480.

[10]中华人民共和国国家卫生与计划生育委员会.学龄儿童青少年超重与肥胖筛查[S].北京:中华人民共和国卫生行业,2018.

[11]张艺宏.国民体质监测与评价[M].北京:科学出版社,2017.

[12]孟玲慧,米杰.北京市学龄儿童腰围、腰围身高比分类标准对心血管代谢危险因素的筛查效度[J].中国循证儿科杂志,2008(5):324—332.

[13]孟玲慧,米杰,程红,等.北京市3～18岁人群腰围和腰围身高比分布特征及其适宜界值的研究[J].中国循证儿科杂志,2007,2(4):245—252.

[14]郑明霞,郑连斌,杨茜,等.用瘦体质量、身高标准体重法评价江淮汉族肥胖标准的研究[J].南京师大学报(自然科学版),2014,37(02):101—105.

[15]Hassan MK,Joshi AV,Madhavan SS,et al.Obesity and health-related quality of life:a cross-sectional analysis of the US population [J].Int J Obes,2003,27(10):1227－1232.

[16]庞华英,尚汉翼,朱宝宽.关于中国人肥胖标准的探讨[J].医学研究通讯,2002,31(1):45－48.

[17]朱智明,段立平,臧贵明,等.应用 3 种肥胖判定计算方法及标准对 2825 例成人肥胖判定结果的对比分析[J].中国临床康复,2004,8(15):2810－2811.

[18]Sung RY,So HK,Choi KC,et al.Waist circumference and waist to height ratio of Hong Kong Chinese children[J].BMC Public Health,2008,8(1):324.

(冯黎维　石学丹　杜茜茜)

第八章　儿童肥胖的健康教育

【本章导读】

　　健康教育是改善人群健康相关行为的系统活动，其通过健康信息传播等干预措施，促进人群采纳有利于健康的行为，减少危险因素暴露，帮助实现防控疾病、促进健康等目的。本章介绍了健康教育的概念、意义、工作思路，以及不同的健康信息传播形式，总结了儿童肥胖重点场所健康教育的要点。

【本章结构图】

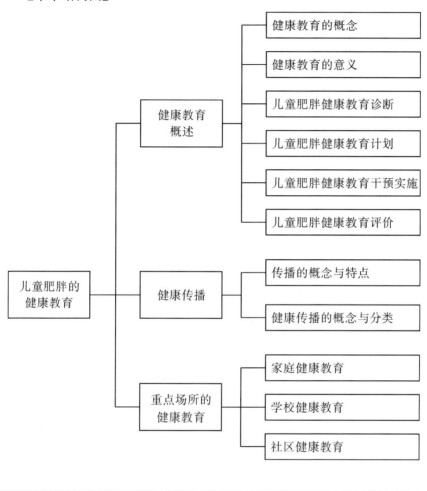

第一节 健康教育概述

一、健康教育的概念

健康教育(health education)是旨在帮助个体或对象人群改善健康相关行为(health-related behaviors)的系统的社会活动。相应地,儿童肥胖健康教育是帮助儿童改善肥胖相关行为的系统的社会活动。健康教育在调查研究的基础上,采用健康信息传播等干预措施,促进个体或人群自觉地采纳有利健康的行为和生活方式,从而减少暴露于危险因素,帮助实现疾病防控、治疗康复、提高健康水平的目的。健康教育的特定目标是改善对象的健康相关行为,健康教育的干预活动以调查研究为前提,健康教育的主要干预措施是健康信息传播。健康教育是包含多方面要素的系统活动,健康教育的首要任务是预防控制疾病,同时也帮助病人治疗和康复,还帮助普通人群增进健康水平。

健康教育与卫生宣教是两个既有联系又有区别的概念。联系:我国当前的健康教育在过去卫生宣教的基础上发展而来,其主要措施是卫生宣教。区别:①与过去的卫生宣教相比,健康教育明确了特定的工作目标——促使人们改善健康相关行为,从而防控疾病、增进健康;②健康教育不是简单的信息传播,而是既有调查研究又有干预,有计划、有组织、有评价,涉及多层次、多方面对象和内容的系统活动;③健康教育在融合医学科学和行为科学(包括社会科学、心理学、文化人类学等)、传播学、管理科学等学科知识的基础上,逐步形成了自己的理论和方法体系。

二、健康教育的意义

健康教育是人类与疾病做斗争的客观需要。随着人类死因谱和疾病谱的变化,人类死亡的主要原因已由传染性疾病转变为慢性非传染性疾病,恶性肿瘤、心脑血管疾病等排在疾病谱和死因谱前列。传染性疾病由单一的病原微生物引起,而慢性非传染性疾病由多方面的因素共同影响。由于慢性非传染性疾病病因的复杂性,目前还没有针对性的生物学预防手段和治愈方法。

在弄清这些因素及其相互关系和影响机制之前,人们并非毫无应对。1974 年以来,Blum、Lalonde 和 Dever 等人将影响人群健康和疾病的因素分为四大类,已被普遍接受。这四类因素是:环境因素、行为与生活方式因素、生物遗传因素、医疗卫生服务因素,图 8-1 展示了四类因素间的关系。

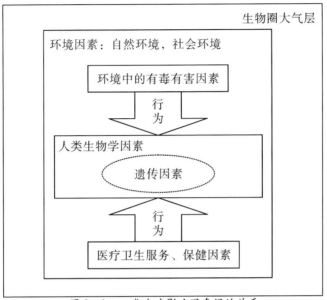

图 8—1　四类疾病影响因素间的关系

来源:马骁.健康教育学[M].2 版.北京:人民卫生出版社,2012.

医疗卫生保健因素与环境中的有毒有害因素常常需要通过人自身的行为作为中介而作用于人体。通过行为可以避免、减弱或加强对环境中有毒有害因素的暴露,行为也意味着排斥、接受或利用医疗卫生保健因素。人的行为处于这几类因素交互作用的交叉点。据 WHO 估计,全球 60%的死亡主要归因于不良行为和生活方式。四类因素中,行为与生活方式因素最活跃,也相对容易发生变化。

事实上,人的行为不仅影响着慢性非传染性疾病的发生发展,也与传染性疾病密切相关。例如,2020 年春,全世界许多国家为控制新型冠状病毒肺炎(corona virus disease 2019,COVID-19)疫情所做的工作,说明健康教育对战胜传染性疾病起着重要作用。

医学专家必然地看到了通过改善人们的健康相关行为来防治疾病的重要价值。改善健康相关行为需要健康教育,因此健康教育是人类与疾病做斗争的客观需要。

三、儿童肥胖健康教育诊断

(一)健康教育诊断的概念

健康教育诊断是为了设计科学的健康教育计划和实施有效的干预活动而开展的调查研究。通过系统调查和测量来收集各有关事实资料,并进行分析,确定与健康问题有关的行为和行为的影响因素,以及健康教育资源可得情况,可为确定健康教育干预目标、策略和方法提供基本依据。同时,健康教育诊断也可为健康教育干预效果评价提供基线资料。相应地,儿童肥胖健康教育诊断通过调查研究确定影响儿童肥胖的相关行为,并分析行为的影响因素,可为制订儿童肥胖健康教育干预计划提供依据。

(二)健康教育诊断的基本思路

目前,最有代表性的健康教育诊断基本思路是以格林(Green L.)为代表的学者提出的 PRECEDE-PROCEED 模式,又称格林模式(图 8-2)。这一模式的上半部分,即 PRECEDE(predisposing, reinforcing and enabling constructs in educational/environmental diagnosis and evaluation),指"在教育/环境诊断和评价中的倾向因素、促成因素和强化因素";下半部分,即 PROCEED(policy, regulatory and organizational constructions in educational and environmental development),指"在教育和环境发展中的政策、调控和组织构架"。在健康教育诊断中普遍采用的思路主要是格林模式中的上半部分,在健康教育评价中普遍采用的思路主要是格林模式中的下半部分。

PRECEDE

←

第五步	第四步	第三步	第二步	第一步
管理与政策诊断	教育与生态诊断	行为与环境诊断	流行病学诊断	社会诊断

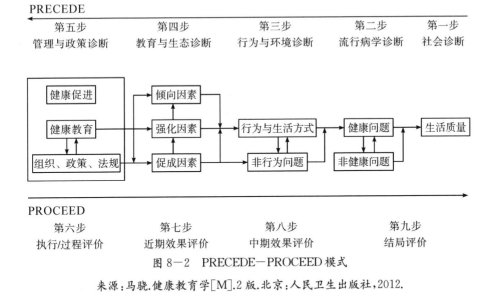

PROCEED

→

第六步	第七步	第八步	第九步
执行/过程评价	近期效果评价	中期效果评价	结局评价

图 8-2　PRECEDE-PROCEED 模式

来源：马骁.健康教育学[M].2 版.北京：人民卫生出版社,2012.

格林模式以对象人群的生活质量和健康问题为起点开始调查研究,通过系统地收集资料和多层次、多维度、多因素地分析明确以下问题。

(1)影响对象人群生活质量的因素。包括健康问题和非健康问题,健康教育工作者主要关心的是健康问题。通过分析何种健康问题对生活质量影响最大或较大,可以明确将哪个或哪些健康问题作为工作目标。

(2)影响目标健康问题的因素。包括行为因素和非行为因素,健康教育工作者主要关心的是行为因素。通过分析哪些行为因素对目标健康问题影响最大或较大,可以明确将哪个或哪些行为作为目标行为。

(3)影响目标行为的因素。行为的影响因素众多,在 PRECEDE 模式中被分为三大类,包括倾向因素、促成因素、强化因素。通过分析三类因素中的具体因素与目标行为的联系,可以明确将哪些因素作为干预重点,由此考虑应该采取哪些干预措施。

(4)健康教育干预的主要措施。对以上三类因素开展健康教育干预需要分别采取不同的策略。基于调查研究结果,制定有效的干预计划和策略。

(三)儿童肥胖健康教育诊断的基本步骤

1. 社会诊断

明确关注的健康问题是肥胖,对象人群是儿童,需要了解儿童所处的家庭、学校、社区环境,同时动员相关人员参与项目。

2. 流行病学诊断

需要明确儿童肥胖的分布特点、影响儿童肥胖发生发展的因素有哪些、哪些因素影响最大、哪些可改变、哪些可干预性强、干预需要哪些条件和资源及健康教育可能发挥的作用。

3. 行为与环境诊断

需要区分引起儿童肥胖的行为因素(如喜食高油、高盐、高脂肪食物,摄入含糖饮料,进食量大,身体活动不足,静态行为如视屏时间过长,睡眠不足等)和非行为因素(如遗传因素、国家政策因素、家周边的公园环境、家周边的便利店数量、学校活动场地面积、学校体育课程设置等),区分行为因素中的重要行为与相对不重要行为(划分标准主要是根据行为与健康问题联系密切程度及发生频度),区分高可变行为与低可变行为(划分标准是行为的预期干预效果)。理想的目标健康相关行为是高可变的重要行为。

4. 教育与生态诊断

需要在明确目标健康相关行为的基础上,分析影响行为或行为群发生发展的因素。能够影响行为发生发展的因素很多,在格林模式中将这些因素分为倾向因素(predisposing factors)、强化因素(reinforcing factors)和促成因素(enabling factors)三类,大致分别相当于个体心理因素、微观环境因素和宏观环境因素。倾向因素是目标行为发生发展的主要内在基础,包括个人的知识、态度、信念、自我效能认识,以及行为动机和意向。促成因素指使行为动机和意愿得以实现的因素,即实现或形成某行为所必需的技能、资源和社会条件。强化因素是那些在行为发生之后提供持续的回报或为行为的维持和重复提供的激励,包括父母、同伴、保健人员和领导的赞扬劝告等社会支持、影响,也包括自己对行为后果的感受,如社会效益(如得到尊重)、生理效益(如通过体育锻炼后感到舒展有力、经治疗后痛苦缓解)、经济效益(如得到经济奖励或节省开支)、心理收益(如感到充实愉快)等。教育与生态诊断是健康教育诊断的关键步骤,主要通过直接在目标人群中开展定量和定性调查(调查问卷是基于健康相关行为理论和理论模式设计而成的),同时辅以查阅资料、现场观察、专家咨询等方法获取资料,再进行深入细致的分析来完成。以含糖饮料摄入为例,影响该行为的倾向因素包括含糖饮料危害健康的知识,放弃喝含糖饮料的态度,成功做到不喝含糖饮料的信念,喝含糖饮料的原因等;促成因素包括含糖饮料的税收政策、学校里是否允许销售含糖饮料、学校周边便利店的密度等;强化因素包括父母及朋友对含糖饮料的认识和态度,父母是否支持摄入含糖饮料,同学中是否有人因不喝含糖饮料后体重降低等。

5.管理与政策诊断

管理诊断的核心内容是组织评估和资源评估。组织评估包括组织内分析和组织间分析两个方面。组织内分析,如有无健康教育机构,该机构有无实践经验和组织能力,现有资源状况如何等。组织间分析,如儿童肥胖健康教育规划与本地区卫生规划的关系,政府卫生行政部门对健康教育的重视程度和资源投入状况,本地区其他组织机构参与儿童肥胖健康教育的意愿和现况,社区群众接受和参与儿童肥胖健康教育的意愿和现况,社区是否存在志愿者队伍等。政策诊断的主要内容是审视社区现有政策状况,如有无与项目计划目标相一致的支持性政策,该政策是否完善等。管理与政策诊断主要通过定性调查、查阅资料、专家咨询等方式进行。

四、儿童肥胖健康教育计划

(一)健康教育计划制订的任务

健康教育计划是科学管理健康教育活动的体现,制订健康教育计划的任务是在众多的健康问题和有限资源的矛盾中,根据目标人群和目标社区的需要及主客观条件,选择优先项目,制定目标和具体量化指标,从一系列可行的策略和措施中做出最优选择,提高资源利用率,为健康教育实施提供一个具体可行的方案。

(二)制订健康教育计划的原则

1. 目标指向原则

健康教育计划必须坚持以正确的目标为指向。健康教育计划应当有明确的总体目标,即宏观上的最终结果和可行的具体目标。

2. 参与性原则

目标人群积极参与到各项健康教育活动中,是健康教育取得成功的基础。因此,要把计划目标和目标人群所关心的健康问题紧密结合起来,让目标人群早期参与健康需求分析,确定优先项目,制订项目目标,引导目标人群积极参与计划的制订以及各项干预活动。

3. 整体发展原则

健康教育是卫生事业发展系统中的一个重要部分,制订健康教育计划应立足大卫生观念,以健康为中心,将健康融入所有政策。

4. 可行性原则

在计划制订时要一切从实际出发,因地制宜地进行计划设计。

5. 灵活性原则

计划设计要留有余地,尽可能地预见实施过程中可能发生的其他变化,并制订应变对策。

(三)制订儿童肥胖健康教育计划的基本步骤

健康教育计划的制订过程依内容不同而有所差异,但基本步骤大都相似。在实践中,人们逐渐形成了健康教育计划设计的思路和系统工作方法,其主要有以下 6 个基本步骤(图 8-3)。

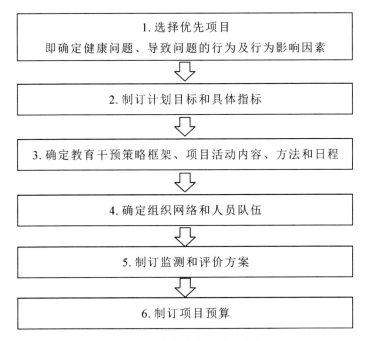

图 8—3　制订健康教育计划的基本步骤

1. 确立优先项目

健康教育项目力求用最少的投入获取最佳效益,因此必须选择一个优先项目。影响儿童健康的问题很多,包括超重/肥胖、近视、性发育提前、焦虑与抑郁等,应从中确定群众最关心、影响最大、干预最有效、投入资源最少且效益最佳的健康问题,如选择儿童肥胖。

2. 确定优先干预行为

明确优先干预的健康问题后,就可以确定与该健康问题相关的、可干预的优先目标行为。选择优先干预行为的基本原则:①区分引起健康问题的行为与非行为因素;②区分重要行为与不重要行为;③区分高可变性行为与低可变性行为。依据重要性和可变性的程度进行排序选择,即依据行为对人群健康威胁的严重程度、危险行为因素的可干预性排序和打分,对人群健康威胁的严重程度越高、危险行为的可干预性越高则分值越高,得分最高者可考虑为优先干预行为。实际工作中,许多健康教育项目,最终选择的优先干预行为常常并非只有一个。例如,学校在儿童肥胖健康教育项目中,根据重要性和可变性排序,可以选择含糖饮料摄入、身体活动两个优先干预行为。

3. 确定优先干预的倾向因素、强化因素、促成因素

确定优先干预的影响特定行为的三类因素的方法通常与选择优先干预行为的方法类似,采用按程度进行排序选择的方法,只是因素更多、更复杂。例如,身体活动行为的倾向因素包括儿童对于身体活动/运动的知识、态度,自我效能、行为动机、行为意向等;强化因素包括父母对于身体活动/运动的知识、态度,父母对于孩子参与运动是否支持或赞扬,老师对于身体活动/运动的态度、小伙伴是否一起参加体育运动,运动后是否感到心情愉悦和身体畅快等;促成因素包括学校是否有充足的运动场地和运动设施、是否有身体活动/运动的时间、媒体对于运动的宣扬程度等。

4. 确定计划目标

健康教育计划必须有明确的目标和具体的指标,这是计划实施与效果评价的依据,包括总体目标和具体目标。总体目标是在执行某项计划后预期达到的理想的最终结果,具有宏观性和远期性,给计划提供一个总体上努力的方向。总体目标可以分解为各方面、各阶段、各层次的具体目标。具体目标是为实现总体目标的具体的、量化的结果指标,是目的的具体体现,如远期的疾病控制目标、中期效果评价阶段的健康相关行为改善目标、短期效果评价的各种教育目标(倾向因素、强化因素、促成因素)、执行阶段的各种工作进度目标等。具体目标一般可分为教育目标、行为目标和健康目标等。教育目标是为实现行为的转变而制订的,健康教育计划应考虑到目标人群达到行为转变所必需的知识、信念、态度和技能等;行为目标是计划执行一定时间后有关行为的转化率;而健康目标指在执行期内产生的健康效应。具体目标形成目标体系,反映出健康教育项目作为一个系统其各部分之间的结构关系。以降低儿童含糖饮料摄入的健康教育项目为例,教育目标是提高儿童及家长对含糖饮料危害健康的认识,行为目标是降低儿童含糖饮料摄入行为,政策/环境目标是推动落实含糖饮料加税政策、推进

学校里禁止销售含糖饮料政策实施,健康目标是改善儿童健康状况、降低儿童肥胖率。目标需用相应的指标描述,与各方面、各阶段、各层次的具体目标有关的指标及其权重、预期指标值、指标使用方法等形成指标体系。指标体系是项目管理和评价的基本工具。表8-1以预防控制儿童肥胖健康教育项目为例,介绍了总体目标、具体目标、指标体系。

表8-1 预防控制儿童肥胖健康教育项目

总体目标:通过健康教育预防和控制儿童肥胖	
具体目标:一年内使目标地区的儿童肥胖检出率降低5%	所用指标:调查对比儿童肥胖检出率 =(调查检出的肥胖人数/调查人数)×100% 预期指标值:降低5%
具体目标指标:行为目标	
(1)一年内儿童每天完成60分钟身体活动的达标率提高20%	所用指标:身体活动达标率 =(调查中每天完成60分钟身体活动的人数/调查人数)×100% 预期指标值:提高20%
(2)一年内儿童含糖饮料购买率降低10%	所用指标:儿童含糖饮料购买率 =(调查中购买含糖饮料的人数/调查人数)×100% 预期指标值:降低10%
具体目标指标:认知目标	
(1)一年内儿童关于含糖饮料对体重及健康威胁严重性的认识正确率提高30%	所用指标:关于含糖饮料对体重及健康威胁严重性的认识正确率 =(认识正确人数/调查人数)×100% 预期指标值:提高30%
(2)一年内儿童关于加强身体活动对体重及健康益处的认识正确率提高30%	所用指标:关于儿童对加强身体活动对体重及健康益处的认识正确率 =(认识正确人数/调查人数)×100% 预期指标值:提高30%

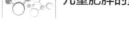

5.健康教育干预策略和干预框架的确定

健康教育项目是若干健康教育干预策略和一系列具体的干预活动的有机组合。健康教育策略应适合目标人群的特点,与当地具体情况和工作条件结合,充分运用健康教育理论。

(1)确定健康教育干预策略和方法。策略是指导思想,明确健康教育干预需要从哪几个方面进行,而方法是在策略统领下的具体干预方法和活动,更加具体。健康教育干预策略包括信息交流、技能发展、社会行动等。信息交流:向目标人群提供信息不仅能帮助其了解卫生保健知识,也是帮助其树立健康观念、采纳促进健康行为的基础。体现信息交流策略的方法和活动很多,大体上可以分为大众传播、人际交流和其他媒介传播。技能发展:在人们掌握必要健康知识和信息的基础上,帮助其形成和发展采纳促进健康行为的能力,包括决策能力和操作技能两方面,小组讨论、案例分析、技能培训等方法可以用于目标人群的技能发展。社会行动:通过社会活动形成声势,营造社会氛围。

(2)确定健康教育干预框架。将健康教育干预策略和方法与目标人群、目标行为、行为影响因素及干预场所相结合综合考虑形成的健康教育干预方案即为健康教育干预框架。目标人群是指健康教育计划干预的对象或特定群体。根据目标人群与行为的关系可分为三类,一级目标人群,即计划希望其将实施健康教育项目所建议的健康行为的人群,如预防控制儿童肥胖健康教育项目中,儿童为一级目标人群。二级目标人群,即对一级目标人群有重要影响的人,或能激发、教育和加强一级目标人群行为和信念的人,如父母、老师、同学、朋友等。三级目标人群,即行政决策者、经济资助者和其他对计划有重要影响的人。确定干预内容即确定三类行为影响因素中的重点干预指标。三类行为影响因素(倾向因素、强化因素、促成因素)在不同的目标人群、不同的干预阶段有不同的特点或侧重。要根据不同的目标人群分类来进一步区分三类行为影响因素中的重要因素,最后根据计划目标选择干预内容。健康教育干预场所指针对项目目标人群开展健康教育干预活动的主要场所。一般将健康教育干预场所分为:学校、医院、社区、工作场所和商业场所等。在健康教育计划制订过程中一般将干预策略按教育策略、社会策略、环境策略及资源策略等方法分类来建立健康教育干预框架结构。教育策略包括广播、电视、报纸、网络、小折页、墙报、标语、DVD、讲座、培训、咨询、义诊、同伴教育等。社会策略即政策、法规、制度、规定及其执行方法等。环境策略即改善有关社会文化环境和物理环境的各种策略手段,如增加社区身体锻炼设施,减少含糖饮料销售点,增加社区卫生服务站等。资源策略即动员、筹集、分配、利用社区中各种有形和无形资源的途径和方法,加强动员多部门的合作。项目组以控制儿童肥胖为例,针对不同目标人群以三种不同干预策略和五类不同健康教育场所为基础,制订的健康教育框架结构见表8-2。

表 8-2　控制儿童肥胖健康教育框架结构

策　略	场　所				
	教育机构	卫生机构	工作场所	公众场所	家庭
教育策略	专题讲座 同伴教育	技术培训	工间讲座 宣传资料	宣传视频 标语图画	宣传资料
社会策略	制定促进 儿童体育 活动管理政策	制定儿童 运动指南	制定工间 运动管理办法	增加含糖 饮料销售税	树立模范
环境策略	增加身体 锻炼设施、 器材	增加体重 管理咨询	增加身体 锻炼设施、 器材	限制含糖 饮料销售	不购买 含糖饮料

(3)确定干预活动日程。健康教育项目大体可分为四个阶段:健康教育诊断与计划设计阶段、干预准备阶段、干预方案实施阶段、项目总结评价阶段。健康教育诊断与计划阶段:包括健康教育诊断、制订项目计划、监测和评价计划。干预准备阶段:包括制作健康教育材料、预实验、人员培训、资源筹集分配、物质材料准备等。干预方案实施阶段:争取领导、应用媒介、启动监测和评价计划。项目总结评价阶段:整理分析数据和材料,撰写

总结报告。依照干预策略设计各阶段、各项干预活动的内容、实施地点、方法、所需材料等，可形成干预活动日程表。

(4)干预活动组织网络与人员队伍建设。健康教育工作因其社会性和复杂性，须形成多层次、多部门参与的网络组织。除各级健康教育专业机构外，网络中还应包括有关政府部门、教育部门、大众传播部门、医疗卫生部门、社区基层单位等。各部门统一目标和协调配合对健康教育干预计划的开展十分重要。人员队伍是执行计划的根本保证，应以专业人员为主体，吸收组织网络中其他部门人员参加。参与执行计划的各类人员根据工作需要分别给予培训。

(5)确定监测与评价计划。监测与评价贯穿于项目的全过程，是控制项目进展、保证实现项目目标的质控措施。在计划设计阶段就应同时完成监测与评价方案的设计，对指标内容、测量方法与工具、检测时间及执行人员等作出明确规定。

(6)确定干预项目预算。项目预算建立在对健康教育资源分析的基础上，根据健康教育项目活动的目标人群、计划时间、项目内容、方法和规模，分别测算出每项活动的开支类别及费用，汇总即可得出整个项目的预算。

6. 健康教育计划评价(形成评价)

在项目执行前或执行早期对项目计划本身的评价，其任务是评估目标是否明确、指标是否适当、设计是否符合实际、策略和方法是否足以达到目标、计划的可行程度、资源的动员与分配是否尽最大可能及是否合理，对可能出现的困难的估计是否充分及对应措施是否恰当等。形成评价的方式是专家评估或模拟试验。评价内容包括项目的科学性、针对性、可及性。

五、儿童肥胖健康教育干预实施

(一)健康教育干预的概念和基本步骤

健康教育干预是按照健康教育计划所规定的方法和步骤组织的具体活动。在健康教育整个过程中，实施计划的干预活动是健康教育的主体工作,也是健康教育工作的重点和关键。健康教育干预活动实施与质量控制的主要步骤包括:①干预计划回顾与干预时间表的制订;②目标人群的细分;③社会动员和组织管理;④项目骨干培训;⑤健康传播材料的发放与使用;⑥干预的质量控制。

(二)干预计划回顾与干预时间表的制订

干预计划回顾即在实施健康教育干预活动前再次对项目的背景情况、项目目的和具体目标进行回顾和梳理,进一步明确目标人群、干预场所、干预策略和干预活动,以确保实现项目目标。健康教育干预时间表是各项干预活动和措施在时间和空间上的整合,实施工作应以时间表为指引,逐步实现阶段目标和总体目标。干预时间表也可作为对照表,用以对照检查各项工作的进展速度和完成数量。干预时间表的制订是以时间为引线排列出各项干预活动的内容、工作日数量、工作目标与监测指标、工作地点、经费预算、分项目负责人、特殊需求等内容的一个综合的计划执行表。干预时间表样式见表8-3。

表8-3 干预时间表样式

实施时间(2020—2021年)														工作内容	负责人	地点	预算(元)	设备物资	备注
4	5	6	7	8	9	10	11	12	1	2	3	4	5						
—	—													成立领导小组	×××	县政府	100	投影仪	
—														社会动员大会	×××	县礼堂	1500	投影仪音响等	
		—	—											印制宣传材料	×××	县印刷厂	500		
			—	—										培训乡医生	×××	妇保所	2500	教室、投影仪	全国统一教材
			—	—										培训村医生	×××	妇保所	4800	同上	同上
			—	—										制作传播材料	×××		8500	录音机、磁带	乡村广播

实施时间(2020—2021年)														工作内容	负责人	地点	预算(元)	设备物资	备注
4	5	6	7	8	9	10	11	12	1	2	3	4	5						
						—	—							人际传播、大众传播	xxx		3800	传播材料	
								—						中期评估	xxx	5个街道	2500	汽车5台	定性评估
	—	—	—	—	—	—	—	—						监测	xxx		450	照相机	
										—				终期评估	xxx		8000	同上	定量调查
									—					总结报告	xxx	10个街道	1200	计算机	

(三)社会动员和组织管理

1.社区参与与社会动员

任何一项健康教育干预活动必须强调社区参与,社区参与是指社区领导、机构和居民共同参与健康教育决策、健康教育行动、健康教育评估和管理的全过程。没有社区的参与、合作与支持,任何健康教育干预都是不可能取得成功的。社会动员是通过采取一系列综合的、高效的策略和方法,来动员社会各阶层的广泛参与,把健康教育目标转化成满足广大社区居民健康需求的社会目标,并转变为社区成员广泛参与的社会行动,进而实现这一社会健康目标的过程。社会动员贯穿于社区健康教育活动的全过程。社会动员是健康教育活动的重要策略。社会动员的对象包括社区领导层、社区社会力量、相关专业人员、社区家庭等。

2.健康教育干预组织管理机构的建立

健康教育干预计划的实施需要多部门合作,做好各组织间的协调是计划顺利实施的重要组织措施之一。负责健康教育干预的组织管理机构,应发挥健康教育的组织、动员及管理作用,并满足现场动员的组织管理工作需要,组织结构适用于社区干预项目内容。建立领导工作的领导机构和实施任务的执行机构以及确立有关协作单位都是首要任务。

(四)项目骨干培训

1. 干预人员培训的概念和原则

健康教育干预项目中的骨干人员培训是根据特定的健康教育项目目的、执行手段、教育策略等对项目有关人员所进行的人员培训,通过培训使骨干人员熟悉项目的管理程序,掌握相关知识和技能,学习健康教育干预的工作方法。培训时应注意目标明确,主题突出,注重理论和实际相结合,强调参与式培训方法,调动学员学习的主观能动性。

2. 健康教育干预培训的内容

通常干预项目的骨干人员分两类,即项目管理人员和干预技术人员,项目管理人员主要负责项目的组织、协调、支持、保障;干预技术人员的职责为具体实施干预,如传播材料制作、开展人际交流、与媒体合作等。项目管理人员的培训内容一般包括项目计划、质量控制、人员管理、财务与设备管理、项目评价与总结。项目干预技术人员培训内容一般包括专业知识、传播材料制作、人际交流技巧、人员培训方法、健康干预方法。

(五)健康传播材料的发放与使用

在健康传播材料的发放中最重要的是传播渠道的选择,只有选择正确的传播渠道,才能保证传播材料的可得性和可接受性。应该做好发放人员培训,使其了解这些传播材料的内容、发放及使用方法、注意事项,以及适用的目标人群等。根据对象不同,健康教育材料可分为:面向个体的材料、面向群体的材料、面向大众的材料。

(六)干预的质量控制

1. 干预过程质量控制的概念

干预过程质量控制是与干预实施相伴而行的监督与技术保障,是了解干预计划的运行过程和结果、及时发现和解决实施工作中存在的问题,保证干预过程顺利进行并取得预期效果的重要环节。其核心任务是使干预活动按照计划要求的进度和质量进行。

2. 质量控制的内容

质量控制内容包括:了解各项活动是否按预定时间进行的工作进度监

测;实际开展活动在内容、数量上是否与计划要求一致的活动质量监测;反映实施人员工作状况、目标人群参与状况、相关部门配合状况的活动开展状况监测;反映项目活动有效性的知识、态度、行为及影响因素的效果监测;实际开支与预算符合程度的经费开支监测等。

3.质量控制的方法

质量控制的方法包括:建立记录与报告制度,要求各分项目负责人做好实施记录;现场考察法;设置用于监测财务经费管理和使用的项目审计方法,以及定量、半定量、定性的抽样调查方法等。

六、儿童肥胖健康教育评价

(一)评价概述

评价是一个系统地收集、分析、表达资料的过程,旨在确定健康教育规划的价值,为健康教育计划进一步的实施和以后的项目决策提供依据。评价能使我们了解健康教育项目的效果,能全面监测、控制和保障计划实施质量,是健康教育计划取得预期效果的关键措施。评价贯穿于整个健康教育计划项目管理过程的始终。

(二)评价的种类和内容

根据内容、指标和研究方法的不同,评价可以分为形成评价、过程评价、效应评价、结局评价、总结评价。

(1)形成评价:是对计划本身的评价,是在计划实施前再次对其审视,目的在于使计划更科学。基本方法主要包括预试验、专家评估、计算机模拟等,指标一般包括计划的科学性、政策的支持性、技术上的适宜性、目标人群对策略和活动的接受程度等几方面。形成评价的内容包括:健康教育干预计划的目标是否准确,干预策略是否清晰,策略、措施和方法是否具有可行性、有无重要遗漏,资源分配是否合理,信息反馈渠道是否畅通等。

(2)过程评价:起始于健康教育计划实施开始之时,贯穿于计划执行的全过程。在计划执行阶段,过程评价可以有效地监督和保障计划顺利实施,促进计划目标成功实现。过程评价的内容包括三个层面:个体、组织和政策环境。针对个体的评价内容包括:参与健康教育项目的个体是哪些,运用了哪些干预策略和活动,活动是否按计划进行,计划是否做过调整、为何调整、是如何调整的,目标人群对干预活动是否满意并接受这些活动,目标人群对各项干预活动的参与情况,项目资源的消耗情况是否与预计相一致等。针对组织的评价内容包括:项目涉及哪些组织、各组织参与项目的程度和决策力量如何、是否需要对参与的组织进行调整、是否建立完整的信息反馈机制、项目执行档案和资料的完整性与准确性如何等。针对政策环境的评价内容包括:项目涉及哪一层的政府、与政府的哪些部门有关、项目执行过程中有无政策环境方面的变化、是否与决策者保持良好沟通等。过程评价指标包括:项目获得执行率、干预活动覆盖率、干预活动暴露率、有效指数、目标人群满意度、经费使用率等。过程评价方法可以分为查阅档案资料、目标人群调查和现场观察三类。

(3)效应评价:评估健康教育项目促使的目标人群健康相关行为及其影响因素的变化。与健康结局相比,健康相关行为的影响因素及行为本身较早发生改变,故效应评价又称为近中期效果评价。效应评价内容包括倾向因素、促成因素、强化因素、健康相关行为。针对倾向因素的评价内容包括:在项目执行前后目标人群的卫生知识,对健康相关行为的态度,对疾病易感性和严重性的信念,采纳促进健康行为的动机、行为意向,以及自我效能等发生了什么变化。针对促成因素的评价内容包括:目标人群实现促进健康行为所需要的个人保健技能、环境条件、卫生保健资源、服务、技术等方面的变化。针对强化因素的评价内容包括:与目标人群关系密切的人或公众等对目标人群采纳促进健康行为的支持程度、个人感受等在项目前后的变化,如同伴的评价、家人的理解、社会道德、公众舆论等。针对健康相关行为的评价内容包括:项目实施前后目标人群健康相关行为发生了什么样的改变、各种变化在人群中的分布如何,如食物选择、运动锻炼等。评价指标包括:卫生知识均分、卫生知识合格率、卫生知识知晓率、信念持有率、行为流行率、行为改变率等。

健康教育的目的是通过改变行为来影响人们的健康,最终提高生活质量。

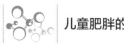

(4)结局评价:着眼于评价健康教育项目实施后导致的目标人群健康状况乃至生活质量的变化。对于不同的健康问题,从行为改变到出现健康状况改善所需的时间长短不一,均在行为改变之后出现,故结局评价也常被称为远期效果评价。评价内容包括健康状况、生活质量两个层面。健康状况的评价内容包括:身高、体重、BMI、血压等生理指标在干预后的变化,心理健康指标如人格、抑郁等方面的变化,疾病发病率、患病率、死亡率、婴儿死亡率、孕产妇死亡率、平均期望寿命、潜在减寿年数(potential years of life lost,PYLL)等在实施健康教育项目后的改变。对于生活质量的测量可以运用以下工具:生活质量指数(physical quality of life index,PQLI)、美国社会健康协会指数、日常活动量表、生活满意度指数。

(5)总结评价:是指对形成评价、过程评价、效应评价和结局评价的综合以及各方面资料做出总结性的概括,能全面反映健康教育项目的成功与不足之处,为以后的计划制订和项目决策提供依据。健康教育计划评价的种类与内容见表8—4。

表8—4　健康教育评价的种类与内容

	计划设计阶段	计划实施阶段	评价阶段			
			中间目的	行为改变	健康状况	生活质量
评价内容	计划设计的合理性	计划实施情况	健康相关行为的影响因素(倾向因素、促成因素、强化因素)	健康相关行为	健康状况	生活质量
评价指标	科学性适宜性可接受性	干预活动次数参加人数干预活动暴露率有效指数	知识知晓率信念流行率资源分配社会支持	行为流行率行为转变率	生理指标疾病指标死亡指标	PQLI生活满意度
评价种类	形成评价→过程评价		效应评价 结局评价 总结评价			

来源:马骁.健康教育学[M].2版.北京:人民卫生出版社,2012.

第二节　健康传播

一、传播的概念与分类

传播,即社会信息的传递或社会信息系统的运行。传播是一个有结构的连续的过程,这一过程由各个相互联系、相互作用的构成要素组成;这个系统的运行不仅受内部各要素的制约,而且受到外部环境的影响,与环境保持着互动的关系。1948 年,美国社会学家哈罗德·拉斯韦尔提出了五因素传播模式,提出了一个描述传播行为的简便方法,就是回答下列 5 个问题:谁(who)、说什么(says what)、通过什么渠道(through what channel)、对谁(to whom)、取得什么效果(with what effect)。阐明一个基本的传播过程主要由五个要素构成:传播者、信息、传播媒介、受传者、传播效果(图 8-4)。1954 年,美国传播学者威尔伯·施拉姆将人际传播过程描述为一种信息进行双向循环往复的交流过程,强调传播双方都是传播的主体,在传播过程中,传受双方的角色并不是固定不变的,一个人在发出信息时是传播者,而在接收信息时则又在扮演受传者的角色,该模式引入了两个重要的传播要素:传播符号、反馈,施拉姆双向传播程式见图 8-5。

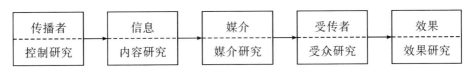

图 8-4　拉斯韦尔五因素传播模式

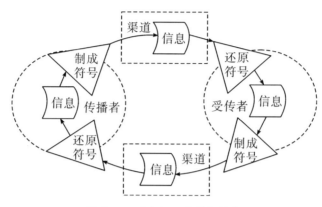

图 8-5　施拉姆双向传播模式

按传播的规模和传一受双方的关系,可将人类传播活动分为 5 种类型:自我传播、人际传播、群体传播、组织传播、大众传播。

二、健康传播的概念与分类

健康传播是指通过各种渠道,运用各种传播媒介和方法,为维护和促进人类健康而收集、制作、传递、分享健康信息的过程。从公共卫生实践的角度讲,健康传播活动是应用传播策略来告知、影响、激励公众、社区、组织机构人士、专业人员及领导,促使相关个人及组织掌握知识与信息、转变态度、做出决定并采纳有利于健康的行为的活动。健康传播是一般传播行为在卫生保健领域的具体和深化,它具有一切传播行为共有的基本特性,同时有其独有的特点和规律:健康传播活动具有公共性和公益性,健康传播对传播者有突出的素质要求,健康传播传递的是健康信息,健康传播具有明确的目的性,健康传播过程具有复合性。

(一)人际传播

人际传播是指个人与个人之间直接的信息交流,其主要形式是面对面的传播,也可借助某种有形的物质媒介,如书信、电话、电子邮件等。人际传播的主要社会功能:获得与个人有关的信息、建立与他人的社会协作关系、认知他人和自我认知。健康教育中常用的人际传播形式:咨询、交谈或个别访谈、劝服、指导。

健康传播中运用人际传播技巧,是通过语言和非语言交流来影响或改变教育对象的知识结构、态度和行为的双向交流的过程,主要包括说的技巧、倾听技巧、提问技巧、反馈技巧和非语言传播技巧。

(1)说的技巧:内容明确,重点突出;语调平稳,语速适中;适当重复重要的概念;把握内容的深度;注意观察,及时反馈;适当停顿,给对方以提问和思考的机会。

(2)倾听的技巧:主动参与,给予积极的反馈;集中精力,克服干扰;充分听取对方的讲话。

(3)提问的技巧:提问的方式可分为 5 种类型,封闭式提问、开放式提问、探索式提问、偏向式提问、复合式提问,每种提问都会产生不同的谈话效果。

(4)反馈技巧:是指对对方表达出来的情感或言行做出恰当的反应,既可使谈话进一步深入,也可使对方得到激励和指导。常用的反馈方法:肯定性反馈、否定性反馈、模糊性反馈。

(5)非语言传播技巧:指以动作、姿态等非语言形式传递信息的过程。非语言传播常常是人的心理活动的自然反应,表情、眼神、语音语调等都有着丰富而真实的信息内涵。

(二)群体传播与组织传播

群体传播又称小组传播。群体传播是一小群人面对面的或以互联网为基础的参与交流互动的过程,他们有着共同的目标和观念,并通过信息交流以相互作用的方式达到他们的目标。群体传播过程形成了群体意识和群体结构,而这种意识和结构一旦形成,又反过来对群体成员的态度和行为产生制约,以保证群体的共同性。良好的沟通能够使群体成员更有效地一起工作和学习,由于社会影响力量的存在,群体传播可以作为一种促进个人和群体成员态度、行为改变的工具。群体中具有影响力的人,即意见领袖,他们有更多的经验或能力,与外界有更多的联系,更易接受新的信息,对人们的认知和行为改变具有引导作用,动员这些人,常常是开展群体健康传播的切入点。利用群体形式,如家庭、学习班级、居民小组等传播健康信息,是实现社会动员的一个常用途径。

组织是在一定的组织目标下建立起来的结构严密、管理严格的社会结合体,政党、军队、机构、社团等都属于组织的范畴。组织传播是有组织、有领导进行的有一定规模的信息传播活动。组织传播包括组织内传播和组织外传播两个方面。组织传播的功能主要包括内外协调、指挥管理、决策应变和形成合力。广义上,健康教育组织机构的任何与外部有关的活动及其结果都带有信息输出的性质,如健康教育活动、健康教育材料、员工的形象和精神面貌,无不携带并传递着丰富的信息。狭义上,组织外传播是指组织的公关活动。公关是社会组织与周围环境中其他组织、机构、团体和公众的关系与联系。

(三)大众传播

大众传播是指职业性传播机构通过报刊、广播、电视、书籍、电影等大众传播媒介向范围广泛、为数众多的社会大众传播社会信息的过程。大众传播对人的行为和社会实践有着极为重要的影响。大众传播的特点:①传播者是职业性的传播机构和人员,控制着传播的过程和内容。②信息是公开的,面向社会大众,且传播速度快,扩散距离远,覆盖区域广泛。③受众为数众多,是分散、广泛的。④信息传播以单向性为主,反馈间接延缓,且缺乏自发性。⑤传播媒介是以先进技术为基础的分发系统和设备,决定着信息的物理形式、时空范围、速度和数量。⑥传播材料的统一成批生产和重复利用,可保证信息内容的标准化和规范化。

第三节　重点场所的健康教育

儿童肥胖相关行为可以分为饮食营养、体力活动、睡眠作息、家庭教养四个类别,儿童肥胖健康教育主要着眼于以上相关行为,降低影响儿童肥胖的危险因素,促进儿童采取健康的行为生活方式。儿童肥胖重点场所健康教育包括家庭健康教育、学校健康教育、社区健康教育。结合儿童肥胖的四类相关行为,儿童肥胖重点场所健康教育中应该注意哪些要点,本节将具体介绍。

一、家庭健康教育

家庭是个体走向社会的桥梁,家长不仅会对儿童的生活习惯和行为方式产生重要影响,对儿童的健康认知、信念、态度等也会产生深远影响。家庭健康教育是以家庭健康为目标,对家庭成员进行有计划、有组织、有系统的教育活动,其促使家庭成员自觉地采取有利于健康的行为和生活方式,消除和降低影响健康的危险因素,预防疾病,促进健康,提高生活质量。家庭健康教育贯穿于家庭生活的各个方面,基本内容包括营养健康教育、睡眠教育、消费卫生教育、用药安全教育、健康道德教育、体育锻炼教育、心理健康教育、性心理健康教育。

儿童肥胖的家庭健康教育要点包括:①家长对于食物的选择偏好、烹调方式、进食方式等会影响儿童在这方面行为的养成,因此,家长应该注意食物摄入的多样性,以谷类为主,多吃蔬菜、奶类、大豆,适量吃鱼、禽、蛋、瘦肉,少油少盐,控糖限酒;食物合理烹调,少调料,少油炸;规律进餐,不挑食,培养儿童健康的饮食习惯;家长要让儿童参与食物的选择与制作,促进其养成健康的饮食与营养认知;②控制含糖饮料的摄入,每日饮奶,足量饮水;③控制在外就餐的次数,特别是控制西式快餐的摄入量和频率;④养成规律的生活作息,保证儿童睡眠充足;⑤培养儿童的运动健康素养,培养运动爱好,促进儿童的身体活动,减少久坐行为;⑥家长应多陪伴儿童,多参与共同运动项目,增加户外活动;⑦合理控制视屏娱乐活动,减少视屏时间,减少静态活动;⑧选择健康的出行方式,以步行或自行车代替汽车,增加儿童的交通出行身体活动量。

二、学校健康教育

学校是儿童学习、锻炼、成长的重要场所,教师、同伴对儿童的健康认知、行为规范的形成和发展起着重要的作用。学校健康教育是指通过学校、家长和学校所属社区的共同努力,为学生提供完整的经验和知识结构,包括设置正式的和非正式的健康教育课程、创造安全健康的学校环境、提供合适的健康服务,让家庭和社区更广泛地参与,以促进学生的健康成长。学校是进行健康教育效果最好、健康促进效果最理想的场所。

预防儿童肥胖的学校健康教育要点包括:①重视儿童肥胖健康教育师资建设,加强对教师开展儿童肥胖相关培训,开发儿童肥胖健康教育相关的教学资源(教材、图文、音频、视频、课件等),创新课程系统;②通过多种形式对儿童开展营养知识传播,特别是趣味性强的游戏、小实验等;③对家长进行营养知识指导,帮助家长掌握科学的膳食搭配方式;④提升运动场地建设,完善运动设施设备,为儿童提供良好的锻炼环境;⑤创新体育课程设计,整体规划课间活动项目,促进儿童达到每天累计至少60分钟的中高强度身体活动,培养儿童树立积极的运动态度,养成定期锻炼的好习惯,培养儿童喜爱的运动项目,掌握基本的运动技能;⑥保证健康的学校食品环境,禁止不健康食品在学校及周边销售,如含糖饮料、烟草等;⑦学校定期组织儿童体检,监测体重变化,建立健康管理档案。

三、社区健康教育

社区健康教育指以社区为单位,以社区人群为对象,以促进社区健康为目标,有组织、有计划、有评价的健康教育活动和过程。其目的是发动和引导社区居民树立健康意识,关心自身、家庭和社区的健康问题,积极参与健康教育与健康促进规划的制订与实施,养成健康行为和生活方式,提高自我保健能力和群体的健康水平。

预防儿童肥胖的社区健康教育要点包括:①提供健康的食品环境,禁止不健康食品的广告,如含糖饮料、各种垃圾食品的广告等;②增加绿地、公园的面积,增加体育健身设施,提高运动场地和器械的可及性;③有计划性地组织社区体育比赛,促进运动积极性;④制订儿童肥胖健康教育计划,由专业人员负责实施、监督、评价;⑤多种形式宣传儿童肥胖的防控,将儿童肥胖健康教育与其他健康教育工作结合起来,整合资源;

⑥组织家庭开展学习《中国学龄儿童膳食指南(2016)》等的相关培训课程;⑦政府统一领导,加强卫生、宣传等多部门合作。

【重要信息】

• 行为与生活方式是人类健康和疾病的主要决定因素之一。肥胖的发生与多种行为和生活方式密切相关,如缺乏身体活动、久坐、不良饮食行为等,关注和干预肥胖相关行为是控制肥胖的重要措施。

• 健康教育学是研究健康相关行为和健康教育基本理论与方法的科学。通过利用健康教育学的理论和方法,可以为肥胖健康教育项目的开展,从诊断、计划、实施、评价四大方面提供更科学的指导。

• 健康相关行为的生态学观点认为个体行为受多个水平因素的影响,包括个体内部的因素、社会文化因素、公共政策因素、物理环境因素等,这些因素和水平间相互联系,人的行为与环境相互作用,健康教育干预活动在多个水平实施干预可以取得更佳的效果。马骁于1993年对生态学模式进一步发展,并用图示清晰地归纳了影响健康相关行为的各类因素及其基本关系,该生态学图示可以帮助理解健康相关行为理论和格林模式,帮助指导健康教育实际工作。可参照第六章图6-1及相关内容。

【参考文献】

[1]马骁.健康教育学[M].2版.北京:人民卫生出版社,2012.

[2]Glanz K,Rimer BK,Viswanath K.Health behavior and health education:theory,research,and practice[M].4th ed.San Francisco:Jossey—Bass,2008.

[3]Green LW,Kreuter MW.Health promotion planning:an educational and environmental approach[M].Mountain View:Mayfield Publishing Company,1991.

[4]常春.健康教育与健康促进[M].北京:北京大学医学出版社,2010.

[5]吕姿之.健康教育与健康促进[M].北京:北京大学出版社,2007.

[6]田本淳.人际传播技巧与生命知识[M].北京:人民卫生出版社,1993.

[7]杨廷忠.健康行为理论与研究[M].北京:人民卫生出版社,2007.

[8]田本淳.健康教育与健康促进使用方法[M].北京:北京大学医学出版社,2005.

[9]王迪.健康传播研究回顾与前瞻[J].国外社会科学,2006(05):49—52.

[10]张大超,李敏,李军言.美国抑制青少年儿童肥胖快速增长趋势的体育干预研究[J].沈阳体育学院学报,2019,38(06):87—96.

[11]刘慧然.综合干预对学龄前儿童单纯性超重肥胖的影响研究[D].上海:上海体育学院,2019.

[12]杨静薇.综合干预措施对改善青春早中期儿童肥胖知信行及生活质量的效果研究[D].重庆:重庆医科大学,2019.

[13]林文静,马亚楠,闻德亮.基于学校的儿童肥胖干预研究进展[J].中国学校卫生,2018,39(11):1748—1751.

[14]郭冠群.美国应对儿童肥胖采取体育干预策略分析[J].湖北体育科技,2018,37(11):973—976.

（汪瑞鸥　王亮　唐雪）

第九章　儿童肥胖的食育

【本章导读】

　　儿童肥胖与饮食因素关系密切,食欲好、进食速度快和暴饮暴食是引起儿童肥胖的重要原因。我国儿童肥胖问题日趋严重,严重威胁着儿童的身心健康,并给社会和家庭带来巨大的经济负担,高血压、糖尿病、性早熟等更是屡见不鲜。这些疾病的产生值得反思。引起儿童肥胖的环境因素有饮食、运动和家庭因素等。吃得多和(或)动得少是产生肥胖的主要原因,儿童每天摄入大量的高糖、高脂等高能量的食物,这些食物进入人体后经过消化、吸收,除满足正常的新陈代谢、生长发育和人体各种活动消耗外,多余的能量就转变为脂肪在体内存积起来,从而导致能量的摄入大于能量的消耗,久而久之便形成了肥胖。家庭盲目满足和过分迁就孩子的饮食习惯,三餐饮食无规律、暴饮暴食,忽略对儿童健康饮食、营养知识的培育;学校缺少对中小学生的食育,缺少专业的营养教师;社会上也没有真正重视以食养德的教育理念。以上多方面食育缺乏造成了儿童在食物选择上缺乏正确、合理的判断。所以,通过食育让孩子们认识食物、珍惜食物,学会选择健康的生活方式,需要家长、学校、社会持之以恒的共同努力。

【本章结构图】

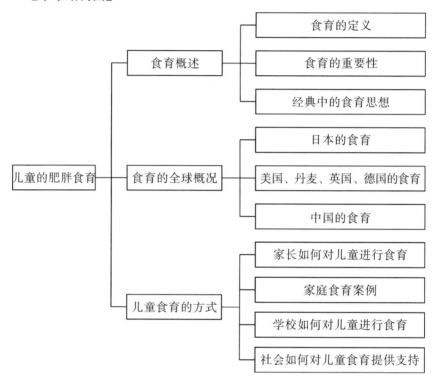

第一节　食育概述

一、食育的定义

食育,即饮食教育,简单地说,就是良好饮食习惯的培养教育。"食育"一词,最早于1896年由日本著名的养生学家石冢左玄在其著作《食物养生法》中提出,即"体育智育才育即是食育"。日本《食育基本法》中明确食育包括两方面内容:①食育是生存之本,是智育、德育和体育的基础;②通过多种多样的体验,获得有关"食"的知识和选择"食"的能力,培养出能够过健康饮食生活的人。我国自古就有关于幼儿食育的记载,但是我国的现代"食育"概念直到2006年才由中国农业大学教授李里特引入。"食育"的内容和意义一直在不断丰富和拓展之中,目前尚未形成准确统一的说法。有学者认为,"食育"应包括生命与营养学知识的教育,良好饮食习惯的培养,人与自然、人与环境和谐的教育和饮食文化的传承弘扬。

二、食育的重要性

(一)食育与道德、智育、体育、美育

对孩子来说,食育是生活和教育的基本,为道德教育和体育教育的基础。儿童在食育过程中将认识食物、食品,了解绿色环保,掌握文明礼仪,懂得尊重感恩,感受付出回报,养成科学、健康的饮食行为习惯,促进其健康成长。2017 年,日本全国的学校配餐中,日本国产食材的使用率达到76.7%,而当地食材的使用率达到 26.4%。日本各地政府和教育部门今后还将进一步在学校配餐中推广当地食材,让孩子更好地品尝到家乡味道,记住家乡味道。此外,很多市、町、村的教育委员会都和当地的生产团体建立了合作关系,一起举办丰富多彩的"乡土料理教室""传统饮食文化传承"等活动;还积极为当地的中小学校在校生提供亲手种植、采摘的机会,让孩子们更好地接触大自然。一些有条件的学校和幼儿园,还在学校的空地上种植一些简单的蔬果,并直接把这些蔬果用于孩子们的饮食,让孩子们充分地接触大自然,体验耕种的艰辛和收获的乐趣,同时也锻炼了孩子的动手、动脑能力,做到了娱乐与学习并重。

(二)食育与健康

1. 慢性病与儿童饮食

近年的研究发现,成年人的一些慢性疾病往往与儿童时期养成的不良饮食行为有关,因为饮食而引起的疾病多种多样,如肥胖、糖尿病、高血压、动脉硬化、痛风等。在很大程度上,饮食不合理导致的一系列问题已经成为阻碍世界经济发展和文化进步的重要原因之一。同时,近年来医学、营养学的研究也向我们证明,只有全面合理地补充膳食营养、注重饮食平衡,才能更好地维护人体的健康。据李永进等的调查研究:将北京市顺义区两

个小学分别作为食育干预试点学校和对照学校,共 2630 名学生,其中干预学校 1525 名学生,对照学校 1105 名学生。从 2016 年 4 月起开展为期 2 年的食育干预。干预措施:搭建"两个平台"、营造"两个氛围"、实现学生"三个技能提升",最终实现部门联动、单位间互动、学生及家长主动参与、学校负总责的校园营养食育模式,即"2+2+3 模式"。结果:干预前实验组和对照组的超重率和肥胖率差异无统计学意义,干预两年之后,实验组和对照组的肥胖率差异有统计学意义($P<0.05$),实验组肥胖率显著低于对照组;干预前两组的男女生超重肥胖率差异均无统计学意义,干预后两组男女生肥胖率差异均有统计学意义,实验组的男女生肥胖率均低于对照组($P<0.05$)。结论表明,北京市顺义区的食育模式干预有效降低了低龄儿童的肥胖率。

2. 消化道肿瘤与饮食

世界卫生组织近期公布的癌症数据显示,我国的肝癌、食管癌、胃癌的新增比例和死亡人数居全世界前列。事实上,这些消化道肿瘤与饮食有着密切的联系。加强食育中的肿瘤预防及饮食保健知识宣传,对于降低癌症发病率具有积极作用。

三、经典中的食育思想

"食育"不是舶来品,我国的传统教育中处处都有食育思想。中华民族是个古老而智慧的民族,形成了许多璀璨的文化明珠。其中凝聚了民族语言精华的中华谚语和成语,即是光彩夺目的一颗。谚语和成语因为其自身的一些特点,为大众所喜闻乐道,具有极大社会影响力。目前在我国,食育的概念可能还没有为大众所熟知。然而,其倡导和贯彻的一些科学的饮食知识、健康的饮食思想和深刻的教育理念,却早已在历史上为人们所认识并运用了。如"民以食为天"提示了重视饮食,"寒从脚上起,病从口中入"就时时在对我们敲响注意饮食卫生的警钟,"五谷为养,五果为辅,五畜为益,五菜为充"体现了古老朴素的膳食原则,"寝不言食不语""谁知盘中餐,粒粒皆辛苦"也均包含着食育的思想。

第二节　食育的全球概况

一、日本的食育

日本是践行食育的最典型国家之一,是世界上第一个将"食育"立法的国家。日本在 2005 年制定《食育基本法》,2006 年制定"食育推进基本计划",将"食育"作为一项国民运动在全国范围普及推广。内容包括科学的饮食习惯、食品常识、营养与健康知识、烹饪知识、环保意识、艺术想象力、"食农"教育、"食文化"教育等,目的是"通过食育,培养国民终身健康的身心和丰富的人性"。日本制定《食育基本法》是为了保障"食育"运动的顺利开展,该法律明确阐述了"食育"的基本理念,将其概括为三个方面:①使国民参与到从食料的种植养殖、生产加工,到经营流通、餐饮消费等与食相关的各种体验活动中,一方面认识到饮食生活是建立在自然给予的恩惠和从事与食相关的工作者劳动基础之上的,从而加深对食的感谢和理解之意;另一方面,加深国民对食育知识的理解,从改变消费者行为的角度保障食品安全。②通过落实各方职责,逐步达到携手合作,从而推进食育活动的目的。③在此过程中,传承本国的饮食文化,充分发挥地域特色的饮食文化,让国民理解地产地销的意义。

二、美国、丹麦、英国、德国的食育

为了使膳食指导明确、简化,美国在 20 世纪 70 年代就予以关注,并把各种食品形象地分为四大群六小群(乳酪类,肉、鱼、蛋类,果蔬类和粮谷类),并按应当摄取量的多少排列成金字塔形状,称作膳食指南金字塔(Food Guide Pyramid),亦称为"A Guide to Daily Food Choices"。1960 年前后,营养和健康的关系开始受到世界瞩目。比如在北欧,开始有了国民健康改善运动。受此影响,美国开始重视肥胖问题,为了解决此问题,从 1980 年开始,美国每 5 年发布一次《美国人饮食生活指南》,基于《美国人饮食生活指南》,2011 年 6

月美国农务省发表了新的饮食指南《我的餐盘－My Plate》，以直观的方式，指导饮食生活，预防和改善生活习惯病。近年来美国许多学校更是开展了"从农场到学校"运动，让学生参观农场、学习园艺与烹饪等，并将与食物相关的教育内容纳入学校课程中。

丹麦的中小学早在 1880 年就开始开设烹饪课。丹麦教育大纲规定，从小学四年级到七年级，学生要接受两年的烹饪教育。烹饪课不仅教授烹饪技术，还讲授营养知识、饮食卫生、饮食文化等，然后放手让学生实践，是一种培养学生实际生活能力的独特教育模式。

英国将食育列入义务教育课程大纲，要求公立中学必须开设烹饪课程，并将课程学分与毕业直接挂钩。此外，英国还有很多食育相关活动，如"食品两星期活动""校园菜园计划""食物革命日活动"等。简单地说，"校园菜园计划"就是提倡学校拥有自己的菜地和可以让学生参与烹饪的厨房，使学生可以在学校中学习如何种植、加工、烹饪食物。

德国政府通过推行"公共厨房"项目开展体验式教育，"食育"课教师带学生去菜市场、超市获得感性认识，随后几周，教师和学生一起一边学饮食知识一边做菜。为了让学生了解蔬菜的成长过程，学校在"公共厨房"教室之外还开辟了菜地，让学生在植物专家和菜农的指导下学习种菜。

三、中国的食育

(一)我国的食育现状

中国营养学会副理事长马冠生指出，所谓"食育"，其实就是指良好饮食习惯的培养教育。中国的食育开展相对较晚，21 世纪初期，国内研究者倡导推行食育。1989 年在营养学家于若木的主持下成立了中国学生营养促进会，每年的 5 月 20 日被定为"中国学生营养日"，目的是宣传学生时期营养的重要性，普及营养知识。我国从 1997 年开始公布《中国居民膳食指南》，用于指导成人及 2 岁以上儿童合理调配平衡膳食，2007 和 2016 年先后进行了 2 次修订，特别强调了注重饮食文化的传承。2008 年北京市政府向全体市民发放《首都市民健康膳食指导》，关心儿童学生的饮食问题,大力提倡学生的营养配餐。2009 年 2 月 28 日,全国人大常委会通过了《中华人民共和国食品安全法》,该法于 2009 年 6 月 1 日起施行,于 2015 年 4 月 24 日第十二届全国人民代表大会第十四次会议第一次修订通过,目前所用版本为 2018 年 12 月 29 日修正。以上法律法规及出版物,为我国食育构筑了良好的基础。《全国家庭教育工作"十五"规划》指出,儿童是社会主义事业的建设者和接班人,科学的家庭教育是儿童身心健康发展的保障,由此可见,国家把家庭教育的重要性提高到了相当的高度。2011 年,我国河南、河北等省的一些幼儿园则在民间组织的帮助下创立了首批"儿童食育工坊",以帮助幼儿认识食物、体验种植、学习烹饪等。2017 年 7 月 3 日至 5 日,首届儿童食育研讨大会在郑州召开。与会专家共同研讨创建以食育为核心的具有中国特色的儿童教育体系。李里特教授在《"食育"是国民健康的大事》(2006)中提道:"食育的基本内容是:以科学的营养知识,适合本国国情的先进文化,通过各种形式,让国民养成良好的饮食习惯。基本理念是:无论是谁,都可以让其愉快地、简单地养成好的饮食习惯,并且能保持终生。"其中提到食育的实施方法包括:①生命与营养科学知识的普及和教育;②良好饮食习惯的灌输培养;③人与自然、人与环境和谐的教育;④传统文化的弘扬。

(二)我国的食育推动计划

我国的"食育"推动计划公益项目起源于 2012 年底,以食育课堂的形式在小学开展,专注于解决儿童对零食的不良选择、食物浪费、不健康饮食行为习惯以及饮食文化与礼仪缺失等问题,帮助儿童从小成为自己健康生活的主人,成为热爱生活、好好生活的人。项目目前已培养能够在学校开展专业食育工作的食育举旗人 157 名,其中在职小学教师 120 名,儿童健康教育从业者 37 名,他们在 100 余所小学持续开展食育课。通过让学生认识生活中常见的食物,了解并思考食物来源,了解食物与自然环境的关系,培养学生对天然食物的热爱;让学生掌握食品的分类、搭配原则,培养其挑选健康食物与合理膳食的能力,从而从根源上改变孩子不健康的饮食意识和行为习惯;培养学生健康的饮食习惯和卫生行为,让学生了解不良生活习惯与慢性疾病之间的关系,掌握食品安全的基本知识;让学生掌握基本的餐桌礼仪,培养其在家庭生活中的动手能力;参与种植等实践,体会劳作的艰辛;引导学生掌握中国传统饮食文化的博大精深,重视当地特色饮食,了解其他国家的饮食文化,积极传承当地和中国传统的饮食文化,培养学生热爱家乡、热爱祖国的情感。

第三节　儿童食育的方式

　　培养健康的饮食习惯要从"娃娃"抓起,这是一个基本点。有些专家认为,从儿童会说话和简单交流起,就要有意识地向其灌输有关饮食的来源、制作、营养价值,以及怎样吃、吃多少等知识。在连续强化教育中,潜移默化地使他们认识偏食的危害,并自觉做到膳食平衡。儿童接受"食育"后,即能将健康的饮食习惯延续终生。

一、家长如何对儿童进行食育

　　日本教育专家牧野圣子说,"家事"是学习人际关系的基础,切莫小看做家事,做家事是学习人际关系的基础,也是一种比游泳更均衡身心的运动,而且可以丰富情绪,使孩子更自信。爱做饭的孩子,在柴米油盐、一蔬一饭之间,不仅能够学到基本的生活技能,还能激发锻炼各方面的潜力。儿童一般从家庭中学习进食技能,家长的饮食喜好和营养观念可通过食物购买、烹调、进食诱导等过程影响儿童饮食习惯的形成。所以,食育在家庭中更易获得。在我国很多家庭中,母亲负责食物购买和烹调,低龄儿童饮食起居也多由母亲负责。母亲不当的喂养行为和不良的饮食行为会对儿童饮食习惯的形成产生不良影响,成为学龄前儿童肥胖的潜在危险因素,日后的肥胖干预工作应考虑把母亲文化程度较低的家庭作为干预的重点。

　　相关研究表明:文化程度低的母亲相对于文化程度高的母亲缺乏营养知

识,并更容易受某些不良传统饮食观念的影响,这一因素可能会使文化程度低的母亲增加富含脂肪和糖类食品的购买。以往局部地区的研究发现,儿童肥胖多发生于低文化程度母亲的家庭。根据李晓慧等从成都、济南、深圳、沈阳、上海、重庆、郑州、西安、长沙、青岛和海口 11 个城市中随机抽取 3 个城区,每个城区随机抽取幼儿园 6 所,对所有在园儿童进行体格测量,从而得到3~6 岁儿童单纯肥胖的危险因素结果,母亲文化程度低是儿童肥胖的危险因素,进一步验证了以往的研究结果。在肥胖儿童家庭中,有 34.6% 的父亲、34.2% 的母亲在孩子进食过程中鼓励孩子多吃,而祖辈鼓励孩子进食的行为最为明显,达到 51.1%;在食物奖励方面,父亲、母亲和祖辈所占的比例也分别达到了 24.0%、29.2% 和 31.8%,而不限制孩子零食的行为,父母亲和祖辈均超过 30.0%,祖辈则达到 39.8%。不良的饮食习惯与肥胖的发生密切相关,食欲、进食速度、进食品种等因素都不同程度地影响进食量和能量摄入。该研究中,家长评价孩子食欲好、吃饭速度快的比例在肥胖组明显高于对照组,食欲好的儿童发生肥胖的可能性比食欲一般的儿童增加 1.45 倍,吃饭速度快的儿童发生肥胖的可能性比进餐速度不快的儿童增加 1.14 倍。

食育并不仅仅是传授式地讲解食物营养知识,食物和儿童之间可以通过丰富多样的形式建立更好的联系。家庭食育方式及内容可以采取以下方式进行。

(1)教孩子画他们爱吃的食物,如苹果或草莓,孩子可以在画画过程中了解水果。

(2)和孩子一起学习食物相关的诗词,如语文书中的"锄禾日当午,汗滴禾下土"等诗句,这些诗词其实已经体现了食育的思想,可以向孩子传达节约粮食的理念。

(3)带孩子多参加农艺活动,在体验种植乐趣的同时,加深对食物来源的了解,进而增加对食物的情感。另外,种植活动会涉及松土、浇水、搭架子等,有利于儿童经验的积累和动手能力、爱的能力等的培养,这也进一步说明,食育可培养幼儿多方面的能力。

(4)家庭就餐时遵从日本女子营养大学副校长五明纪春博士提出的家

庭亲子餐桌的"5W1H规则"。其主要包括如下几点:

①Who(和谁):"和谁一起用餐"对于发育阶段的孩子非常重要。独自一个人的"孤食",与家庭成员围绕餐桌的"共食",意义是完全不一样的。如果你想要一个性格开朗明快的孩子,就决不能给孩子一个孤僻寂寞的餐桌。

②What(吃什么):主要指餐桌上的营养平衡。五明纪春博士特别推荐日本女子营养大学从昭和初期就开始研究改良的"四群点数法",也就是简单地按食物来源不同,将食物分为"乳制品、鸡蛋""肉、鱼、豆""蔬菜、水果、蘑菇、海藻""饭、面包、嗜好品"四大类。根据这一分类,再结合亚洲人传统的二菜一汤来制订菜单。这样,即使对营养学毫无研究的人,也能很容易实现餐桌上的营养平衡。

③When(什么时候):指一日三餐要有正常的时间规律,才能让孩子从小养成正常的生活节奏感。五明纪春博士强调应该在午餐和晚餐之间的下午3点左右,为孩子增加一道甜品,以保证孩子脑部发育能量所需。

④Where(在何处):除了在学校和同学一起共进午餐的宝贵经验,家庭成员一起在家共同用餐的经验尤其不可缺乏。一家人在同一餐桌上交流共享的话题,将成为孩子脑海里最温馨的童年记忆。这种家庭餐桌的用餐氛围,能促进孩子的情感发展与人格形成,影响到孩子未来的一生。

⑤Why(为什么):"饱食时代"的现代社会,只要有钱,孩子们随时随地可以买到自己喜欢的各种零食,结果造成孩子只吃自己喜欢的东西,带来饱食、偏食、贫食或过食。因此,作为家长有必要认真理解前面所提及的"Who、What、When、Where"四点,有目的有动机地为孩子安排好家庭餐桌。

⑥How(怎么做):理解了前面所提及的五点之后,五明纪春博士认为还应该结合日本人的遗传基因(如日本人比欧美人更容易发胖),培养日本式的饮食习惯方式,才能防止肥胖或其他生活习惯病。

二、家庭食育案例

(一)明星妈妈蔡少芬的食育经验

蔡少芬的女儿包子妹妹6岁就能够熟练拿着小菜刀切蔬菜和肉条,倒油炒菜的姿势十分老练,作为妈妈的蔡少芬常发微博表扬:"用心做菜的小厨师!"当被记者问道:"为什么要让这么小的孩子炒菜做饭?"蔡少芬回答,做饭是最简单的锻炼,担心他们受伤这种心理肯定是有的,但其实,柴米油盐也是一种成长和修行,会做饭的孩子,懂得为生活增添一份仪式感,懂得享受生活、热爱生活。在买菜购物的过程中,孩子能学到勤俭节约的道理;在布置餐桌、摆放碗筷的过程中,能培养孩子的规则意识与审美能力;在把菜炒煳、把碗摔碎、把果汁洒出的过程中,孩子渐渐学会了面对失败,培养了孩子的耐挫抗挫能力;在研究菜谱、思考制作步骤的过程中,培养了孩子的逻辑缜密能力;更重要的是,孩子在做饭的整个过程中,能意识到父母的辛苦,从而培养孩子的感恩之心。

(二)一个关于食育的感人故事

日本福冈县福冈市,有个小女孩,她叫阿花。从 5 岁开始,每天早上 6 点就出现在厨房,踩着小凳子做早餐。

阿花 9 个月大的时候,妈妈千惠的乳腺癌复发了,医生说她最多还能活 4 年。随着女儿一天天地长大懂事,千惠开始思考,到底父母要教给孩子什么东西,才是最重要的。是竭尽全力的陪伴?给女儿多备一些衣物?还是攒下一大笔钱?后来,她想到了做饭。

她告诉阿花:做饭这件事和生存息息相关,我要教会你如何拿菜刀,如何做家务。学习可以放在第二位,只要身体健康,能自食其力,将来无论走到哪里,做什么,都能活下去。于是,阿花四岁生日那天,妈妈千惠送给她一条围裙,爸爸信吾送给她一把儿童菜刀。千惠和信吾对女儿的希望很简单:不要过度消费,不要一味依赖方便的东西,而是掌握顽强生活的本领。之后,做早饭就成了阿花每天早上的"固定工作"。厨房很危险,刀具、火焰,甚至是边缘锋利的长柄汤勺,都有可能伤害到阿花。尽管阿花用刀的样子看上去相当吓人,千惠还是狠下心没有帮忙,只是在旁叮嘱:"阿花,不拿菜刀的那只手,要像猫咪爪子那样收起来哦,手指头伸出来很危险的哦。"阿花尝试做酱汤,却掌握不好调料的多少。"妈妈,要放多少大酱呢?"阿花问。千惠没有回答,而是温柔地鼓励阿花:"自己尝尝看呢。"

后来,她才在日记里吐露真心话:只要是孩子力所能及的,我都要让她自己来,让她独立思考和体会。这样有一天,哪怕我不在了也没关系。5岁生日的时候,阿花已经学会煮松软的糙米饭,制作漂亮的寿司。可随着阿花的厨艺越来越娴熟,千惠的病情也越来越严重了。

千惠说:"我没钱,没权,没地位也没财产,什么都没有,完全不知道该留下什么给女儿。我想,认真过每一天,好好地活下去,才是最好的选择。"阿花五岁生日没过多久,妈妈千惠最终没有逃过病魔的掌控,去世了。但对于一位曾用心陪伴、爱护并教会了女儿"世间最了不起的本领——独立生存的能力"的妈妈来说,千惠走得了无遗憾。当别的孩子还在吃糖撒娇玩耍的时候,阿花已经能够独当一面。每天早上6点就要准备早餐、喂狗、做早餐、弹钢琴、去幼儿园;下午回家后,还要叠衣服、刷澡盆;如果晚上爸爸加班回来得晚,阿花还会做好爱心晚饭。

阿花在自己的日记中写了一段话:"妈妈有件事情我想告诉你,所有的便当我都会做了,不说别人的坏话,不忘记微笑,这些都是妈妈教我的,虽然我也会觉得好难呀,不过车到山前必有路,阿花已经不哭了。"如果阿花的妈妈还能看到这段话,将是多么欣慰呀,看着小女儿一点点的成长,如今独当一面。对食物的认识、认知不仅仅是为了吃得饱,更重要的是培养一种传统美德。

三、学校如何对儿童进行食育

幼儿园在开展食育时要充分考虑家庭对儿童形成饮食习惯的重要作用,要将家庭教育因素考虑进来,通过家园合作,共同开展食育。

(1)幼儿园可请专业营养师对家长进行营养知识方面的指导,以帮助家长科学搭配儿童的膳食,避免产生营养失衡问题。

(2)开展跟食文化相关的趣味游戏,寓教于乐,让孩子们在游戏中获取更多的营养健康知识。例如色彩游戏,其针对孩子对色彩的敏感性,开展色彩食育。把食物按天然颜色分成五类,用食物的图片来指导儿童辨别认识食物的五种颜色,引导他们每餐根据五色食物原则来搭配膳食。游戏中可以设计一些简单问句,如"今天你吃绿色(红色、白色、黑色、黄色)食物了吗?""孩子们,一天要吃几种颜色的食物啊?"等,来提高孩子的食物知识(表9—1)。

表9—1 食物色彩营养及作用对照表

颜色	白	黄	红	绿	黑
食物	米、面及杂粮	豆类和豆制品	畜、禽肉类	新鲜蔬菜和水果	可食的黑色动、植物
营养	淀粉等	植物蛋白	动物蛋白及脂肪	维生素、膳食纤维和矿物质	纤维素、蛋白质、不饱和脂肪酸、高赖氨酸及多种维生素
对人体的作用	提供能量	提供因动物蛋白缺失的必要养分	调节生理功能,供给人体能量	参与机体的新陈代谢	清除体内自由基、抗氧化、降血脂、抗肿瘤、美容护肤等

(3)开展亲子烹饪课程,增强家长与孩子之间的互动,享受一起做食物的乐趣,给儿童留下一系列健康愉快饮食的记忆。在日本幼儿园,可以感受到丰富多彩的食育活动,秋天挖地瓜——在田地里体验收获的感觉,体验大自然;每年一次的茶会——在茶会中学会静下心来,学会彬彬有礼;圣诞节前的蛋糕制作——既锻炼了动手能力,又培养了对食物制作的兴趣;年末的年糕大会——和爸爸妈妈一起动手制作年糕,迎接新年的到来。

四、社会如何对儿童食育提供支持

中国的"食育"历史悠久,如果能够将"食育文化课程"纳入常规课程,将具有十分重要的现实意义。中国悠久的"食育"传统是由其生产方式决定的。中国很长一段时间内处于农耕社会,生产、加工、兑换、消费食物是居民日常生活的中心内容,食物的相关活动在居民日常生活中比重极高,人们自然而然会将注意力集中在与之相关的事物上。因此,饮食文化在中国文化中占据非常重要的地位,与之相关的文学资源也很丰富。如北宋文学家苏轼,虽然一再被贬黜,却陶醉于各地美食:"长江绕郭知鱼美,好竹连山觉笋香""日啖荔枝三百颗,不辞长作岭南人"。以他命名的"东坡肉"如今也早已成为老百姓餐桌上的家常菜。

目前,在许多经济发展较好的地区,学校都配备了专业的营养师,国家也严格要求学校进行专业营养师师资队伍建设,对学生和家长提供专业食育指导,定期讲解营养知识,让食育得到全民重视。同时线上教育也发展迅速,既为营养师提供教学平台,也使需要家人共同参与的食育课程,不限于时,不限于地。

新冠肺炎疫情对如何促进食育发展有着重要的启示作用。食育发展研究院副院长张化勇说:"食育教育,本身应该从小孩时就抓起,从我们每个人做起,通过食育知识的教育,能让孩子们了解更多的健康饮食知识,提升对食物营养、食品安全的认知水平,提高选择食品的判断能力,自觉抵制对'野味'的食欲,革除不良的饮食观念。我们应该自觉养成良好的饮食生活习惯,让食育知识、食育思维、食育能力、食育精神走进校园、走进家庭、走进社会,让类似的悲剧永不再重演。"无论是疫情中还是疫情后,应让孩子在拥有驰骋天际的梦想的同时,更以脚踏实地的本领去学会生活,将缺失的食育教育补给孩子,让他们学会拥抱健康的美好生活。

【重要信息】

• 食育让孩子们认识食物、珍惜食物,学会选择健康的生活方式。

• 从儿童会说话和简单交流起,就要有意识地灌输有关饮食的来源、制作、营养价值,以及怎样吃、吃多少等知识。在连续强化教育中,潜移默化地使他们认识偏食的危害,并自觉做到膳食平衡。

• 食育在家庭中更易获得,爱做饭的孩子,在柴米油盐、一蔬一饭之间,不仅能够学到基本的生活技能,还能激发锻炼各方面的潜力。学校在开展食育时要充分考虑家庭对儿童形成饮食习惯的重要作用,要将家庭教育因素考虑进来,通过家校合作,共同开展食育,避免产生营养失衡问题。

• 21世纪初期,国内研究者开始倡导推行食育。目前,在许多经济发展较好的地区,学校都配备了专业的营养师。

【参考文献】

[1]邢雪艳.日本食育,意欲何为[N].光明日报,2019—10—31.

[2]李永进,陈东宛,刘秀峰,等.食育在低学龄儿童体重控制中的应用[J].卫生研究,2019,48(05):771—773.

[3]Ruiz RB, Hernández PS.Diet and canser.Risk and factors and epidemiological evidence[J].Maturitas,2014,77(3):202—8.

[4]陆意玲.谈幼儿的食育[N].宁波教育学院学报,2012,14(1):99—100+108.

[5]刘广伟.食学[M].北京:线装书局,2019.

[6]蒋竞雄,刑桂茹,王惠姗,等.学龄前儿童家庭环境中超重和肥胖危险因素分析[J].中华儿科杂志,2007,45(3),172—175.

[7]李晓慧,丁宗一,文红,等.我国11城市3～6岁儿童单纯肥胖症危险因素分析[J].中华临床医生杂志,2011.5(1):31—36.

（成果　彭伟　李晓蒙）

第十章　儿童肥胖与身体活动

【本章导读】

身体活动是指由骨骼和肌肉参与的需要消耗能量的身体运动，包括游戏、做家务、步行、跑步、跳舞、游泳、瑜伽、园艺活动等。身体活动是儿童能量消耗的关键，是维持能量平衡和控制体重的基础。培养儿童养成长期规律的运动习惯有助于其保持健康和活力。本章将从身体活动的角度，探讨身体活动与儿童肥胖的关系，提出促进儿童身体活动的干预策略，为预防与控制儿童肥胖提供参考建议。

【本章结构图】

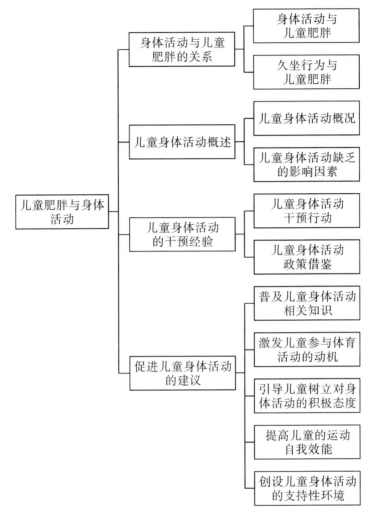

第一节 身体活动与儿童肥胖的关系

身体活动与久坐行为是紧密联系在一起的两个独立行为,同时也是儿童超重和肥胖的高度相关行为。本研究将从儿童身体活动缺乏与久坐行为两个方面,分别阐述两者与儿童超重和肥胖的关系。

一、身体活动与儿童肥胖

(一)能量消耗

人体能量消耗主要包括三个方面:基础代谢率(占身体总能量消耗的60%～80%)、分解食物所需的能量(占身体总能量消耗的10%)和身体活动消耗的能量(占身体总能量消耗的10%～30%)。基础代谢是在静息状态下人体各组织维持基本生理功能所需的能量之和。人体主要器官(脑、肝、肾和心脏)消耗的能量大约占人体基础代谢的一半,剩余的能量消耗分配给了肌肉、脂肪、消化系统等。肌肉含量是影响基础代谢的重要因素之一,在人体静息的状态下,肌肉消耗的能量远远大于脂肪消耗的能量。因此,在体重一定时,体内肌肉含量越多,脂肪含量越少,基础代谢率就越高。儿童可以通过身体活动使脂肪减少,从而有效改善体脂含量。一项基于人体生物资料库的相关研究结果表明,坚持规律锻炼的人更可能拥有健康的体质指数,锻炼能够增强肌肉力量和耐力、提高运动能力、改善身体成分,从而改善身体健康状况,在一定程度上抵抗基因导致的肥胖风险。

(二)身体活动

儿童缺乏身体活动又称身体活动缺乏或身体活动水平不足。世界卫生组织对儿童身体活动不足(2010年)的定义为:每天进行的中等强度到高强度身体活动小于60分钟。

缺乏身体活动已成为全球性公共卫生问题之一。研究结果显示,儿童身体活动的减少将导致儿童体能下降。缺乏身体活动已成为全球范围死亡的第四位主要危险因素,仅次于高血压、烟草使用和高血糖。儿童时期形成的身体活动和生活方式习惯,更有可能在生命全程得到保持,并影响下一代的健康与发展。

增加儿童的身体活动量,是减少重大疾病危险因素及其水平和预防与控制若干慢性病的一级预防措施,将对人群归因死亡和残疾风险产生显著影响。现有研究证据表明,身体活动是儿童健康的基础,是能量消耗的关键,是维持能量平衡和控制体重的基础。长期保持规律的运动习惯有助于保持健康与活力。

2017年我国发布了《中国儿童肥胖报告》,该报告将饮食、身体活动和行为作为预防儿童肥胖发生的综合性预防干预措施。国内外有关儿童休闲时间的身体活动量与肥胖关系的研究较多,大部分研究结果显示,儿童休闲时间的身体活动量和肥胖与超重的发生率呈反比,尤其是中高强度的身体活动,如跑步、跳绳、游泳和球类活动等。儿童身体活动的时长、频率与肥胖和超重之间存在剂量反应关系。不同强度的身体活动能量消耗与身体素质健康指标之间存在剂量反应关系。美国一项研究结果表明,中等强度身体活动发生频率低的男生的肥胖发生危险性,是中等强度身体活动发生频率较高男生的 1.37 倍;每周少于 2 次中等强度身体活动的女生的肥胖发生危险性,是每周进行 6～7 次中等强度身体活动的女生的 1.93 倍;每周进行 3～5 次高强度身体活动的男生的肥胖发生危险性,是每周进行 6～7 次高强度身体活动男生的 1.26 倍。

(三)运动

运动作为身体活动的一种类型,是指为改善或者维持体能、运动技能或健康状况而进行的有计划、有组织和有规律的身体活动。有研究表明,通过运动可以调节瘦素、肥胖抑制素等,从而调节食物摄取和能量输出,维持能量和体重的平衡。

二、久坐行为与儿童肥胖

与身体活动不足紧密相关的另一个概念叫久坐行为,久坐行为是指人体清醒时以能量消耗≤1.5 代谢当量(MET)为特征的任何行为,例如静坐、仰坐或躺卧、视屏行为(看电视、玩视频游戏、使用计算机)、驾驶汽车和阅读等。久坐行为需要同时满足以下三个方面的条件:①处于清醒状态;②处于坐姿、斜靠或者卧姿状态;③能量消耗≤1.5MET。

目前,久坐行为的形式、性质尚缺乏统一规定,自我报告和客观测量的静坐时间存在差异。有研究显示,在正能量平衡条件下进行葡萄糖耐量试验,与无体力活动并久坐行为<6 h组相比,久坐行为>16 h组糖负荷后2 h的胰岛素量增加41%。此外,久坐行为能量消耗较少,引起剩余能量以脂肪形式储存,尤其是内脏脂肪积累,可导致腹型肥胖。另外,静坐看电视可能与一些易导致肥胖的食物摄入直接相关。

久坐行为与儿童肥胖相关,静坐时间长的儿童有更高的肥胖和超重发生率,长时间看电视会导致儿童肥胖的发生。每天的电视观看时长超过4小时即为肥胖的危险因素,且电视观看时长与儿童肥胖之间存在剂量反应关系。通过减少久坐行为和增加身体活动,可以在一定程度上预防及减少儿童超重和肥胖的发生。

与荧幕时间不超过2小时的孩子相比,超过3小时视幕时间的孩子更容易变得肥胖。每天的久坐行为每增加1小时,肥胖的发生率就会增加1%~2%。平均每天静态时间如电子游戏和阅读时间越长,超重和肥胖程度越高。另有调查结果显示,女生持续40分钟以上久坐行为与BMI、体脂百分比、腰围、臀围呈正相关。对上海市小学生的调查结果显示,上学日写作业/看书时间越长,上学日玩计算机时间越长,上学日弹钢琴时间越长,肥胖程度越高。但也有研究显示,不同的静坐类型与肥胖存在不同的相关性。被动久坐行为(包括看电视、坐着听、看)与超重的患病风险呈正相关,而思维活跃的久坐行为(包括使用电脑和阅读、写作、计算等)与超重无相关性。

影响久坐的因素有很多。有研究发现,家庭经济状况、学校操场的人员密度、运动设施、午休时间、大课间等因素都可能影响久坐行为。家庭经济状况好的学生,体力活动时间较长、久坐时间较短。这可能是因为家庭有条件购买运动器材和外出参加体育拓展运动,从而提高了运动频率,减少了久坐行为。

第二节 儿童身体活动概述

总体而言,无论是在世界其他国家还是在我国,儿童的身体活动水平不容乐观。本节分别描述了全球儿童身体活动现状和我国儿童身体活动现状,并介绍了四个影响儿童身体活动的主要因素,分别是空间、时间、休闲活动和交通方式。

一、儿童身体活动概况

(一)全球儿童身体活动现状

世界卫生组织建议 5~17 岁年龄段的儿童每天至少参加 60 分钟的中等或高等强度的身体活动。一项针对全球 146 个国家或地区共 298 所学校开展的 11~17 岁儿童的体力活动研究结果显示,全球 81% 的儿童身体活动未能达到世卫组织建议的标准。全球儿童不活动率普遍较高,女童高于男童。中低收入国家和中高收入国家的儿童身体活动不达标率分别为 79.3% 和 83.9%。另一项调查结果显示,2016 年儿童身体活动缺乏水平最高的是高收入水平的亚太地区,该地区的男童、女童身体活动不达标率分别为 89% 和 95.6%;2016 年儿童身体活动缺乏水平最低的是高收入的西方国家男童和南亚地区男童,约为 72%。

全球儿童的身体活动强度呈下降趋势。20 世纪 50 年代以来,英国儿童电视和阅读等低强度身体活动普遍增加。1977—1995 年,美国儿童步行和骑自行车出行的频率持续下降。1997—2003 年,达不到每周三次剧烈运动的英国 12~15 岁男孩比例升高。12~13 岁女孩的不达标比例从 24% 升至 37%。美国高中体育课程完成率从 1984 年的 65% 下降到 1990 年的 52%。一项针对 2007—2013 年拉美地区 11~18 岁儿童的调查结果显示,仅约 15% 的拉美地区儿童达到了每天 60 分钟中等到高等身体活动强度。

(二)我国儿童身体活动现状

根据《中华人民共和国体育法》《全民健身条例》规定,按照《国民体质监测工作规定》的要求,1985—2014 年,教育部联合其他部委共组织了 7 次全国性学生体质健康调查(Chinese National Surveillance on Students Constitution and Health),并发布了监测报告。该调查采用分层随机整群抽样的方法进行。监测项目包括身体形态、生理功能、身体素质、健康状况等方面的各项指标。调查结果显示：与 2010 年相比，2014 年我国城乡学生身体形态发育水平(身高、体重和胸围等发育水平)继续提高；但各年龄段学生肥胖检出率持续上升；1985—2014 年，中国 7～18 岁的汉族学生耐力素质整体呈下降趋势，城市儿童低于农村儿童，女生下降的速度和程度低于男生。其中，1985—1995 年为我国中小学生耐力素质缓慢下降阶段；1995—2014 年为我国中小学生耐力素质快速下降阶段。2010 年中国儿童体质与健康监测结果显示，77.3％的学龄儿童未达到每天至少 60 分钟的中高强度身体活动标准。一项覆盖了我国六省市的研究调查结果显示，2015—2016 年，我国儿童身体活动量整体呈较低水平，女生身体活动水平低于男生身体活动水平，且女生呈现出随年龄增长，身体活动水平持续下降的趋势。

研究表明，我国儿童久坐行为十分普遍，无显著性别差异。我国儿童随着年龄增加，久坐时长逐年增长，周末的久坐时间增幅更大。超重和肥胖儿童的久坐时间比正常儿童的久坐时间更长，参加中高强度身体活动的时间也更少，这种差距在周末更大。另一项研究结果表明，我国儿童的久坐行为主要为上课、做作业、课外补习和屏幕观看类等活动。对 353 名上海市儿童的调查研究发现，上海市儿童上学日的中高强度身体活动量为 12.79 分钟/天，周末的中高强度身体活动量为 14.10 分钟/天。另外，儿童久坐行为与身体活动之间并无此消彼长的关系，即我国儿童身体活动水平未随久坐行为增加而减少，具有较高身体活动水平的儿童同时也表现出较多的久坐行为。

在中高强度身体活动方面，我国农村儿童身体活动量低于城市儿童身体活动量。和全球的基本趋势一致，我国男童比女童参加更多的身体活动。在久坐行为方面，我国儿童平均每天久坐时间超过 2 小时的发生率为 86.2％，城乡差异显著。有研究显示，我国男童的久坐行为发生率高于女童，城市儿童高于农村儿童。小学生、初中生、高中生的久坐时间依次增加，城市儿童为每天 3.04 小时，农村儿童为每天 2.81 小时。2016 年我国身体活动和体质调查结果显示,37％的儿童超过了推荐的每天 2 小时及以下的视屏时间。

❀ 二、儿童身体活动缺乏的影响因素

身体活动水平下降主要是越来越普遍的久坐不动的生活方式占用了身体活动和体育运动的时间和机会。与儿童久坐行为和运动量减少相关的因素大致可以分为以下四类。

(一)空间环境限制

建成环境是指人为建设、改造的学校、家庭、社区和办公环境,涉及健身步道、自行车道等人造的活动区域。建成环境对儿童的久坐行为和身体活动水平低下具有显著关系,如住所附近的马路步行不便、距离公园远、居住密度高等。有研究显示,居住密度与儿童的身体活动时间、频率存在负相关关系,随着居住密度增加,儿童久坐时间增加,身体活动时间减少,超重和肥胖的风险增大。街道人行横道规划的合理性、良好的道路联通状况、社区周围公园的数量以及社区周围运动设施的数量均与儿童的中高强度身体活动量呈正相关。到达体育场馆和公园的距离与时间越短,越能促进儿童身体活动量的增加。学校与家庭的距离是决定儿童采用何种交通方式上下学的关键因素。在城市,儿童采用被动式上下学交通方式的可能性增加 30％;在农村,随着距离的增加,儿童采用被动式上下学的交通方式的可能性增加 60％。同时,有研究显示,社区的安全性也与儿童的身体活动总时间、身体活动距离呈正相关。生活在安全环境中的儿童每日平均步数显著大于生活在不安全环境中的儿童。

室内环境布置仍然可对儿童身体活动产生影响。家庭内运动器材越多,儿童久坐时间越少;反之,儿童久坐时间越多。而家庭内诸如电视和视频游戏等娱乐设备越多,则儿童的久坐时间越长。有研究提出,从儿童卧室移走电子设备,且规定儿童在特定时间内观看电视、玩电子游戏,能有效提升儿童身体活动水平。高湿度、高降雨量地区,儿童冬季的久坐时间增加,室内活动电子屏幕观看时间增加。

(二)时间限制

随着社会的发展,儿童升学面临激烈竞争,平时的学业压力也不断加大,儿童不得不花更多的时间在学业功课上,由此挤占了儿童的身体活动时间。由于巨大的学业负担和考试压力,儿童体育和健身活动越来越边缘化。一项2015年的调研结果显示,儿童的身体活动水平与学业压力高度负相关,尤其是15~18岁的高中生。

(三)休闲活动方式改变

一项20世纪对澳大利亚12~15岁儿童最喜欢的活动调查结果显示,无论是对于男孩还是女孩来说,相比非运动类活动,运动类活动都是他们最喜欢的活动。然而随着科技和经济的发展,这一情况已经发生了改变。一项对儿童最喜欢的10项活动的调查结果显示,相比运动项目,21世纪的儿童更倾向于消耗较少体力的室内休闲活动,如电子产品娱乐活动。这种变化反映了消耗较少体力的休闲活动取代了20世纪儿童最喜欢的高体力消耗型的休闲活动,如游泳、骑自行车、徒步旅行和打网球等。

有研究显示,中国农村儿童身体活动缺乏情况甚于中国城市儿童,其原因主要包括两方面,一是中国农村快速工业化,与城市学校相比,儿童游乐场数量有限,且体育活动设施相对缺乏;二是农村儿童看电视的频率高,时间相对更长。另一项研究发现,1997—2006年,中国农村儿童看电视的时间从每天0.7小时显著增加到1.7小时。与农村儿童相比,城市儿童家庭具有更高的教育水平,可能有利于城市家庭的家长对儿童电视观看时间进行控制。

(四)交通出行方式改变

儿童的户外活动时间与身体活动能量消耗密切相关。近几十年来,家庭和周围环境的物理特征持续演变,如在较小的地块上建造更大的住宅或多个并排的住宅从而取代传统的家庭住宅,这极大地减少了儿童运动和游戏的可用户外空间。步行或骑自行车上学的儿童人数减少,更多使用被动交通方式。由于全球经济的快速发展和生活环境的改变,在过去20年中,缺乏身体活动的趋势正迅速加剧,这一趋势不仅存在于高收入国家,而且越来越多地出现在中低收入国家。例如,人均车辆拥有量的迅速攀升减少了儿童交通出行的身体活动量。与全球趋势一致,中国城市儿童的日常交通出行也通常依赖父母,缺乏足够的交通出行身体活动量。

此外,我国儿童身体活动水平还受到儿童的运动益处认知、个人体能水平、家长支持、家长身体活动水平、家长文化程度等诸多因素影响。我国儿童的运动益处认知水平普遍较低,获得的家长支持也普遍较低。

第三节 儿童身体活动的干预经验

预防与控制儿童的超重和肥胖,对儿童开展干预工作尤为重要。本节将从儿童肥胖的身体活动干预策略和案例,以及儿童身体活动的相关政策展开介绍。

一、儿童身体活动干预行动

现有研究显示,基于学校的儿童身体活动干预可以在一定程度上防止儿童中高强度身体活动水平的降低,对肥胖和超重有一定预防作用。本节将阐述儿童身体活动干预措施的核心原则,期望对预防与控制我国儿童由于缺乏身体活动而导致的肥胖提供干预思路。

首先,促进儿童的身体活动需要建立多部门联动机制,如需要医疗卫生部门、教育部门、体育部门和交通部门等部门的密切配合。医疗卫生部门给予相应的技术支撑,给出建议活动的方式、时长、频率并动员专业人士出具运动处方;教育部门要多方位提升儿童主观能动性,加强与儿童家长的链接,做好相关健康教育工作;体育部门帮助学校具体落实儿童运动处方,配合解决场地、物资等问题;交通部门也应该提供相应的补贴或支持,在保障儿童安全的前提下,鼓励儿童进行交通出行活动。

其次,增加儿童身体活动的政策和计划应包含多种策略,如使用基于人群、融合多学科的工作方法,积极创设身体活动支持性环境,为儿童的身体活动提供安全、适宜的空间;确保提供足够的经费和设备设施支持;积极创建身体活动的社会网络;对身体活动促进工作的过程和结果进行必要的监测和评价,不断优化运动健康促进的目标和工作方法,改进相关政策、计划和措施,实行项目执行责任制并增强项目执行过程的透明度;充分借助大众媒体的影响力对儿童身体活动相关信息进行传播和交流等。

最后,为了确保干预项目实施的可行性和有效性,项目方案的制订应符合国家独特的文化特点、教育制度和政策。身体活动干预项目的推广需要因地制宜。

此处以"跃动青春"项目和"快乐十分钟"项目为例,介绍儿童身体活动干预项目。

(一)"跃动青春"项目

为对抗阿姆斯特丹儿童日益下降的身体活动量,荷兰于 2002 年发起了跃动青春项目。跃动青春项目是基于小学儿童开展的,特别是针对儿童肥胖率高的小学开展的,以促进儿童营养健康和运动健康为重点,激励儿童积极参与不同类型的结构化体育活动的项目。

跃动青春项目的主要措施包括以下四个方面:

第一,鼓励学校采取全校性的健康营养措施。

第二,增加儿童课间在操场上的体育活动参与度,特别是针对身体活动不活跃的儿童,并进行结构化监督。项目内容包括课后运动课程和学校每周为儿童提供的至少两次、每次 45 分钟的体育课。

第三,通过沟通协商等方式降低当地体育俱乐部的会员费,以确保儿童可以相对容易地成为体育俱乐部的会员。

第四,鼓励儿童家长积极参与跃动青春项目,促进家庭健康行为。例如,利用家长参加学校的体育活动项目期间,通过互动式戏剧表演,向家长展示日常生活中可能开展的身体活动,并鼓励父母们分享日常生活中增加儿童身体活动的建议和见解。

跃动青春项目有以下四点优势:

第一,它的设计紧密围绕项目目标人群,并不断更新、实施、维持、检验和优化。建立了对于儿童适宜的全方位体育活动环境,扩大现有优势,且有多方联合强有力的执行力,并且能在保证项目持续可行的同时不断调整,适应新的变化。

第二,项目针对生态学框架所有相关层面的决定因素开展运动干预活动,如个人、社会、经济和环境因素等。该项目不仅仅针对学校,如向儿童介绍新的体育课程和对课余体育活动进行指导,同时还将学校作为对家长进行健康教育的场所,促进家庭的健康行为。

第三,跃动青春项目针对每所学校的具体情况量体裁衣,定制个性化的干预措施,在有限的条件下通过巧妙的项目嵌入实现项目的最佳实施效果。例如,跃动青春项目为儿童量身定制日常生活中的身体活动技能学习计划,并特别关注身体活动不活跃的儿童。学校进行了项目的组织建设,以便于与当地体育俱乐部进行紧密联系。具体由两到三名教师和家长代表组成的顾问小组负责协调项目的执行和监督项目进程。

第四,2012年,该项目被整合到荷兰阿姆斯特丹解决儿童肥胖的多城市行动计划中。阿姆斯特丹健康体重项目为跃动青春项目提供了强有力的政策、财政和科学支持,并加强了它与其他健康促进干预组织的联系。

(二)"快乐十分钟"项目

快乐十分钟项目是由中国疾病与预防控制中心与国际生命科学学会中国办事处联合举办的一个项目。该项目以班级为单位,要求学生在校日每天在常规的体育课程之外进行每次十分钟的中等强度及以上的运动。具体步骤:首先,根据抽取的卡片和观看相应的DVD来开展身体活动。十分钟的身体活动包括一分钟的热身运动,四分钟的中高强度身体活动、半分钟到一分钟的轻度到中等强度的身体活动,接着再是四分钟的中高强度身体活动,然后是恢复运动、回答健康小知识,最后学生还需记录活动过程。通过为期约半年的干预发现,干预学校学生的每天体能消耗和运动时间显著增加;干预学校儿童的超重和肥胖率下降了0.4%～5.6%,而对照学校儿童的超重和肥胖率上升了0.6%～4.5%。

二、儿童身体活动政策借鉴

有效的国家行动,需要一种"基于系统"的战略组合方法,包括旨在改善支持身体活动的社会、文化、经济和环境因素的"上游"政策行动与侧重单一方面(教育和信息)的"下游"方法。关于身体活动的政策可以带来成倍的健康、经济和社会效益,并有助于实现可持续发展目标。以下主要论述部分国家开展的身体活动相关监测项目或政策及规划。

菲律宾国家卫生目标(2005—2010 年)、国家非传染性疾病综合战略计划(2006—2010 年)、第 958 号总统公告、2005—2010 年非传染性疾病综合预防和控制规划,以及菲律宾中期营养行动计划均包括身体活动部分。此外,菲律宾卫生部每 3~5 年开展一次以学校为基础的健康调查,旨在监测诸如身体活动等非传染性疾病相关行为的流行率。并制定和传播国家身体活动准则,向各利益相关方公布和传播国家非传染性疾病的预防和控制战略计划,建立包括身体活动计划在内的国家协调监督等综合防控机制。

瑞典对国民身体活动进行了立法支持,包括颁布体育法律和设置交通政策等;有明确和可持续的国家财政预算用于促进居民身体活动,并出台政策限制身体活动水平过低的儿童百分比等。

澳大利亚发布了《澳大利亚 5~12 岁年龄组身体活动建议》,该建议提到:理想状况下,儿童一天花在久坐活动上的时间不应超过两小时,尤其是当他们可以享有更积极的爱好的时候。儿童们需要有机会参与各种对他们而言是充满乐趣,并且符合他们的兴趣、技能和能力的活动。活动的多样化也会让儿童收获健康效益与经验。

全球学校卫生政策调查是一个以学校为基础的,用以评估学童身体活动的全球性健康调查。这项健康调查是世界卫生组织和美国疾病预防控制中心的一个监测项目,旨在帮助世界各国衡量和评估儿童在 10 个关键领域中的行为危险因素和保护性因素,其中包括身体活动行为监测。

第四节 促进儿童身体活动的建议

促进儿童的身体活动应当基于生态学框架全面开展工作,由于上一节已经讲解了身体活动的干预措施及政策,本节主要围绕生态学框架下的个体层面、支持性环境和技术展开,主要包括普及儿童身体活动相关知识、激发儿童参与身体活动的动机、引导儿童树立对身体活动的积极态度、提高儿童的运动自我效能感以及创设儿童身体活动的支持性环境等。

一、普及儿童身体活动相关知识

(一)身体活动消耗量计算

机体的能量代谢率指单位时间内机体所消耗的能量。根据能量守恒定律,人体消耗的能量等于机体产生的热能和所做外功之和。如果机体在一段时间内不做外功,则机体所消耗的能量等于单位时间内机体产生的热能。

基础代谢是机体维持基本生命活动时所消耗的能量。基础代谢率(basal metabolic rate,BMR)是指在特定情况下的机体能量代谢率,其测量具有以下条件:①清晨清醒进食之前,也即前一天晚餐后的 12～14 小时;②状态为平卧,排除机体肌肉活动影响;③环境温度为 20～25 摄氏度;④机体处于安静的环境中;⑤仅够维持呼吸、心跳等基本生命活动所消耗的最低能量。

代谢当量(metabolic equivalent,MET)是指机体运动时的代谢率与休息时代谢率之间的倍数。代谢当量是运动能量的消耗单位,通常用代谢当量表示身体活动的强度。1MET 为安静坐位休息时的能量消耗率,约定值为每公斤体重每分钟消耗 3.5 毫升氧气。与静坐相比,一个人消耗的能量在进行低强度身体活动时可达 1.5～2.9 倍代谢当量(1.5～2.9 METs),相当于主观身体活动强度等级(RPE)量表的 10～11 级(表 10-3);与静坐相比,一个人消耗的能量在进行中等强度活动时可达 3～5.9 倍代谢当量 (3～5.9METs),相当于 RPE 量表的 12～14 级;在进行高强度活动时可达 6 倍代谢当量及以上(≥6 METs),相当于 RPE 量表的 15 级及以上。通过代谢当量计算出运动消耗的能量,对于为肥胖儿童设计运动处方,控制体重非常有帮助。常见儿童青少年不同身体活动与相应的代谢当量见表 10－1。

表 10－1　常见儿童青少年不同身体活动与相应的代谢当量

身体活动内容	MET	身体活动内容	MET
坐姿时安静地玩游戏、看电视、做作业	1.1～1.8	柔软体操、体操	2.8～6.7
站立时身体活动	1.6～2.0	跳舞、爬楼梯	3.0～5.5
提轻物体	2.0～3.0	自行车、滑板车	3.6～7.8
家务活动	1.9～4.2	体育运动(乒乓球、足球、篮球等)	3.4～8.9
需要全身活动的电子游戏	1.8～4.8	活跃的游戏(跳绳、捉人游戏等)	4.9～8.6
步行 0.8～6.4 km·h⁻¹	2.5～5.3	跑步 4.8～12.9 km·h⁻¹	4.7～11.6

来源:张云婷,马生霞,陈畅,刘世建,张崇凡,曹振波,江帆.中国儿童青少年身体活动指南[J].中国循证儿科杂志,2017,12(06):401－409.

(二)身体活动量推荐

世界卫生组织建议 5～17 岁年龄段的儿童每天累计参加至少 60 分钟的中等强度到高等强度的身体活动,包括在家庭、学校和社区环境内开展的游戏、玩耍、娱乐、运动、交通活动(如骑自行车和步行)、有计划的锻炼或体育课程。2016 年发布的《"健康中国 2030"规划纲要》强调,儿童每天应至少进行一小时体育锻炼,这将为大多数儿童带来巨大的健康效益。为增进儿童心肺、肌肉和骨骼健康,建议:

(1)5～17 岁儿童应每天累计参加至少 60 分钟中高强度身体活动,大于 60 分钟的身体活动可以提供更多的健康效益。

(2)大多数日常身体活动应该是有氧活动。有氧活动应是儿童日常自主选择身体活动的主要内容。

(3)儿童的身体活动内容中必须安排某些特定形式的活动,以使他们获得全面的健康效益。这些活动包括每周至少 3 次有规律地进行以下各种形式的身体活动:

1)躯干和四肢大肌肉群的抗阻力锻炼,以增强肌肉力量。

2)高强度有氧活动,以增进心肺健康、减少心血管疾病和代谢性疾病发生的风险。

3)促进骨骼健康的负重活动。

上述特定形式的活动可以包含在每天至少 60 分钟的增进健康和体质的身体活动中。

此外,儿童强壮肌肉的活动可以采用非系统训练的方式,将其作为玩要的一部分,如利用操场设施进行游戏、爬树或推拉活动等。累计时间是指将一天内分散进行的多次较短时间的身体活动(如两次 30 分钟的活动)进行累加,达到 60 分钟活动量的目标。

强度指身体活动的做功速率或进行某项活动或锻炼时所用力量的大小。不同类型身体活动的强度因人而异。身体活动的强度取决于个人以往的锻炼情况及其相对健康程度。

中等强度的运动一般包括快走、跳舞、园艺活动、家务活动、传统打猎、聚会、游戏、带宠物散步、搬运中等重量的物品等。高强度的运动包括跑步,快速上坡行走如爬山,快速骑自行车,快速游泳,竞技体育运动如足球、排球、曲棍球、篮球和积极参与游戏,用力铲挖或挖沟,搬运沉重物品等。

由于儿童发育存在个体差异,每个儿童的代谢当量也存在一定差异,因此,活动强度举例(图 10-1)仅供参考,具体情况因人而异。

活动程度举例

· 轻—慢呼吸，身体只有少量或没有动作

· 中等—正常呼吸，身体有少量动作

· 辛苦—呼吸加快，中等动作

· 非常辛苦—呼吸急促，动作快速

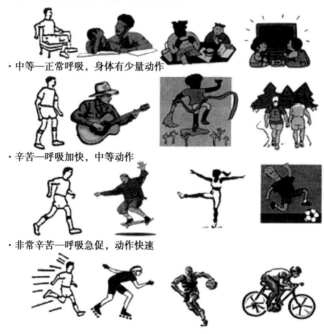

图 10—1　活动强度举例

　　除了增加身体活动量之外，还应将每日屏幕观看时间限定到两小时以内，避免因长时间写作业产生久坐行为，建议在课业间隙适当活动。儿童青少年身体活动推荐量和久坐行为推荐量如表 10—2 所示。

表 10—2　儿童青少年身体活动推荐量和久坐行为推荐量

内容	强度	频率或时间
身体活动	中、高强度身体活动（大多数为有氧身体活动）有高强度身体活动和增强肌肉力量、骨健康的抗阻活动	每天，累计≥60 min，每周≥3 天

续表

内容	强度	频率或时间
久坐行为		每天,屏幕时间限制在 2 h 内,减少因课业任务持续久坐行为,课间休息时间应进行适当身体活动

来源:张云婷,马生霞,陈畅,刘世建,张崇凡,曹振波,江帆.中国儿童青少年身体活动指南[J].中国循证儿科杂志,2017,12(06):401—409.

(三)身体活动强度评估

儿童身体活动强度可以通过心率进行简单测量。可以通过计算最大心率百分比和主观运动等级强度表来判断运动强度。(表 10—3)

最大心率百分比＝负荷后即刻心率/[220—年龄(岁)]×100％

表 10—3 主观运动等级强度量表

等级	主观运动感觉	运动强度分类	最大心率百分比
6	安静、不费力	静息	/
7	极其轻松	非常低	＜50
8			
9	很轻松		
10	轻松	低强度	～63
11			
12	有点吃力	中等强度	～76
13			
14	吃力	高强度	～93
15			
16			
17	非常吃力	超高强度	≥94
18			
19	极其吃力		
20	精疲力竭	最高强度	100

来源:张云婷,马生霞,陈畅,刘世建,张崇凡,曹振波,江帆.中国儿童青少年身体活动指南[J].中国循证儿科杂志,2017,12(06):401—409.

必须要强调的一点是,开展身体活动时,一定要注意循序渐进,防止由于突然运动或运动过激造成的身体损害。每次运动前应进行拉伸和热身活动,身体活动之后应进行恢复运动。同时,应在安全、无污染的环境中开展身体活动,以减少运动伤害的发生。对于目前身体活动量尚未达到指南推荐量的儿童,应当循序渐进,逐步达到推荐的身体活动水平。即使在开始阶段身体活动量不能达到推荐水平,仍然对身体有益。

二、激发儿童参与体育活动的动机

美国学者 Murray Henry A 提出,"成就需要"一词,并由美国哈佛大学教授 David Mcclelland 和美国心理学家 John Willam Atkinson 发展成为成就需要理论。

体育成就动机高的学生会积极参与体育活动与竞争,乐于进行体育锻炼,希望在体育活动中表现得优秀,而体育成就动机低的学生通常回避身体活动与挑战。体育成就动机因人而异,受学生年龄、性别、经验、技能、家庭、社会、学校、任务难易度等因素的影响。

(一)体育活动动机的功能

(1)始动功能:当学生内心产生了足够强烈的运动愿望时,便开始投入到体育活动中。

(2)导向功能:使学生运动的内容稳固而特定,趋向一定的活动目标,如有学生爱打篮球,有人爱踢足球等。

(3)调节功能:调节功能强化或弱化个体对学生参与体育活动的喜欢或厌恶、努力程度或退缩程度。

(4)维持功能:体育活动动机与体育活动持续的时间长短直接相关。

(二)体育活动动机的分类

体育活动动机根据生物性需要和社会性需要,可分为生物性动机和社会性动机。为获得兴奋、刺激、运动欣快感、宣泄身心能量而参与体育活动源于生物性动机,对学生进行体育活动的心理及行为影响较大;为通过体育活动和同伴接近、交往,获得认同、发展友谊、施展才能、赢得赞誉源于社会性动机,具有持久性特征,能够满足学生的社会性需要,对社会功能方面追求成功的个体具有较大推动作用。

根据参与身体活动的心理动因是内在产生的还是外界诱发的,可分为内部动机和外部动机。由于自身好动或好奇的心理而参与体育活动源自内部动机,如通过体育活动获得身体上的快感、乐趣、满足自尊心和归属感等。由于学生自身以外的原因而引发的体育活动动机属于外部动机,如为了获得同学的赞赏、老师的表扬、竞争奖励或迫于压力、避免惩罚而进行体育活动。内部动机对个体参与体育活动的推动力和维持力(维持时间)较外部动机大。

(三)体育活动动机的培养和激发

体育活动的动机培养是指从没有体育活动动机到形成体育活动动机的过程;动机的激发过程指将已形成的潜在动机充分调动起来的过程。培养动机是激发动机的前提,动机的激发可进一步强化已有动机。

建议充分重视和利用学生的各种需要,提高学生进行体育活动的内部动机,满足学生希望在体育活动中感受到乐趣与欣快感的需要。有趣的娱乐活动是学生进行体育活动的主要原因和主要动力。积极情绪能够在体育活动的娱乐性、各种活动选择的可能性、个人资源的消耗、参与机会及社会限制等因素的交互影响中起平衡作用。设置合理的奖励形式,正确使用外部动机的激励作用。通过奖励传递的信息需要考虑学生的性别、年龄等特点并进行正确引导。

三、引导儿童树立对身体活动的积极态度

(一)树立积极的运动态度

态度是个体对待外界(人或事)稳固的,由认知、情感和行为意向组成的内在心理倾向。体育活动态度是学生对体育活动持有的认知评价(体育活动价值指个体对体育活动功能和意义的认知,即体育价值观)、情感体验和行为意向的综合表现。儿童的体育活动态度是后天在一定直接和间接经验及社会环境影响下习得的。一般情况下,态度的三个维度是协调一致

的,但也有相互矛盾的时候。有时是行为意向与认知、情感不一致;有时是认知与情感和行为意向不一致。情感和行为意向之间的关系强于认知与行为意向、情感与认知之间的关系。情感与认知不一致时,行为意向往往由情感决定。体育活动态度指向具体的体育活动项目、方法和内容。学生的体育活动态度是个体头脑中的内部状态,是体育活动行为的倾向或准备状态。

体育活动态度的形成是指学生通过观察、模仿等社会学习获得的体育价值观及其行为方式的社会化过程。体育活动观察指个体以旁观者身份通过观察他人的行为表现,从他人的经验中获得体育活动经验的过程。体育活动模仿指个体仿照他人进行体育活动的态度及行为而采取的行为。体育态度的模仿学习类型包括直接模仿、象征性模仿和创造性模仿。

体育活动态度改变包括两个方面:方向和强度。体育活动态度方向分为消极和积极两个方面。强度的改变是指程度的改变,如从较积极到很积极。从一个极端到另一个极端的转变包括了方向和强度上的转变。可从以下六个方面塑造儿童的积极运动态度:健康和健身、社会交往、感官刺激(引起心理上的兴奋和快感)、美感体验、宣泄(缓解其紧张的生理反应和不良情绪)、磨炼意志。

(二)树立正确的运动归因

归因是个体对自我或他人行为结果的原因进行分析、解释和推测的认知过程。归因理论解释人们对行为原因的推论如何影响后续行为的期望,以及归因过程如何对未来的行为动机、认知、情感和行为产生影响。

美国心理学家维纳认为,个体在解释自己的行为,分析自我行为结果的原因时,通常会从以下六个方面来思考:能力、努力、任务难度、运气、自己的身心状况和他人的影响。身体活动能力指儿童的身体素质、运动技能等;努力指儿童在进行活动中的身心动员程度和运动行为的坚持度;任务难度指完成运动行为的难易程度;运气指影响完成运动行为的外部偶然因素;自己的身心状况指儿童进行活动时的生理和心理状态;他人的影响指儿童在完成活动行为中他人对自己的态度与评价。这六个因素可以从三个维度进行分类：

(1)基源性：成败的原因来自自身内部还是外部。自身内部原因包括努力、能力和自我身心状况，外部原因包括任务难度、运气和他人的影响。

(2)稳定性：成败的原因稳定与否。稳定的因素包括能力、任务难度；不稳定的因素包括努力、运气、自己的身心状况和他人的影响。

(3)可控性：成败的原因是否可以由自己控制。短期内自己可以控制的因素为努力，短期内自己不能控制的因素包括运气、能力、任务难度、自己的身心状况和他人的影响。

归因风格分为积极归因和消极归因两个模式。积极的归因模式中，儿童更愿意将成功归因于自身运动能力强，从而在体育运动中产生自豪和高自尊的心理，同时也增加了在体育运动中收获成功的期望，进而愿意从事能产生成就感的任务；消极的归因模式中，儿童更愿意将在运动中收获的成功归因于运气，不在乎结果并很少增加对在体育活动中收获成功的期望，进而缺乏从事有运动成就感任务的期望。此类儿童也更愿意将失败归因于自身缺乏运动相关能力，从而产生羞愧、沮丧和无助感并降低对在体育活动中取得成功的期望，进而尽量避免参加有运动成就的任务。开展积极归因训练的方式包括在老师指导下的集体活动、小组讨论、教师指导。具体有教师指导下的团体发展法，通过任务训练对儿童进行强化矫正的方法和观看视频进行模仿学习的方法。

在培养和训练儿童的体育活动方面可遵循认知行为主义的基本理论进行干预。认知行为主义可以解释学习的作用。典型代表有托尔曼的信号学习理论、布鲁姆的掌握学习理论、加涅的累计学习理论和班杜拉的社会学习理论。这些理论认同刺激—反应学习理论这一基本假设，同时对注意、感知、思维等理论做了一定探讨。

加强"努力归因"教育，让儿童明白坚持的重要性。适时恰当地对儿童的运动行为结果进行全面分析，针对具体问题进行积极归因，客观分析由运动能力、任务难度、运动技能、天气、场地、设备、身体和心理状况等因素

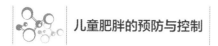

造成的结果,明确指出哪些是可以通过努力改变的,是可控的。

四、提高儿童的运动自我效能

(一)运动自我效能的作用

运动自我效能是学生身体活动技能与运动行为的中介因素,具有以下作用:

(1)决定是否运动以及对运动的坚持性。运动自我效能高的学生通常更愿意选择富有挑战性的运动并更能坚持,运动自我效能低的学生则相反。

(2)影响学生在运动中面对困难的态度。运动自我效能高的学生通常更能直面运动过程中遇到的困难。

(3)影响学生新的运动行为习得与表现。运动自我效能较高的学生通常拥有更优的运动行为习得与表现。

(4)影响学生运动时的情绪。运动自我效能高的学生运动时通常情绪饱满而乐观,运动自我效能低的学生则相反。

习得性无助是与自我效能相反的心理表现。儿童在运动方面表现出的习得性无助,是儿童面对同一运动任务经过多次失败和挫折后无能为力的心理状态。它对儿童的运动行为认知、运动动机和情绪会产生不良影响,进而导致对运动采取回避行为。但儿童在运动方面的习得性无助是可以通过后天的正确训练进行纠正和改变的,运动自我效能也是可以培养的。

(二)提高运动自我效能的建议

建议从以下四个方面着手,帮助儿童提高运动自我效能:

(1)儿童在运动中获得的直接经验。

(2)儿童通过观察其他同伴的运动行为获得的间接经验。

(3)儿童心目中"权威人士"的言语劝说。儿童眼中的权威人士通常为其尊敬的老师和崇拜的偶像等。

(4)儿童的生理和心理状态影响儿童对自我运动能力的评估,从而影响运动自我效能。

五、创设儿童身体活动的支持性环境

(一)借助科技的力量,加强儿童运动行为监测

开发如可穿戴设备之类的创新数字技术,加强对儿童的身体活动和久坐行为及其危险因素的监测。将地理信息系统、全球定位系统、运动传感技术(如加速度器、计步器、运动手环、追踪器)、蓝牙技术、生物监测和反馈系统技术应用于儿童运动行为与久坐行为监测,生产经济适用、低能耗、功能全面、高度智能化、便捷实用且符合人体科学的运动监测设备,实现对儿童低、中、高强度身体活动水平的客观、准确、高效评估。一项基于可穿戴设备的儿童身体活动干预效果综述研究结果显示,47.06%的研究表明可穿戴设备对儿童身体活动量干预是有效的,29.41%的研究表明干预效果不确定,仅23.53%的研究表明干预无效。同时,应积极运用常规的电子信息技术,如短信、微信、互联网等方式干预儿童身体活动水平。

(二)创建适宜的物理环境,提高儿童的交通出行活动量

越来越多的证据表明,儿童采用主动运动式的交通出行方式对于增加儿童的身体活动量明确有效,如骑单车和步行。应在城市规划建设中,要求城市步道和自行车专用车道建设达一定数量标准。提高学校、家庭、社区及其之间的道路布置距离的合理性、线路的通畅性、交通的安全性。在家庭、学校、社区周围合理布置健身设施、公园步道,增加儿童上、下学采用主动式交通出行方式的可能性。

(三)识别所有可能的运动情形,提高儿童的休闲时间身体活动量

在城市化和被动娱乐泛滥的情况下,由于儿童比成年人更容易受到环境直接或间接的影响,行为自主性较低,所以需要通过设计合理的运动环境并帮助儿童识别以促进儿童运动量的提升。建议在学校、社区和家庭营造有利的环境,在生活情境中增加更多的身体活动环境来替代常规的体育活动,鼓励儿童减少久坐行为并提高儿童闲暇时间的体育活动水平。例如,促进儿童进行主动式活动项目而不是参与被动式视频观看活动,增强儿童对居住环境周围体育设施的识别度,通过识别儿童可能参与身体活动的所有情景,为儿童参与的非身体活动游戏设计身体活动环节,并创造相应的运动环境。

(四)充分利用新型媒介,创建支持性的信息环境

充分利用网络媒体、手机媒体、数字电视等新型媒介,为儿童营造积极运动的健康氛围,创建儿童通过运动参与从而预防超重和肥胖、保持健康与活力的信息环境。例如,可定期向儿童发送运动干预短信,通过微信、短视频、明星效应等手段向儿童输入积极参与身体活动的信号。

【重要信息】

• 缺乏身体活动已成为全球性公共卫生问题之一。

• 人体能量消耗主要包括三个方面:基础代谢、分解食品所需的能量和身体活动消耗的能量。

• 身体活动是儿童健康的基础,是能量消耗的关键,也是维持能量平衡和控制体重的基础。

• 通过减少久坐行为和增加身体活动可以在一定程度上预防及降低儿童超重和肥胖。静坐时间长的儿童有更高的肥胖和超重发生率。

• 世界卫生组织建议 5~17 岁年龄段的儿童每天累计参加至少 60 分钟的中等强度到高等强度的身体活动,包括在家庭、学校和社区环境内开展的游戏、玩耍、娱乐、运动、交通活动(如骑自行车和步行)、有计划的锻炼或课程。

• 中等强度身体活动(约 3~6 METs):就绝对强度而言,中等强度身体活动指强度为静息强度的 3.0~5.9 倍的身体活动。散步、骑自行车或体育运动等有规律的中等强度身体活动可明显加快心律,有益于健康。

• 高强度身体活动(约>6 METs):就绝对强度而言,高强度身体活动指强度为静息强度的 6 倍及以上的身体活动。高强度身体活动需要付出极大的努力并伴有呼吸急促和心率显著加快。必须强调的一点是,在开展身体活动训练时,一定要注意循序渐进,防止由于突然运动过激造成的身体损害。

• 建议通过普及儿童身体活动相关知识、激发儿童参与身体活动的动机、引导儿童树立对身体活动的积极态度、提高儿童的运动自我效能感,以及创设儿童身体活动的支持性环境来增加儿童身体活动量,改善儿童超重和肥胖状况。

【参考文献】

[1]WHO.Physical activity[EB/OL].(2018-2-23)[2020-6-30].https://www.who.int/en/news-room/fact-sheets/detail/physical-activity.

[2]WHO.Global health risks:mortality and burden of disease attributable to selected major risks[M].Geneva:WHO Press,2009.

[3]Chekroud,S R,Gueorguieva,R,Zheutlin,A B.et al.Association between physical exercise and mental health in 1.2 million individuals in the USA between 2011 and 2015:a cross-sectional study[J].Lancet Psychiatry,2018,9:739-746.

[4]WHO.WHO Tools for developing,implementing and monitoring the National Multisectoral Action Plan (MAP) for NCD Prevention and Control[EB/OL].http://www.who.int/nmh/action-plan-tools/en/.

[5]WHO.Global health risks:mortality and burden of disease attributable to selected major risks[M].Geneva:WHO Press,2009.

[6]WHO.The global burden of disease:2004 update[M].Geneva:WHO Press,2008.

[7]WHO.A guide for population-based approaches to increasing levels of physical activity:implementation of the WHO Global Strategy on Diet,Physical Activity and Health[M].Geneva:WHO Press,2007.

[8]WHO.Preventing chronic diseases:a vital investment[M].Geneva:WHO Press,2005.

[9]WHO.Global Strategy on Diet,Physical Activity and Health[M].//Fifty-seventh World Health Assembly:Resolutions and decisions,annexes.Geneva:WHO Press,2004.

[10]WHO.World Health Report 2002:Reducing risks,promoting healthy life[M].Geneva:WHO Press,2002.

[11]世界卫生组织.关于身体活动有益健康的全球建议[M/OL].日内瓦:世界卫生

组织出版社,2010[2020－4－21].https://www.who.int/topics/physical_activity/zh/.

[12]Janssen I.Physical activity guidelines for children and youth[J].Can J Public Health,2007,98(S2):S109－S121.

[13]世界卫生组织.青少年:健康风险和解决办法[M/OL].日内瓦:世界卫生组织出版社,https://www.who.int/zh/news－room/fact－sheets/detail/adolescents－health－risks－and－solutions.

[14]WHO.Health economic assessment tool (HEAT) assesses the economic value of the health benefits of walking and cycling[EB/OL].[2019－5－30].www.heatwalk-ingcycling.org.

[15]WHO.Shanghai Declaration on promoting health in the 2030 Agenda for Sustainable Development[J].Health promotion international ,2017,32(1):7－8.

[16]世界卫生组织.世界青少年的健康:第二个十年的第二次机会[M].日内瓦:世界卫生组织出版社,2014.

[17]世界卫生组织.5～17岁儿童的身体活动建议[M/OL].日内瓦:世界卫生组织出版社,[2020－04－18].https://www.who.int/dietphysicalactivity/factsheet_young_people/zh.

[18]世界卫生组织.2018至2030年促进身体活动全球行动计划:加强身体活动,造就健康世界[M/OL].日内瓦:世界卫生组织出版社,2019[2020－4－30].https://apps.who.int/iris/bitstream/handle/10665/272722/9789245514183－chi.pdf.

[19]Dollman J,Norton K,Norton L.Evidence for secular trends in children's physical activity behaviour[J].British Journal of Sports Medicine.2005,39(12):892－897.

[20]Guthold R,Stevens GA,Riley LM,et al.Global trends in insufficient physical activity among adolescents:a pooled analysis of 298 population-based surveys with 1.6 million participants[J].Lancet Child & Adolescent Health.2020,4(1):23－35.

[21]Aguilar-Farias N,Martino-Fuentealba P,Carcamo-Oyarzun J,et al.A regional vision of physical activity,sedentary behaviour and physical education in adolescents from Latin America and the Caribbean:results from 26 countries[J].International Journal of Epidemiology.2018,47(3):976－986.

[22]Norton KI,Dollman J,Klanarong S,et al.Kids sport:Who's playing what? [J] Sport Health,2001(19):12－14.

[23]Song C,Guo H,Gong W,et al.Status of sedentary activities in the leisure time

in Chinese pupils in 2010－2012[J].Journal of hygiene research.2017,46(5):705－721.

[24]Lu C,Stolk RP,Sauer PJJ,et al.Factors of physical activity among Chinese children and adolescents:a systematic review[J].International Journal of Behavioral Nutrition and Physical Activity,2017,14(1):36.

[25]Dearth-Wesley T,Howard AG,Wang H,et al.Trends in domain－specific physical activity and sedentary behaviors among Chinese school children,2004－2011[J].International Journal of Behavioral Nutrition and Physical Activity.2017,14:141.

[26]Zhu Z,Yang Y,Kong Z,et al.Prevalence of physical fitness in Chinese school－aged children:findings from the 2016 physical activity and fitness in china－the youth study[J].Journal of Sport and Health Science.2017,6(4):395－403.

[27]Dong Y,Lau PWC,Dong B,et al.Trends in physical fitness,growth,and nutritional status of Chinese children and adolescents:a retrospective analysis of 1.5 million students from six successive national surveys between 1985 and 2014[J].The Lancet Child & Adolescent Health.2019,3(12):871－880.

[28]佚名.2014 年全国学生体质健康调研结果[J].中国学校卫生,2015,36(12):4.

[29]吴飞,张锐,郑晓瑛.7～18 岁汉族学生耐力素质时间序列分析——基于 1985—2014 年中国学生体质与健康监测报告[J].北京体育大学学报,2018,41(05):71－78.

[30]张芯,宋逸,杨土保,等.2010 年中国中小学生每天体育锻炼 1 小时现状及影响因素[J].中华预防医学杂志,2012,46(09):781－788.

[31]郭强.中国儿童青少年身体活动水平及其影响因素的研究[D].上海:华东师范大学,2016.

[32]沈晶,杨秋颖,郑家鲲.建成环境对中国儿童青少年体力活动与肥胖的影响:系统文献综述[J].中国运动医学杂志,2019,38(4):312－326.

[33]刘淑慧.体育心理学[M].北京:高等教育出版社,2005.

[34]世界卫生组织.世卫组织饮食、身体活动与健康全球战略:国家监测和评价实施情况的框架[M].日内瓦:世界卫生组织出版社,2009.

[35]WHO.Report of the commission on ending childhood obesity:implementation plan:executive summary[R/OL].http://apps.who.int/iris/bitstream/10665/259349/1/WHO－NMH－PND－ECHO－17.1－eng.pdf? ua＝1.

[36]Owen MB,Curry WB,Kerner C,et al.The effectiveness of school-based physical activity interventions for adolescent girls:A systematic review and meta-analysis[J].

Prev Med,2017,105:237—249.

[37]Stamatakis E,Murray A.Launch of new series:bright spots,physical activity investments that work[J].British Journal of Sports Medicine,2017,51(19):1388.

[38]Bopp T,Roetert EP.Bright spots,physical activity investments that work—Gators in Motion:a holistic approach to sport—based youth development[J].British Journal of Sports Medicine,2019,53(24):1560—1561.

[39]Kuan G,Rizal H,Hajar MS,et al.Bright sports,physical activity investments that work:implementing brain breaks in Malaysian primary schools[J].British Journal of Sports Medicine,2019,53(14):905—906.

[40]Busch V,van Opdorp PAJ,Broek J,et al.Bright spots,physical activity investments that work:JUMP—in:promoting physical activity and healthy nutrition at primary schools in Amsterdam[J].British Journal of Sports Medicine,2018,52(20):1299—1301.

[41]Blom A,Tammelin T,Laine K,et al.Bright spots,physical activity investments that work:the Finnish Schools on the Move programme[J].British Journal of Sports Medicine,2018,52(13):820—822.

[42]Belton S,O'Brien W,McGann J,et al.Bright spots physical activity investments that work:Youth—Physical Activity Towards Health (Y—PATH)[J].British Journal of Sports Medicine,2019,53(4):208—212.

[43]Lin WY,Chan CC,Liu YL,et al.Performing different kinds of physical exercise differentially attenuates the genetic effects on obesity measures:evidence from 18,424 Taiwan Biobank participants[J].PLoS Genetics,2019,15(8):e1008277.

[44]Miriam R,Christina N,Darko J,et al.Long—term health benefits of physical activity —a systematic review of longitudinal studies[J].BMC Public Health 2013,13:813.

[45]张娜,马冠生.《中国儿童肥胖报告》解读[J].营养学报,2017,39(06):530—534.

[46]Ribeiro I D,Taddei J,Colugnatti F.Obesity among children attending elementary public schools in Sao Paulo,Brazil:a case—control study[J].Public Health Nutrition,2003,6(7),659—663.

[47]Eisenmann,JC,Bartee RT,Wang MQ.Physical activity,TV viewing,and

weight in US youth:1999 youth risk behavior survey[J].Obesity Research,2002,10(5),379－385.

[48]黄贵民,苏忠剑,刘军廷,等.城市学龄儿童体力活动水平与超重/肥胖的相关性研究[J].中华流行病学杂志,2014,35(4):376－380.

[49]Tremblay MS,Willms JD.Is the canadian childhood obesity epidemic related to physical inactivity? [J].Int J Obes Relat Metab Disord,2003,27(9):1100－1105.

[50]姜桅,曾果.身体活动与儿童肥胖[J].国外医学(卫生学分册),2007(5):322－325.

[51]Levin S,Martin MW,Riner W E.TV viewing habits and body mass index among South Carolina head start children[J].Ethnicity & Disease,2004,14(3),336－339.

[52]Villarreal-Calderón A,Acuña H,Villarreal-Calderón J,et al.Assessment of physical education time and after-school outdoor time in elementary and middle school students in south Mexico City:the dilemma between physical fitness and the adverse health effects of outdoor pollutant exposure[J].Arch of Environ Health,2002,57(5):450－460.

[53]King,GA,Deemer SE,Franco BM,et al.Accuracy of three physical activity monitors to measure energy expenditure during activities of daily living.medicine and science in sports and exercise[J].2005,37:S115－S115.

[54]Rodriguez A,Becerril S,EzquerroS,et al.Crosstalk between adipokines and myokines in fat browning[J].Acta Physiological,2017,219(2),362－381.

[55]汤强,盛蕾,左弯弯,等.小学儿童体力活动特征3年跟踪研究[J].中国运动医学杂志,2014,33(5):419－425＋464.

[56]李海燕.上海市青少年日常体力活动测量方法的研究与应用[D].上海:上海体育学院,2010.

[57]郭强.中国儿童青少年身体活动水平及其影响因素的研究[D].上海:华东师范大学,2016.

[58]张云婷,马生霞,陈畅,等.中国儿童青少年身体活动指南[J].中国循证儿科杂志,2017,12(06):401－409.

[59]康茜.基于计划行为理论的上海市7～15岁少年儿童闲暇时间中高强度体力活动水平研究[D].上海:上海体育学院,2016.

[60]Neumark-Sztainer DR,Friend SE,Flattum CF,et al. New Moves-preventing

weight-related problems in adolescent girls:a group randomized study[J].American Journal of Preventive Medicine,2010,39(5),421—432.

[61]Liu A,Hu X,Ma G,et al.Evaluation of a classroom—based physical activity promoting programme[J].Obesity Reviews,2008,9:130—134.

[62]孙唯佳,孙建琴,彭景.代谢当量在评估体力活动强度及健康效应中的应用[J].现代预防医学,2010,37(07):1318—1320+1323.

[63]Pasricha SR,Drakesmith H,Black J,et al.Control of Iron deficiency anemia in low-and middle-income countries[J].Blood,2013,121（14):2607—2617.

[64]Stephens BR,Granados K,Zderic TW,et al.Effects of 1 day of inactivity on insulin action in healthy men and women:interaction with energy intake[J].Metabolism,2011,60(7):941—949.

[65]Li L,Shen T,Wen LM,et al.Lifestyle factors associated with childhood obesity:a cross-sectional study in Shanghai,China[J].BMC Research Notes,2015,8:6.

[66]范晓晨,都鹏飞,金咏梅,等.单纯性肥胖儿童血脂、脂蛋白的变化及相关因素分析[J].安徽医学,2009,30(3):222—225.

[67]陶秀娟,杨建军,范彦娜,等.零食、体力活动和久坐行为与超重、肥胖及社会人口学特征的相关性研究[J].中国妇幼保健,2019,34(11):2579—2582.

[68]李晓彤,李新,王艳,等.12～14岁少年体力活动、心肺耐力与肥胖三者关系[J].中国运动医学杂志,2016,35(10):930—939+971.

[69]杨东玲,罗春燕,周月芳,等.上海市小学生静态行为与超重肥胖的相关分析[J].中国学校卫生,2015,36(07):983—985.

[70]项丹丹,洪忻,王志勇,等.南京中小学生膳食和体力活动知识与相关行为关系[J].中国公共卫生,2017,33(07):1063—1066.

[71]陈贝贝,赵楠,汤旭磊.久坐行为与代谢综合征关系的研究进展[J].医学综述,2020,26(07):1369—1373.

[72]Stierlin AS,De lepeleere S,Cardon G,et al.A systematic review of determinants of sedentary behaviour in youth:a DEDIPAC study[J].Int J Behav Nutr Phy,2015,12(1):1—19.

[73]张健,孙辉,张建华,等.儿童青少年身体活动建成环境研究热点解析、前瞻与启示[J].中国体育科技,2020,56(04):11—19+37.

[74]郭强,汪晓赞,蒋健保.我国儿童青少年身体活动与久坐行为模式特征的研究

[J].体育科学,2017,37(07):17—29.

[75]张丹青,孙建刚,刘雪琦,等.基于可穿戴设备的儿童青少年身体活动干预效果综述[J].上海体育学院学报,2019,43(05):41—49+98.

[76]刘亚男,丛杉.可穿戴技术在人体健康监测中的应用进展[J].纺织学报,2018,39(10):175—179.

（唐雪　韩铁光　唐奇）

第十一章　儿童肥胖的药物治疗

【本章导读】

　　大部分儿童肥胖患者,通过接受多种方式的健康教育,逐步意识到肥胖的危害后,通过改变生活方式,或在专业人员的指导下,采用饮食控制与适当运动的方式,能有效控制体重。但部分患者依从性不佳,仅通过饮食控制与适当运动无法达到降低体重的目标,这时则需考虑启动药物辅助治疗。本章重点介绍儿童肥胖药物治疗的适应证、药物治疗的目标、治疗药物的选择、药物治疗儿童肥胖的效果,以及特殊类型儿童肥胖的药物治疗。

【本章结构图】

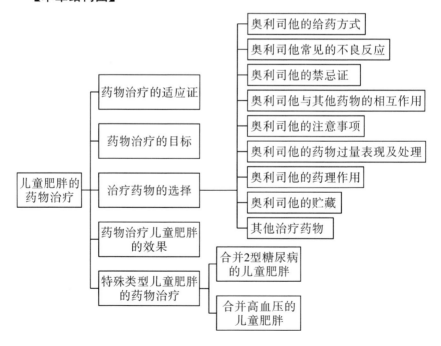

第一节 药物治疗的适应证

治疗肥胖药物的使用应在临床医生对肥胖患者进行临床评估的基础上进行,评估内容包括肥胖的严重程度及相关并发症。美国食品药品监督管理局(FDA)批准了多种治疗成人肥胖的药物,并认为这些药物一般适用于 16 岁以上以及 BMI 大于 30 kg/m² 或 BMI 大于 27 kg/m² 并伴有至少 1 种与肥胖相关的并发症(如高血压或糖尿病)的患者。然而,虽然有一些儿童肥胖患者使用药物治疗的证据,但尚无公开的数据直接比较成人和儿童肥胖患者进行药物治疗的临床结局。建议临床医生谨慎对 16 岁以下的儿童及青少年进行超说明书的减肥药物治疗,原因如下:①缺乏 FDA 的使用许可;②在肥胖儿童或成人中开展的高质量的药物安全性和有效性的临床研究数量有限;③大多数药物在成人临床研究中证明效果有限;④需在儿童因服用药物引起的不良事件风险与药物降低肥胖相关发病率和死亡率之间进行充分的利弊权衡。尽管儿童使用减肥药物治疗存在以上的担忧,但儿童肥胖对健康的负面影响提示,对于部分患者而言,药物治疗具有必要性。当然,使用药物时,需配合患者的生活方式改变才能获得满意的治疗结局。有限的证据表明,生活方式按建议方案改变的患者能够获得较好的药物治疗效果。

2017 年版《儿童肥胖的评估、治疗和预防——美国内分泌学会临床实践指南》(以下简称《指南》)采用了 GRADE(Grading of Recommendations Assessment, Development, and Evaluation)证据分级系统,评估证据质量和推荐意见强度,并将证据质量分为高、中、低、极低四个等级,推荐强度分为强推荐和弱推荐两个等级。关于药物治疗的适应证,《指南》有如下建议:

(1)针对儿童肥胖群体,必须先经过严格的生活方式干预,干预后若不能降低体重或者改善并发症,才能启动药物治疗(弱推荐、极低质量)。除参与临床研究以外,不推荐年龄小于 16 岁、超重但不肥胖的儿童及青少年使用药物治疗(强推荐、极低质量)。

(2)儿童使用 FDA 批准的治疗肥胖药物时,需与高强度的生活方式干预联合使用。这对开具治疗肥胖药物处方的临床医生有较高要求,医生应该具有丰富的相关治疗肥胖药物的使用经验,充分了解药物不良反应(弱推荐、极低质量)。

(3)当肥胖患者服用了12周最大治疗剂量的减肥药物后,仍未能有效控制体重,BMI/BMI Z分数减少未超过4%,建议临床医生停止对患者的药物治疗,并重新评估患者的症状(弱推荐,极低质量)。当怀疑有心理问题时,医疗团队应评估心理合并症,开具评估及咨询处方(弱推荐、极低质量)。

第二节　药物治疗的目标

药物治疗的首要目标是改善患者的体重和生理功能。同时,使用药物可以使肥胖者进入一种患者角色,这种疾病状态的提示可以增强患者的健康信念,帮助患者意识到肥胖的危害以及行为改变的益处,提高患者运动相关行为的自我效能,从而使那些不愿运动或运动量明显不足的儿童愿意参与运动,并保持一定的运动量,增强药物对生理功能的改善作用。

第三节　治疗药物的选择

治疗肥胖的药物包括中枢性食欲抑制剂、影响营养吸收制剂、影响内环境/代谢控制剂。在美国FDA批准用于成人肥胖症治疗的药物中,只有奥利司他被批准用于12~16岁儿童肥胖的治疗。奥利司他能抑制胃肠道脂肪酶,减少人体对食物中脂肪的吸收,减少能量的摄入,从而有效降低BMI。

一、奥利司他的给药方式

奥利司他通常为片剂或胶囊,口服给药,给药方式如下:①餐食含有脂肪时,于餐前、餐中或餐后1小时内用药,一次60 mg,不超过180 mg一日;②餐中或餐后1小时内用药,一次120 mg,一日三次。如有一餐未进或者餐食中不含脂肪,可省略一次。

二、奥利司他常见的不良反应

奥利司他不良反应涉及的系统或器官、组织包括心血管系统(高血压个案报道)、呼吸系统(呼吸道感染)、肌肉骨骼系统(背痛、下肢疼痛、关节炎、肌痛、关节病、肌腱炎)、泌尿生殖系统(泌尿道感染、月经紊乱)、免疫系统(过敏反应)、神经系统(头痛、头晕、睡眠障碍)、肝脏(氨基转移酶升高、碱性磷酸酶升高)、胃肠道(胃肠排气增加、腹痛、胃肠胀气、直肠不适、恶心、感染性腹泻、呕吐)、皮肤(皮疹、皮肤干燥)等。如出现肝功能异常表现(如食欲减退、皮肤瘙痒、黄疸、尿色变深、浅色便、右上腹疼痛),应立即停药,并行肝功能检查。如出现重度或持续性腹痛,应停药。用药前后及用药时应当监测 BMI。若出现明显的用药过量反应,推荐观察 24 小时。

三、奥利司他的禁忌证

奥利司他的禁忌证如下:①对本药过敏者;②吸收不良综合征患者;③胆汁淤积综合征患者;④器质性肥胖(如甲状腺功能减退)患者;⑤器官移植患者;⑥未超重者。有高草酸尿或草酸钙肾结石病史者需谨慎使用,并且该药物在 12 岁以下儿童中的安全性和有效性尚不明确。

四、奥利司他与其他药物的相互作用

(一)抗癫痫药
结果:合用时有出现惊厥的报道。
处理:合用时应密切观察患者是否出现惊厥,出现惊厥的频率和严重程度。

(二)维生素
结果:本药可减少脂溶性维生素的吸收。
处理:应于用药 2 小时后或睡前给予脂溶性维生素(如复合维生素)。

(三)环孢素
结果:合用可降低环孢素的血药浓度。

处理:禁止合用。两者应至少间隔 3 小时使用,并更为频繁地监测环孢素的血药浓度。

(四)胺碘酮

结果:合用可降低胺碘酮及其代谢物(去乙基胺碘酮)的血药浓度,从而减弱其疗效。

处理:合用可减少胺碘酮的吸收。

(五)左甲状腺素

结果:合用可引起甲状腺功能减退。

处理:推荐两者至少间隔 4 小时使用,并监测甲状腺功能的改变。

(六)华法林

结果:合用可使维生素 K 的吸收减少。

处理:合用应密切监测凝血功能的改变。

五、奥利司他的注意事项

(一)用药警示

(1)用药期间及停药后应注意控制饮食及结合运动,如停药后体重反弹,可重新用药。

(2)用药期间应定期检查,尤其是伴高血脂、高血压、糖尿病、中度以上脂肪肝、肾结石、胰腺炎以及曾患胆囊疾病的患者。

(3)体重减轻可增加胆石症的发生风险。

(二)不良反应的处理方法

(1)如出现肝功能异常表现(如食欲减退、皮肤瘙痒、黄疸、尿色变深、浅色便、右上腹疼痛),应立即停药,并行肝功能检查。

(2)如出现重度或持续性腹痛,应停药。

(三)用药前及用药时应当监测 BMI

患者在服药过程中,应在用药前及用药时监测 BMI,依据 BMI 结果及时调整用药剂量或更换药物。

六、奥利司他的药物过量表现及处理

(一)过量的表现

体重正常者及肥胖者口服本药单剂 800 mg 及多剂 400 mg(一次 400 mg,一日 3 次,连用 15 日),未见明显不良反应。

(二)过量的处理

如出现明显过量,推荐观察 24 小时。

七、奥利司他的药理作用

(一)药效学

本药为可逆性胃肠道脂肪酶抑制药,通过与胃和小肠腔内的胃、胰脂肪酶的活性丝氨酸共价结合,使酶失活而发挥治疗作用,失活的酶不能将食物中的脂肪(主要是甘油三酯)水解为可吸收的游离脂肪酸和单酰基甘油,从而减少能量摄入,控制体重。

(二)药动学

对体重正常和肥胖志愿者的研究表明,本药吸收量极微,口服 360 mg 放射性物质标记的本药后 8 小时达血药峰浓度,血药浓度接近检测限(<5 ng/ml)。通常治疗剂量下本药的全身吸收量极有限,无蓄积,血浆中仅偶尔测出浓度较低的药物(<10 ng/ml 或 0.02 μmol/L)。分布容积难以测定,体外血浆蛋白结合率高于 99%(主要与脂蛋白、白蛋白结合),与红细胞结合较少。主要在胃肠道壁代谢为两种代谢产物[M_1(4-环内酯环水解产物)和 M_3(M_1 附着一个 N-甲酰基亮氨酸裂解产物),占全部血浆浓度的 42%]。M_1 和 M_3 对脂肪酶的抑制活性极弱。本药、M_1 和 M_3 均可经胆汁排泄。约 97% 的给药量随粪便排出,其中 83% 为原形药物。药物彻底排出(粪便和尿液)需 3~5 日。基于有限的数据,本药在体内的半衰期为 1~2 小时。

八、奥利司他的贮藏

奥利司他片剂的贮藏需密封、避光,在阴凉(不超过 20℃)干燥处保

存。胶囊剂需密封,在 25℃以下干燥处保存。

九、其他治疗药物

二甲双胍被批准用于治疗年龄≥10 岁的 2 型儿童糖尿病患者,未被批准用于肥胖治疗。生长激素被批准用于 Prader-Willi 综合征患者以增加身高,而非用于肥胖治疗。未经批准的药物用于年龄小于 16 岁的儿童肥胖的治疗时,应仅限于大型的、有良好对照的研究。

第四节　药物治疗儿童肥胖的效果

虽然目前较少药物被批准用于治疗儿童超重和肥胖,但全球学者也在积极开展各种药物治疗儿童肥胖的疗效评价。2016 年,一项 Cochrane 系统评价评估了一些药物干预治疗儿童肥胖的有效性和安全性,在全面检索 CENTRAL,MEDLINE,Embase,PubMed 等数据库后,最终纳入了 21 项已发表的临床试验和 8 项正在开展的研究,包括二甲双胍(11 项试验)、西布曲明(6 项试验)、奥利司他(4 项试验)和一项评估了二甲双胍和氟西汀联合使用效果的研究。正在开展的试验包括二甲双胍(4 项试验)、托吡酯(2 项试验)和艾塞那肽(2 项试验)。共有 2484 名研究对象被纳入此项研究,其中 1478 人被随机分配到了药物干预组、904 名被分配到了对照组。18 项随机对照试验在比较中使用了安慰剂。干预期为 12 周至 48 周,随访时间为 6 个月至 100 周。主要的结局评价指标是 BMI 变化、体重的变化和不良事件。

Meta 分析结果显示:①药物干预组的 BMI 变化平均差值优于对照组 [MD=−1.34,95％ CI(−1.85,−0.83)],16 项研究,1884 名研究对象,低级别证据]。按具体药物类型分析,西布曲明[MD=−1.70,95％ CI (−2.89,−0.51)]、二甲双胍[MD=−1.35,95％ CI(−2.00,−0.69)]和奥利司他[MD=−0.79,95％ CI(−1.08,−0.51)]均能显著降低研究对象的 BMI。②药物干预组的体重变化平均差值优于对照组[MD=−3.90,95％ CI(−5.86,−1.94),11 项研究,1180 名研究对象,低级别证据]。按具体药物类型分析,西布曲明[MD=−4.71,95% CI(−8.10,−1.32)]、二甲双胍 [MD=−3.24,95%CI(−5.79,−0.69)]和奥利司他[MD=−2.48,95% CI (−4.31,−0.65)]均能显著降低研究对象体重。

近年来,关于儿童肥胖的药物治疗一直备受关注,有较多的药物被用 于研究,但因药物干预后的随访期较短、研究质量不高等原因,获批用于治 疗儿童肥胖的药物还很少。建议未来开展大样本、多中心、长时间随访的 儿童肥胖药物干预研究。

第五节　特殊类型儿童肥胖的药物治疗

一、合并 2 型糖尿病的儿童肥胖

由于肥胖、运动不足、饮食过量等因素,儿童患 2 型糖尿病的风险越来 越高,并且容易引起并发症,严重降低预期寿命。未成年人器官尚处于发 育过程中,因此要严格评估儿童肥胖合并 2 型糖尿病的用药方案。

相对于超过 30 种药物被批准用于治疗成人糖尿病,目前 FDA 仅批准二 甲双胍和胰岛素两种药物用于治疗儿童2型糖尿病。二甲双胍应用于临床 已有 60 多年的历史,是目前全球应用广泛的口服降糖药之一。1995 年,美 国 FDA 正式批准二甲双胍用于治疗 2 型糖尿病。2004 年,欧盟正式批准二 甲双胍用于治疗 10 岁及以上 2 型糖尿病患儿。二甲双胍首选用于治疗单纯 饮食控制及体育锻炼治疗无效的2型糖尿病,特别是肥胖患者的 2 型糖尿 病。对于 1 型或 2 型糖尿病,二甲双胍与胰岛素合用可增加胰岛素的降血糖 作用,减少胰岛素用量,防止低血糖发生。二甲双胍应从小剂量开始使用,根 据患者状况,逐渐增加剂量。通常二甲双胍的起始剂量为 0.5 g,每日二次; 或 0.85 g,每日一次。初始治疗时,常见的不良反应有恶心、呕吐、腹泻、腹痛 和食欲不振,大多数患者通常可以自行缓解。为了避免这些不良反应,可以 每日分 2~3 次服用二甲双胍,并缓慢增加剂量。已发表的数据显示,儿童中 不良事件及其严重程度的发生情况与成人相似。

使用禁忌证包括：①中度(3b 级)和严重肾衰竭或肾功能不全[CrCl<45 ml/min 或 eGFR<45 ml/(min·1.73 m²)]；②可造成组织缺氧的疾病(尤其是急性疾病或慢性疾病的恶化)，如失代偿性心力衰竭、呼吸衰竭、近期发作的心肌梗死，休克；③严重感染和外伤，外科大手术，临床有低血压和缺氧等；④已知对盐酸二甲双胍过敏；⑤急性或慢性代谢性酸中毒，包括有或无昏迷的糖尿病酮症酸中毒，以及糖尿病酮症酸中毒需要用胰岛素治疗；⑥酗酒者；⑦接受血管内注射碘化造影剂者，应暂时停用本品；⑧维生素 B_{12}、叶酸缺乏未纠正者。

二、合并高血压的儿童肥胖

儿童肥胖合并高血压患者，除需进行肥胖的干预外，还需进行高血压的干预，2017 年美国儿科学会《儿童青少年高血压筛查和管理的临床实践指南》建议，对于生活方式干预无效的持续性高血压或症状性高血压、无明确可改变因素(如肥胖)的 2 级高血压或慢性肾脏疾病、糖尿病治疗中伴随的高血压(不论级别)，均应单药开始治疗。起始剂量建议为合适剂量范围内的低剂量，根据血压监测情况，可每 2～4 周增加 1 次药物剂量，直到血压得到控制，或达到最大药物剂量，或出现不良反应。进行药物治疗后，患儿可在家中每 2～4 周评估 1 次血压，同时应每 4～6 周就诊 1 次，直到血压恢复正常。如果单药不能控制血压，则可以加用第二类药物，血压监测方法同前。由于许多降压药有水钠潴留作用，噻嗪类利尿剂通常是优先选择的第二类药物。此外还需注意，药物治疗的儿童应继续接受改变生活方式的非药物干预。

儿童高血压的首选药物包括：血管紧张素转换酶抑制剂(ACEI)、血管紧张素Ⅱ受体阻滞剂(ARB)、钙通道阻滞剂(CCB)或噻嗪类利尿剂。与其他药物相比，β-受体阻滞剂的不良反应相对较多，且缺乏改善预后的证据，因此不推荐作为儿童高血压的初始治疗药物。对于合并慢性肾脏疾病、蛋白尿或糖尿病的儿童，除非有绝对禁忌证，否则建议首先使用 ACEI 或 ARB。对于对 2 种或更多推荐药物无效的高血压患儿，可以考虑其他降压药(如 α—受体阻滞剂,β—受体阻滞剂,α/β—受体阻滞剂复方药物,中枢性降压药,保钾利尿剂和直接血管舒张药物)。

【重要信息】

• 建议临床医生谨慎对 16 岁以下的儿童及青少年进行超说明书的减肥药物治疗。

• 针对儿童肥胖的群体,必须先经过严格的生活方式干预,干预后若不能降低体重或者改善并发症,才能启动药物治疗。

• 不推荐年龄小于 16 岁、超重但不肥胖的儿童及青少年使用药物治疗。

• 儿童使用 FDA 批准的治疗减肥药物时,需与高强度的生活方式干预联合使用。这对开具治疗肥胖药物处方的临床医生有较高要求,他们应该具有丰富的相关治疗肥胖药物的使用经验,充分了解药物不良反应。

• 只有奥利司他被批准用于 12～16 岁的青少年肥胖治疗。

【参考文献】

[1]Styne DM,Arslanian SA,Connor EL,et al.Pediatric obesity—assessment,treatment,and prevention:an endocrine society clinical practice guideline[J].J Clin Endocrinol Metab.2017,102(3):709—757.

[2]中国营养学会.中国肥胖预防和控制蓝皮书[M].北京:北京大学医学出版社,2019.

[3]皮亚雷,张亚男,张会丰.2017 版《美国内分泌学会临床实践指南——儿童肥胖的评估、治疗和预防》解读[J].河北医科大学学报,2018,39(10):1117—1121.

[4]Mead E,Atkinson G,Richter B,et al.Drug interventions for the treatment of obesity in children and adolescents[J].Cochrane Database Syst Rev,2016(11):CD012436.

[5]胡文娟,齐建光.2017 年美国儿科学会《儿童青少年高血压筛查和管理的临床实践指南》解读及对我国全科医师的指导建议[J].中国全科医学,2019,22(24):2897—2906.

(杨春松　辛军国　石学丹)

第十二章　肥胖的其他治疗

【本章导读】

儿童单纯性肥胖是多因素疾病，因此其治疗是一个系统的工程。除本书中提到的饮食、运动、健康教育、药物和手术等方面的干预外，近年来也有不少关于中医药治疗儿童单纯性肥胖的研究报道，显示中医药在治疗儿童单纯性肥胖方面具有一定的优势。但是目前相关的临床试验研究依然较少，研究疗效的评定标准不一致，样本量小，缺少系统的综合评定。本章通过对中医药、心理等其他肥胖治疗手段进行介绍，希望为读者提供更多儿童肥胖治疗措施的参考，也希望今后能出现多中心、大样本的临床试验，进一步探索和研究中医药治疗儿童肥胖的作用机制，更好地预防和控制儿童肥胖。

【本章结构图】

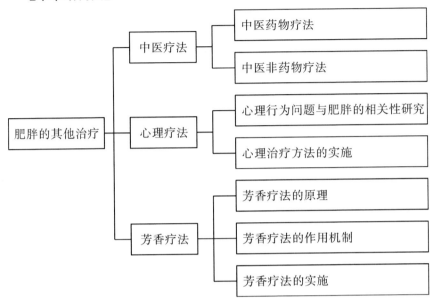

95％～97％的儿童肥胖为单纯性肥胖,若不早期干预,75％～80％的肥胖状况可持续至成人期。目前临床上用于减肥的一些药物因不良反应较大、作用时间较短等因素,在儿科中的使用较为受限,故中医治疗单纯性肥胖正逐渐受到关注。在中医学中,并无小儿单纯性肥胖这一病名。在《黄帝内经》中,肥胖患者被称为"肉人""膏者""肥人""脂人""肥者"。中医认为肥胖的基本病机为"本虚标实",非一脏一腑之因。其发生机制为多因素导致机体气血阴阳紊乱,造成气滞、血瘀、痰湿、气虚、阳虚等,故治疗时应先辨证,而后决定采取哪种疗法。目前中医治疗小儿肥胖主要采取药物疗法和非药物疗法两大类,也称为内服法和外治法。

一、中医药物疗法

1. 病因症候与辨证施治

肥胖症的病因机制较复杂,目前尚无统一说法。辨证分型、论治处方多以各家经验为主。1991 年,全国第三届肥胖病研究学术会议将单纯性肥胖症分为五型:胃热湿阻型、脾虚湿阻型、肝郁气滞型、肾脾阳虚型、阴虚内热型。邢宁根据《中药新药治疗肥胖病的临床研究指导原则》,在《单纯性肥胖症的中医治疗》中对单纯性肥胖进行辨证分型并给予处方建议:胃热湿阻证,治以清热利湿,方用己椒苈黄丸合防风通圣散加减;脾虚湿阻证,治以健脾益气祛湿,方用防己黄芪汤合参苓白术散加减;肝郁气滞证,治以疏肝理气清热,方用柴胡疏肝散加减;脾肾阳虚证,治以温肾健脾化湿,方用防己黄芪汤合金匮肾气丸加减;阴虚内热证,治以滋养肝肾,方用杞菊地黄丸加减。

张丹在《辨证论治肥胖症》中将肥胖分为四种证型:痰湿内盛证,治以健脾助运、化痰除湿,方用泽泻汤合二陈汤加减;脾虚湿阻证,治以化湿消肿、健脾益气,方用六君子汤加味;肝郁气滞证,治以养阴泄热、疏肝理气,方用疏肝饮加减;胃热湿阻证,治以清胃泻火、佐以通腑,方用泻黄散加减。

王立芹在《肥胖症的中医辨证论治体会》中将肥胖分为五种证型:脾虚湿重证,治以健脾利湿为主,方用五苓散合茵陈蒿汤加减;湿阻气滞证,属湿热者,治以清热利湿行气,方用三仁汤加减,属寒湿者,治以温中化湿行气,方用苓桂术甘汤加减;气阴不足证,治以益气养阴,方用生脉散加减;脾肾阳虚证,治以补脾固肾、温阳化湿,方用六君子汤加减;肝肾阴虚证,本型与遗传相关,多见于内源性高脂血症患者,治以滋补肝肾,方用首乌延寿丹加减。

万力生在《剖析儿童单纯性肥胖症的致肥因素及对策》中将儿童单纯性肥胖归纳为四种证型,分别是肝胆湿热证,方用龙胆泻肝汤;脾虚湿阻证,方用温胆汤合二陈汤;肠胃燥热证,方用调胃承气汤或单味大黄长期服用;阳虚水泛证,方用五皮饮。

冯振娥在《小儿肥胖症从脾肾论治》中指出,小儿肥胖的发生与脾肾功能关系密切,多为先天不足及后天脾胃功能失调,即由阴成形太过和阳化气功能不足导致病理产物湿、痰、瘀等在体内堆积。提出小儿肥胖的论治,重在助阳化气,抑阴成形。补肾治宜补益肾阳,培补元气,方用补肾地黄丸加减。健脾治以甘淡渗湿化痰治其标,健脾益气助运治其本,方用胃苓汤加减,厚朴、苍术、陈皮理气宽胸除湿,白术健脾益气,桂枝温阳以助化气,茯苓、泽泻、猪苓淡渗利湿以化痰。健脾益肾用补中益气汤合补肾地黄丸加减,方中柴胡、党参、升麻、白术等健脾益气升阳,茯苓、熟地黄、山药、山茱萸等温补肾阳。

2. 单味药治疗

中药中一些药物具有减肥降脂的功效,如荷叶、柴胡、大黄、五味子、黄芩、决明子、泽泻等。但临床上使用单味药物治疗单纯性肥胖的情况比较少,更多的是在简易方药、食疗中使用。

(1)大黄。大黄具有泻火通便、清热凉血的功效。通过抑制胆固醇在肠道中的吸收而达到降脂减肥的目的。《现代中医儿科诊断治疗学》记载临床使用证实有效的大黄单方使用方法为:生大黄 5 g 泡茶,饮后无腹泻者可渐加量,至有轻度腹泻为度。

(2)荷叶。荷叶性平,味苦、涩,具有清暑利湿、升阳止血的功效。一方面荷叶含有原荷叶碱、荷叶碱、莲碱等多种生物碱及黄酮类、多糖、维生素等成分,其含有的大量纤维素能够促进肠道蠕动,促进体内毒素排出;另一方面荷叶含有芳香族化合物,能溶解脂肪,促进胃液分泌,帮助消化,从而达到减肥功效。其使用方法同大黄,适量泡饮。

(3)其他。黄芩中的主要成分黄芩苷能增加血中高密度脂蛋白含量。五味子中的活性多糖能降低血脂含量,提高高密度脂蛋白含量。柴胡中的有效成分柴胡皂苷具有降低胆固醇和甘油三酯含量,增加高密度脂蛋白含量的功效。决明子能够纠正胰岛素抵抗,发挥减肥功效。泽泻中萃取的三萜类化合物则可以通过调节血清溶血磷脂酰胆碱的代谢来降低血脂水平。

3. 专方治疗

中医学认为人是一个有机的整体,儿童肥胖的发生与五脏功能失调密切相关,专方治疗肥胖比运用单味药物治疗的疗效大大增加。国内很多研究者都研究了肥胖的专方治疗,其研究结果有:

(1)苓桂术甘汤。出自《金匮要略》,由桂枝、茯苓、炙甘草、白术等组成,具有温阳化饮、健脾利湿的功效,主治脾胃阳虚所致的痰饮,对脾胃阳虚、湿浊内生型儿童肥胖有效。徐爽、李辰慧、黄江荣通过动物实验研究发现,苓桂术甘汤及加味苓桂术甘汤可以部分改善瘦素缺陷型肥胖小鼠的生殖功能障碍,可降低代谢综合征(metabolic syndrome,MS)大鼠的体质量,降低血脂含量,改善瘦素水平和胰岛素抵抗。

(2)知柏地黄丸。本方是在六味地黄丸的基础上加黄柏、知母而成,具有降虚火、补肝肾之效。方中牡丹皮、黄柏、知母清胃火护阴;山药健脾;泽泻、茯苓利湿化浊。这些药材共同起到健脾化湿之功。王小艳在《知柏地黄丸治疗儿童单纯性肥胖症 42 例》中采用此方,10 天为 1 个疗程,使用 2~3 个疗程后观察 3 个月,总有效率达 80.95%。

(3)温胆汤。由半夏、竹茹、甘草、枳实等组成,具有理气化痰、清胆和胃的功效。杨凡在《加味温胆汤治疗小儿单纯性肥胖的脂代谢、体质量的改善研究》中,采用加味处方:茯苓 15 g,大枣 3 g,竹茹 10 g,半夏 10 g,泽泻 10 g,远志 10 g,石菖蒲 10 g,甘草 6 g,陈皮 10 g,生姜 5 片。水肿患儿加用冬瓜皮 30 g,猪苓 10 g;纳差患儿加用党参 10 g,白术 10 g。每日 1 剂,分 2 次服用。12 周后观察组 54 例患儿体重、BMI、体脂百分率均低于对照组 54 例患儿,总有效率 92.95%,半年后体重反弹率 9.26%。

二、中医非药物疗法

1. 针灸

针灸推拿治疗肥胖的机制在于调理脾胃和内分泌功能。针灸治疗肥胖多根据辨证选穴,肖哲在《经络点穴推拿结合针灸治疗小儿单纯性肥胖效果观察》中报道,用经络点穴推拿结合针灸治疗小儿单纯性肥胖取得良好效果,可有效降低患儿体重,减少腹部脂肪堆积。郭克栩在《中医辨治肥胖症》一书中指出,采用辨证施针并总结辨证选加穴位:如水湿过盛型治以健脾祛痰除湿,处方选穴:胃俞、中脘、脾俞、建里、丰隆、列缺、合谷、足三里、三阴交、关元、阴陵泉、水分,如以下腹部肥胖为主可加大横等穴位。庄仁杰在《针刺治疗儿童单纯性肥胖 46 例的临床观察》中用通腑健脾消积法针刺治疗儿童单纯性肥胖 46 例,处方选穴:天枢、气海、中脘、丰隆、三阴交、足三里、水道(均双侧),总有效率为 96%。

2. 推拿

中医推拿减肥疗法通过手法作用于人体体表的特定穴位,通过经络系统,调节体内脂肪的代谢,降低食欲,从而促进机体脂肪消耗,达到减肥的目的。因针刺引起疼痛且疗程较长,肥胖儿童与家长依从性较差;推拿按摩治疗无创伤、易接受,故近年中医推拿疗法越来越受到医患双方的认可。卓越在《运脾化浊法推拿治疗小儿单纯性肥胖 26 例临床观察》中报道,通过手法补脾经、胃经,清肝、大肠,揉板门,摩腹和捏脊等,对超重儿童的治疗总有效率可达 87.5%。

第二节 心理疗法

儿童期肥胖不仅对儿童及其成年后的身体健康构成威胁,随之出现的心理行为问题也日益受到人们的关注。研究表明,肥胖儿童发生焦虑、抑郁、社交障碍等异常心理行为、自我意识受损的风险明显高于体重正常儿童。

一、心理行为问题与肥胖的相关性研究

有研究显示,家庭因素中的情感表达、矛盾性、娱乐性、控制性和父母养育方式等与儿童的心理行为问题密切相关。

近年来有学者进一步研究了肥胖儿童的心理行为问题与家庭环境或父母教养方式之间的关系,寻求相关危险因素,以更好地为单纯性肥胖儿

童的临床心理干预服务。遗传和环境共同影响着个体心理行为发展,而家庭环境对儿童的心理行为发展和人格健全起着至关重要的作用。临床研究发现,与正常人群相比,肥胖人群存在心理障碍的比例也相对较高。已有的多项研究报道了肥胖对心理健康的危害:d'Autume 发现近 50% 肥胖儿童伴有明显的焦虑,约 1/3 的肥胖儿童有明显的抑郁症状;Delgado 发现肥胖儿童总是伴有不愉快的情绪,认为自己并不快乐,且研究证实这种不良情绪和肥胖存在明显相关;一项 meta 分析显示肥胖儿童有更高的抑郁倾向;国内研究也发现,与正常儿童相比,肥胖儿童的情绪稳定性较差,烦躁易怒,社交能力低下,不善于处理人际关系。

有研究证实,母亲的抑郁情绪和儿童肥胖具有独立相关性;家庭中父母和儿童缺乏协作交流,与儿童肥胖相关。以上两点均提示儿童肥胖与家庭环境有关。肥胖儿童行为问题中,社会退缩与家庭中情感表达呈负相关;攻击问题与家庭环境矛盾性呈正相关;内化性行为问题与父母教养方式中过分干涉与过度保护呈正相关;自我意识水平低与教养中父母的拒绝、否认、惩罚、严厉呈正相关。此外,家庭中父母若经常打架、互相谩骂、争吵不休、互不尊重,易使儿童情绪低落,内心对人际关系感到恐惧,产生攻击行为。父母与儿童良好沟通,鼓励儿童与外界交流,有助于儿童与他人建立和谐融洽的关系;而过分严厉,经常惩罚易使儿童产生胆怯、自卑及逆反心理,自暴自弃。因而改变家庭环境,形成温馨和谐的家庭氛围和亲子关系,有利于儿童心理行为的发展。

二、心理治疗方法的实施

(一)支持性心理疗法

支持性心理疗法主要是以应激理论为基础,帮助求助者应对心理压力的一种心理治疗方法,医护人员通过解释、鼓励、倾听、指导等帮助求助者提高克服困难的能力,从而促进身心健康。

1. 提高

单纯性肥胖儿童的健康指导可以说是社会医学的一个重要课题,需要在人群中开展广泛、普遍的健康教育,加强人们对健康的认识,尤其是对 3 岁以下儿童的健康认识;让儿童在幼小的心灵里种下肥胖不等于健康的认识;社会也应该多开展健康咨询及小儿保健门诊,定期为儿童测量体重并给予正确的评价,发现超重及时给予健康指导。此外,还要重视全生命周期的体重管理,新生儿出生后 0～18 个月,是脂肪组织增生的第一个活跃期,容易导致肥胖,所以对出生体重较大的婴儿不要增加过多固体食物,尤其是在出生后到 8 月龄期间,超重儿应该减少奶量,辅食中可添加更多的水果蔬菜。

2. 引导消除矛盾心理

要改变儿童习惯的进食量及进食方式不是容易的事情,需要持之以恒。干预、开导时要耐心、热情,应不时地给予鼓励和肯定,消除其矛盾心理,以免产生不良心理影响。据调查,孩子偏食、挑食不仅可以造成某些营养物质的缺乏,还可引起疾病。故家长应积极纠正孩子不良的进食方式,纠正较快的进食速度,提醒细嚼慢咽等,从而形成良好的进食习惯。

3 帮助儿童树立信心

大多数肥胖儿童较正常儿童而言,喜静不喜动,活动较少、能量消耗较少,从而发生肥胖。应鼓励和培养儿童在家、学校及社会中积极参加各种劳动及身体活动,树立运动信心。肥胖儿童的运动强度推荐为本人最大耗氧量的 50% 或最大心率的 65%,运动频率为每日 1 小时,每周 5 次,运动方式以慢跑为主,跳绳、球类也是不错的辅助运动方式。

(二)行为疗法

行为是内在心理的外部表现,也是个体对环境变化做出的适应性反应,如发出声音、做出动作等。行为疗法又叫行为治疗,是利用心理学的理论和方法对个体反复训练,达到矫正不良行为的一类心理治疗方法的总称,其主要以巴甫洛夫经典条件反射理论、斯金纳操作性条件反射理论、班杜拉社会学习理论为基础。深度剖析肥胖产生的可能原因,认识行为背后的情绪因素,再辅以"问题行为的矫正目标",可为肥胖个体找出针对性的解决问题的措施,从而帮助其改变行为。行为疗法的实施应分阶段逐步进行:

1. 确定需要纠正的肥胖相关问题行为

在确定儿童的肥胖相关问题行为时家长首先需要明确儿童的肥胖表现,最好是能量化或观察的,便于后期对比效果。如喜好食物种类、进食量、进食时间、喜好运动、运动强度、持续时间等。

2. 确定上述肥胖相关问题行为产生原因

如上述问题行为为生活习惯所致,可直接制订一个改进目标,如每周增加总身体活动时间××小时、每月减重×× kg 等。如上述问题行为为心理因素所致,需及时就医,在专业人士指导下拟定改进目标及选择行为疗法。

3. 行为疗法的具体措施

行为疗法的特点是让患者主动参与而达到自我控制的目的,故在对儿童患者实施行为疗法时需要家长参与,由父母给予分析评价。行为疗法的技术手段很多,主要包含以下几个方面,可根据儿童不同年龄阶段选择适宜的行为疗法。

(1)应答性行为疗法。主要以巴甫洛夫经典条件反射理论为基础,巴甫洛夫经典条件反射理论指一个刺激和另一个带有奖赏或惩罚的无条件刺激多次联结,可使个体学会在单独呈现该刺激时也能引发类似无条件反应的条件反应。其常用的方法有厌恶疗法:如家长可在餐桌上粘贴小朋友肥胖的照片,让孩子在进餐时受到带惩罚性质的厌恶刺激,从而降低食欲、减少进食量。

(2)替代学习疗法。主要以社会学习理论为基础,该理论认为人类常见和有效的学习方法是观察、模仿、示范。该理论将观察学习分为注意期、榜样期、动力期、创造期四个过程。常用方法为示范疗法,也称模仿疗法。其模仿对象可以是实体或抽象的,如以家长为模仿对象或以亲密接触的同龄健康儿童为模仿对象,也可通过阅读书籍、观看视频等方法进行学习。

(3)操作性行为疗法。主要以斯金纳操作性条件反射理论为基础,操作性条件反射理论的核心内容为操作行为如受到其结果的强化则该行为发生的概率就会增加,强调行为结果对行为的影响。常用的方法有强化法、奖励法、惩罚法。在确定改进目标及目标值时,家长可同时设立奖励方法,当达到每周减重目标值后家长可给予奖励,反之亦然。

(4)通过自我强化,自我调节控制自身的心理和行为。常用方法为放松疗法,也称松弛疗法,它是一种通过程序化训练使求助者有意识地控制自身的心理生理活动、降低唤醒水平、改善机体功能紊乱的心理治疗方法,可缓解肥胖导致的焦虑或强迫行为。放松疗法种类很多,主要包括渐进性放松、想象放松、自生训练、超觉静默、生物反馈训练等。可在专业治疗师的辅助下进行,也可自行采取一些简单的方法,如呼吸放松法(深吸气再缓慢呼气)和渐进式肌肉放松法(闭上眼睛,紧缩不同部位肌肉然后放松,感受紧张与放松的差异,通常每个部位紧张持续 5 秒,放松持续 10 秒,每个部位进行 2 次)。

4. 方案改进

收集采取行为疗法前后的数据,根据效果调整行为改进目标。

5. 新的行为方式

既往肥胖相关问题行为纠正后,还需要帮助肥胖儿童维持住新的行为方式。

第三节　芳香疗法

一、芳香疗法的原理

导致肥胖的因素很多,既有遗传因素也有饮食因素,还有代谢因素。不能控制自己的食欲、喜吃巧克力等甜食和其他高脂肪食品是导致肥胖的普遍、重要的原因。有的人一闻到自己喜欢的食品的气味就忍不住想吃,可见气味是影响人食欲的重要原因之一。芳香学研究表明,食品味道的95％都来自其气味。食品的气味初闻时会勾起人的食欲,闻多了则会起到相反的作用,这是因为人的嗅觉器官已经适应了这种气味,不会再产生条件反射了,这就是闻香味也能减肥的原理。

二、芳香疗法的作用机制

芳香疗法的作用机制目前尚未完全明确,普遍认为芳香物质通过嗅觉传入大脑或通过呼吸道黏膜、皮肤等渗透进入血液而发挥作用,从而达到治疗的目的。

现代药理学研究证明芳香药物具有促渗功能,因为芳香精油分子链比较短,使得它们渗透进入皮肤极其容易,再借助人体皮脂下丰富的毛细血管进入人体。这些芳香药物直接经皮吸收进入机体,对身心反应进行调节。

三、芳香疗法的实施

缺乏低龄儿童证据,需要进一步研究。

【参考文献】

[1]张丹.辨证论治肥胖症[J].中外健康文摘,2010,7(21):384－385.

[2]刘建忠,林连美.中医药治疗小儿单纯性肥胖症的研究进展[J].湖北中医杂志,2013,35(5):79－81.

[3]王立芹,李金红.肥胖症的中医辨证论治体会[J].云南中医中药杂志,2004,25(1):11－12.

[4]万力生.剖析儿童单纯性肥胖症的致肥因素及对策[J].天津中医药,2003,20(6):15－17.[5]冯振娥.小儿肥胖症从脾肾论治[J].宁夏医学院学报,2007,29(6):668－670.

[6]邢宁,何生华.单纯性肥胖症的中医治疗[J].时珍国医国药,2006,17(10):2046－2047.

[7]丁晓媛,王梦然,姜丽,等.儿童肥胖症中医治疗进展[J].吉林中医药,2019,39(4):545－547.

[8]Li S,Jin S,Song C,et al.The metabolic change of serum lysophosphatidylcholines involved in the lipid lowering effect of triterpenes from Alismatis rhizoma,on high-fat diet induced hyperlipidemia mice[J].Journal of Ethnopharmacology,2016(177):10.

[9]王小艳.知柏地黄丸治疗儿童单纯性肥胖症42例[J].中国社区医师,2010,12(33):155.

[10]丁晓媛,王梦然,姜丽,等.儿童肥胖症中医治疗进展[J].吉林中医药,2019,039(04):545—547.

[11]李淑霞.温胆汤加减治疗儿童单纯性肥胖症[J].江西中医药,2003,34(8):25.

[12]乐芹,王大宪,夏新红,等.荷泽口服液治疗单纯性肥胖症患儿的临床观察[J].中国中西医结合杂志,2002,22(5):384—385.

[13]肖哲.经络点穴推拿结合针灸治疗小儿单纯性肥胖效果观察[J].中外医学研究,2013,13:42—43.

[14]余涛,毛萌.儿童单纯性肥胖的诊断和治疗[J].实用儿科临床杂志,2007,22(11):874—876.

[15]Kelly Y,Patalay P,Montgomery S,et al.BMI development and early adolescent psychosocial well—being:UK millennium cohort study[J].Pediatrics,2016,138(6):1—10.

[16]Delgado FPA,Caamaño-Navarrete F,Martínez-Salazar C,et al.Childhood obesity and its association with the feeling of unhappiness and low levels of self-esteem in children of public schools[J].Nutr Hosp,2018,35(3):533—537.

[17]Preiss K,Brennan L,Clarke D.A systematic review of variables associated with the relationship between obesity and depression[J].Obes Rev,2013,14(11):906—918.

[18]Liu LF,Bian QT,Zhai JG.Analysis of psychological characteristics of obese children[J].Eur Rev Med Pharmacol Sci,2017,21(11):2665—2670.

[19]d'Autume C,Musher-Eizenman D,Marinier E,etal.Eating behaviors and emotional symptoms in childhood obesity:a cross-sectional exploratory study using self-report questionnaires in 63 children and adolescents[J].Arch Pediatr,2012,19(8):803—810.

[20]王利刚,陶婷,唐义诚,等.儿童自我控制与父母教养方式的关系[J].中华行为医学与脑科学杂志,2016,25(6):542—546.

[21]崔盈,赵金玲,程灶火,等.单纯性肥胖儿童心理行为问题、自我意识及家庭因素研究[J].中华行为医学与脑科学杂志,2018,27(11):988—992.

[22]尹仕红.超重和肥胖症人群健康指导[M].武汉:武汉大学出版社,2017.

[23]周慧敏,胡旭.单纯性肥胖症的中医药临床治疗进展[J].湖北中医杂志,2018,40(5):61—63.

[24]杨凡,缪华,黄荣.加味温胆汤治疗小儿单纯性肥胖的脂代谢、体质量的改善研

究[J].湖南中医药大学学报,2018,38(4):470—474.

[25]徐爽,李然,刘立萍,等.苓桂术甘汤对瘦素缺陷肥胖 ob/ob 小鼠卵巢 SR—B1 蛋白表达影响[J].辽宁中医药大学学报,2020,22,191(3):25—28.

[26]陈桂芳,谢维爵.注意缺陷多动障碍儿童肥胖和营养问题的研究综述[J].绵阳师范学院学报,2019,38(5):89—94.

[27]董慈,马丽,刘少娜.芳香疗法对躯体疾病相关性失眠治疗作用的 Meta 分析[J].临床荟萃,2016,31(12):1357—1361.

[28]蒋志明,赵丽娜,李小贾,等.艾烟的芳香作用机理研究进展与展望[J].云南中医学院学报,2019,42(5):98—102.

[29]侯慧先,杨明,张健梅.针刺配合音乐疗法和芳香疗法治疗单纯性肥胖的临床观察[J].针灸临床杂志,2015(6):9—10.

（冯黎维　唐奇　黄红玉）

第十三章　儿童肥胖的政策干预

【本章导读】

　　政策是为了达到一定目的,在特定时期用以规范或指导人们行动的一系列法律、法规、规章、规划、决定、意见等的总称。政策干预是全球抗击肥胖最有效的手段,并且可以产生持续的效果。儿童是人类的未来、民族的希望,为儿童成长提供良好的环境,给予儿童必需的保护、照顾和制定良好的肥胖防控政策,将为儿童一生的健康成长奠定重要基础。1990 年以来,世界卫生组织等国际组织发布了多项肥胖防控的政策建议和宣言,各国政府也越来越重视通过政策干预防控儿童肥胖。本章介绍了世界卫生组织的儿童肥胖防控策略,英国、美国、日本和韩国等国家的儿童肥胖防控策略,同时分析我国的儿童肥胖防控策略,并进一步提出政策建议。

【本章结构图】

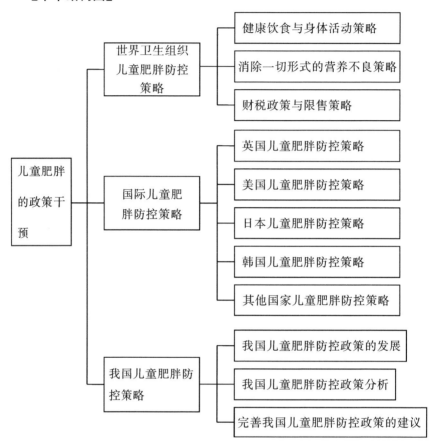

第一节　世界卫生组织儿童肥胖防控策略

　　世界卫生组织(World Health Organization, WHO)是全球卫生指导协调权威机构, WHO重视儿童健康,《世界卫生组织组织法》规定世界卫生组织的基本原则之一为"儿童之健全发育,实属基要。使能于演变不息之整个环境中融洽生活,对儿童之健全发展实为至要",基本职责之一为"促进产妇与儿童之卫生与福利,谋其能于演变不息之整个环境中融洽生活,盖此对儿童之健全发育,至为重要"。世界卫生大会(World Health

Assembly,WHA)是世界卫生组织的最高权力机构,每年召开一次会议。

一、健康饮食与身体活动策略

WHO 和联合国粮农组织分别于 1992 年和 2003 年出版了《膳食、营养和慢性疾病预防》技术报告丛书,阐述膳食模式与健康模式方面的转变情况,确定了典型的伴随经济发展而出现的"富裕型"膳食与随之而出现的慢性病之间的关系,阐述了为预防或减轻发展中国家和发达国家耗资巨大的卫生问题而拟定国家食物与营养政策的必要性。

1997 年,WHO 召开第一届肥胖病专家会,会议提出了在不同卫生体系中预防和治疗肥胖病的策略,力促各国政府承担预防和控制肥胖的责任。预防和控制肥胖需要考虑众多的影响因素,行动的责任需要多部门承担,预防和控制肥胖涉及父母(监护人)、各级政府、学校、卫生保健专业人员、基层社区、研究机构、非政府组织和私人企业,政府、消费者、商家及媒体是影响食物定价、食物的可及性、工作和生活环境等的重要因素。

2000 年,WHO 召开了一次关于肥胖问题的磋商会议,出版了《全球肥胖流行的预防和控制》技术报告丛书,就目前肥胖的流行现状、相关危险因素及后果进行讨论。技术报告丛书显示:由于社会城市化的加剧、传统生活方式的消失,久坐不动的生活方式和高脂肪、高能量的饮食导致肥胖流行。

2002 年,WHO 举办了第二届关于饮食、身体活动及慢性病的讨论会。会议强调了健康饮食的建议,尤其是儿童健康饮食以及促进以蔬果类的摄入代替高能量食物,同时也强调了身体活动的重要性。2004 年,WHA 通过的WHO《饮食、身体活动和健康全球战略》(以下简称《战略》)中阐述了支持健康饮食和定期身体活动所需采取的行动。《战略》呼吁所有利益相关方在全球、地区和当地分别采取针对性的行动,改善人群的饮食和身体活动模式,从而减少由不健康饮食和缺乏身体活动造成的非传染性疾病,加强预防性干预措施。2005 年,WHO 在日本神户召开了主题为关注儿童肥胖的会议,提出抗击肥胖的综合干预需要从地方到国际各个层面的关注。

2011 年,联合国大会通过的"关于预防和控制非传染性疾病问题高级别会议的政治宣言"(以下简称"政治宣言")强调了减少不健康饮食和身体活动不足在慢性病防控方面的重要性。"政治宣言"承诺促进实施 WHO《饮食、身体活动和健康全球战略》,包括酌情通过和采取旨在促进健康饮食和增加所有人群身体活动的政策和行动。

2013 年,第六十六届 WHA 核准 WHO《2013—2020 年预防和控制非传染性疾病全球行动计划》,该计划的目标为通过在国家、区域和全球多个层面开展多部门协作与合作,减少非传染性疾病导致的可预防和可避免的发病率、死亡率和残疾负担。此外,以上计划还特别强调了要相对减少身体活动不足流行率,以及遏制糖尿病和肥胖的上升趋势。

二、消除一切形式的营养不良策略

2014 年,第二届国际营养大会召开并出版了《国际问题罗马宣言》,该宣言对营养不良进行了重新定义,认为营养不良不仅包括通常认为的饥饿、营养不足、儿童发育矮小、消瘦、体重不足、微量营养素缺乏症,还包括超重和肥胖。同年,WHO 总干事领导成立了"终止儿童肥胖委员会",负责审阅、评估各国现行的儿童及青少年肥胖防控要求和策略之间的差距,并提出进一步改进的具体建议。在咨询了 100 多个 WHO 成员国和审阅了近 180 条建议后,该委员会为世界上不同情况下解决儿童和青少年肥胖问题提出了一系列建议,包括改善早期儿童的饮食和身体活动,改善学龄儿童的健康、营养和身体活动等,并于 2016 年出版了《终止儿童肥胖委员会的报告》。该报告建议从六个方面来预防儿童肥胖,包括促进健康食品的摄入,身体活动,孕前和孕期保健,儿童早期饮食和体育活动,学龄儿童的健康、营养和体育活动,体重管理。

2015 年,WHO 提出了 17 项可持续发展目标(SDGs),提出到 2030 年消除饥饿,确保所有人全年能够获得安全、营养和充足的食物的具体目标,并应消除一切形式的营养不良,包括营养不足、微量营养素缺乏、超重和肥胖。2016 年,联合国认识到营养在可持续发展目标中的重要性,宣布"联合国营养问题行动十年",意识到必须预防所有形式的营养不良,以及必须在所有年龄组扭转超重和肥胖的上升趋势,减轻与饮食相关的非传染性疾病负担。呼吁 WHO 和联合国粮农组织领导世界粮食计划署、联合国儿童基金会等多方利益相关平台一起参与营养问题行动十年。

三、财税政策与限售策略

2010 年,第 63 届世界卫生大会在《关于向儿童推销食品和非酒精饮料的一系列建议》中呼吁采取全球行动,减轻富含饱和脂肪、反式脂肪酸、游离糖或盐的食品对儿童的影响。

2013 年,WHO《2013—2020 年预防控制非传染性疾病全球行动计划》中的一项政策倡导是强调减轻电视广告和其他商业营销形式对儿童食物选择的影响需要各国政府的政策支持,建议各国政府在降低儿童整体的食品营销暴露水平中发挥主导作用,并对公司使用的诱导性营销手段加以限制,其目的是保护儿童免受营销的不良影响。

2016 年,WHO 发布《对饮食实行财税政策和预防非传染性疾病》报告,主张使用财政工具(如对含糖饮料征税)以促进健康食品摄入。该报告指出,越来越多的客观证据表明,对含糖饮料合理征税会引起消费量下降。主张将实施财政政策作为综合战略的一部分,以预防非传染性疾病,如通过征收糖税、脂肪税等降低不健康食品的消费。近年来,越来越多的国家和地方政府对食品和饮料行业实施了更为严格的市场营销限制。例如,在欧洲,英国法律禁止在儿童电视节目中播放高脂肪、高糖和高盐食品的电视广告。在《欧洲食品和营养行动计划 2015—2020》中,会员国与 WHO 合作,推出并使用评价食品营养价值的营养素度量模型,为销售限制提供科学依据。该行动的目标是在整个区域建立一个通用的高标准,并最终进一步减轻潜在的有害食物市场对儿童的影响。然而,对不健康食品征税的可行性和有效性还需要更多的证据,尤其是来自低收入人群和中低收入国家的长期证据。

第二节　国际儿童肥胖防控策略

国际上越来越多的发达国家和发展中国家开始重视儿童肥胖的预防控制,并结合各自的实际情况,制定了针对性的防控策略。

一、英国儿童肥胖防控策略

英国的肥胖问题每年给国民保健体系造成约 51 亿英镑的损失,给英国经济带来约 270 亿英镑的损失。1/10 学前班儿童肥胖,小学毕业的儿童肥胖率达到 1/5,超重和肥胖的儿童近 1/3。生活在贫困地区的孩子在小学阶段时,比生活在富裕地区的孩子更有可能出现肥胖症状;父母肥胖者,其孩子更有可能出现超重或肥胖的问题。伦敦大学的研究人员研究了从 1946 年至 2001 年出生在英国的约 5.6 万人后,指出肥胖起始的平均年龄越来越小,现在儿童肥胖从 10 岁以前就开始了,而第二次世界大战后第一代出生的男婴,平均到 40 岁时才出现超重,接下来的两代提前至 33 岁和 30 岁。女性的趋势也一样,20 世纪 70 年代的第三代婴儿出现超重的平均年龄为 41 岁,前两代则分别为 48 岁和 44 岁。

(一)英国政府的儿童肥胖防控策略

英国政府推出一系列措施,希望到 2030 年将 12 岁以下肥胖和超重儿童人数减半,以有效遏制儿童肥胖问题。其 2008 年开始实施"健康体重、健康生活策略"(Healthy Weight, Healthy Lives Strategy),该策略以城镇为单位,政府出资建立健康社区,为儿童母乳喂养、身体活动及健康饮食提供良好的环境。

2018 年英国政府正式对含糖饮料征收糖税。新税法规定,每 100 ml 含有 5 g 或 8 g 糖的饮品,按含糖量每升应缴纳 18~24 便士的税款,约合人民币 1.6~2.1 元。为应对这一政策,可口可乐公司已经宣布,将 1.75 L 瓶装可乐的尺寸缩小到 1.5 L,价格则由 1.79 英镑提升到 1.99 英镑,现价约合人民币 17.6 元。

当前,英国政府通信传播管理部门已经实施了禁止在以未满 16 岁青少年为收视族群的电视节目中或节目前后播放含高油、高糖、高盐的垃圾食物广告的政策。伦敦市也已颁布禁令,禁止这类广告在公共运输系统内出现,包括地铁、公车和公车站等。此外,Instagram、YouTube 等社群媒体上的"网红"也不得推销垃圾食品厂商制作的游戏。同时,还实施了包括禁止向儿童出售能量饮料,在菜单上标注卡路里,减少垃圾食品广告,停止高卡路里食品的免费交易,减少在商店入口、结账处和过道附近放置高卡路里食品等措施。除了这些措施,一些小学还要求在校儿童每天至少跑步 15 分钟。

(二)英国地方政府的策略

英国地方政府也从立法和政策的角度出发,积极开展肥胖的预防控制工作,包括:①限制快餐自动售贩机。核发许可证时规定所售食品须有健康食品类别选项;限制需要设立快餐食品自动售贩机的街道,限制街道售贩不健康食品售贩机的放置地点和售贩时间。②身体活动促进。限制学校周边停车场的数量以鼓励学生尽可能步行;撤销既往的对自行车等场地的限制规定,鼓励使用自行车。③改善食品和饮品标签,创建一致的标签体系以帮助公民更好地做出健康决策。④鼓励高速公路上的餐馆在菜单中添加卡路里信息。⑤地方议会将会接收公共卫生专款用于满足为当地社区健康需求提供服务,其中包含帮助本地的超重或肥胖人群制订个人减肥计划。⑥引入收费计划以限制汽车在城市内使用。⑦对于购买上班使用的自行车提供税收优惠,建立专用自行车道。

二、美国儿童肥胖防控策略

肥胖一直是美国的健康问题之一,肥胖每年造成的经济负担约为1500 亿美元。从 1999 到 2014 年,美国儿童的肥胖率由 13.9% 增长到17.2%。2016 年美国疾病预防控制中心一项关于国家健康和营养的调查研究表明,超过 1/6 的儿童(2~19 岁)为肥胖人群,其中 1/11 的肥胖人群是 2~5 岁儿童,相较于 20 世纪 80 年代,儿童肥胖率增长超过 3 倍。美国联邦政府将肥胖列为社会经济、国家安全、儿童生长和智力发育问题,将肥胖作为首要卫生问题,并且特别关注儿童肥胖的预防。美国疾病预防控制中心、国立卫生研究院、农业部、教育部和食品药品监督管理局等机构在建立和支持肥胖预防控制政策上发挥了重要作用。美国在政策层面持续推动肥胖的预防和控制,包括立法机构的卫生立法、专业机构的业务指南。

(一)肥胖防控政策体系

美国是较早设立营养法的国家之一,也是世界上营养法规较为健全的国家之一。1946 年颁布《学校午餐法》,为在校学生提供营养均衡、低价或免费的午餐。1966 年设立《儿童营养法》,由联邦政府援助为学生提供免费或低价的饮用奶。1990 年美国国会通过并颁布《营养标识和教育法》,规定所有食品必须使用营养标签,并要求标识营养素成分声明和健康声明,大多数食品标签实现了全国统一。为了更好地反映关于健康饮食的最新科学知识,2016 年美国食品药品监督管理局对营养标签包装的要求进一步提升,营养标签中卡路里计算和食用分量识别更加简易化,要求列出是否有添加糖,完善必需营养素的列表并更新食用分量的要求,以期能缓解美国的肥胖率。

(二)"动起来"健康计划

2010 年米歇尔·奥巴马看到美国儿童肥胖问题越来越严重,发起"动起来"(Let's Move)的健康计划,呼吁培养健康的饮食习惯和积极的生活方式,以解决新一代人的肥胖问题。该行动的目标是让当代美国儿童更健康地成长。它是一个综合策略,为家长提供有益的信息和支持健康选择的养育环境;为孩子在学校提供更健康的食物;保证每个家庭对健康和负担得起的食物的可及性,并帮助孩子更多地参与体育活动。

在"动起来"健康计划启动时,时任美国总统奥巴马签署了一项总统备忘录,创建了首个儿童肥胖问题特别工作组,对每个有关儿童营养和体育活动的项目和政策进行评审,并制定了一项国家行动计划,以尽可能地提供联邦资源和设置具体的标准。工作组建议的"动起来"健康计划的五大支柱性重点是:第一,为孩子创造一个有益于健康的环境;第二,提升家长和监护人的能力;第三,在学校提供健康的食物;第四,增加对健康和负担得起的食物的可及性;第五,增加体育活动。

美国肥胖防控政策体系框架如图 13－1 所示。

图中内容为树状结构（美国肥胖防控政策体系框架）：

- **"上游"肥胖干预政策——环境干预**
  - **食品环境干预政策**
    - 生产领域:美国农业部主要对美国的粮食供应、农业生产补贴和税收、有机农业产品的供应等进行干预。相关政策:《2014 年农业法案》《美国有机农业条例》(NOP)(2000)《国家有机计划》等
    - 销售领域:美国农业部、美国食品药品监督管理局、贸易委员会、联邦通信委员会等主要支持在低收入社区的食品零售项目;美国的食品安全、营养标签、菜单标签;对儿童市场营销的限制、税收等进行干预。相关政策:《营养标签与教育法案》《菜单标签法》《联邦食品、药品和化妆品法案》《通信法案》《州消费税》
    - 消费领域:各州政府、美国食品药品监督管理局等主要对社区内快餐数量进行限制;限制学校自动售卖机对食品和饮料的销售等。相关政策:《学校午餐法》、《儿童营养法案》、洛杉矶的《分区法》等
  - **体育环境干预政策**
    - 城市规划:联邦公路管理局主要对都市交通规划(自行车道和人行步道、休闲步道的建立等)进行干预。主要政策:交通运输法案、城市自行车道设计指南等
    - 社区建设:各州政府,如加州政府等主要建立让孩子步行上学的人行道、社区运动场所。相关政策:全国城市联盟计划(2010)等
  - 其他环境干预政策:影响社会的广泛的税收政策、就业情况、教育水平、住房政策及各类福利政策
- **"中游"肥胖干预政策——行为干预**
  - 控制日常摄入量:美国农业部、美国教育部、儿童和家庭管理局、各州政府等主要对促进健康饮食行为改变进行干预。相关政策:《国家营养行动计划》《全国学校午餐计划》《儿童和成人保健食品计划》《食品和饮料的营养标准》等
  - 增加体育活动:总统令、CDC、各州政府等主要规定学生的体育活动和健康教育的最低标准。相关政策:Let's move(2010)、《早期儿童预防肥胖策略》、《健康学生法》(密西西比州)等
- **"下游"肥胖干预政策——临床及卫生服务干预**
  - 医保政策:联邦医疗保险计划、各医疗保险公司主要对特殊人群肥胖的治疗与诊断。相关政策:Medicare(65 岁以上的老年人医疗保险计划)、Medicaid(低收入人群医疗保险计划)、儿童健康保险计划等
  - 肥胖的监测、管理:美国疾病控制与预防中心、国家质量保证委员会等主要对肥胖进行监测、调查等。主要政策:《国家健康和营养调查》等
  - 肥胖的临床治疗:各医疗机构

图 13－1 美国的肥胖防控政策体系框架

三、日本儿童肥胖防控策略

日本人均期望寿命全球第一,肥胖及其相关非传染性疾病的流行率都处在较低的水平,数据显示,日本居民肥胖率为 3.6%,其中男性和女性分别为 3.8% 和 3.4%。日本始终把饮食营养作为提高国民体质健康的物质基础和重要一环,有计划、有步骤地把"饮食教育"作为一项重要的国民运动来开展,在控制成人和儿童超重和肥胖方面出台了一系列的政策和社会规范。

(一)健全法律法规策略

在世界范围内,日本的营养相关法律多且完善。1947 年,日本颁布了《营养师法》,并不断修订,后来又制定了《营养师法实施规则》和《营养师法实施令》。基于这些法律法规,日本建立了健全的营养师培养和管理机制。营养师培训机构致力于培养具有先进技能的营养师,普及营养知识,从而提高国民整体营养水平。在日本,营养师队伍由营养师和管理营养师组成,营养师的首要任务是营养指导。营养师的培养年限为 2~4 年,毕业后即可申请营养师执照,但需要有一定的工作年限后才能参加管理营养师国家考试。2015 年,日本全国共有 161 个培养营养师的机构、138 个培养管理营养师的机构,每年有 2 万多人次加入营养师队伍。这些营养师可以在肥胖的预防与治疗工作中发挥重要作用。

1952 年颁布的《营养改善法》和 2003 年的《健康增进法》是肥胖相关的基本法律。1996 年开始实施营养标签标准,强制性要求标识包括热量、蛋白质、脂肪、糖类、无机盐、维生素以及其含量的营养标签。《食育基本法》于 2005 年制定并实施,以家庭、学校、保育所、地域等为单位,通过全民参与、儿童为主、政府引导、法律保障,将食育作为一项国民运动在日本普及推广。日本从幼儿园开始实施"食育教育",告诉孩子如何既健康又营养地吃好一日三餐,从小培养良好的饮食习惯。2008 年颁布的《代谢法》,旨在遏制代谢综合征和肥胖在日本的流行。《代谢法》要求每年对 40~74 岁的公民进行强制性检查。腰围超过政府标准(男性:33.5 英寸①,女性:35.4 英寸,2005 年国际糖尿病联盟制定的日本居民腰围阈值)的公民会获得膳食和生活方式的咨询与支持以帮助其减肥。

(二)基于学校的儿童肥胖防控策略

(1)"学校午餐计划"。学校午餐的费用由政府和家长共同承担,市政府支付劳动力费用,家长则为食材买单,每餐约 3 美元,贫困家庭可以支付更少的费用甚至免费。午餐食谱由营养师设计,主要包括本地的新鲜食材,如大米、蔬菜和鱼类。"学校午餐计划"也包括对儿童健康饮食教育的内容。

(2)"步行上学活动"。公立学校儿童上学和放学的方式由每个地方的教育委员会决定。大量学校位于市区,在学生居住地的步行范围内,因此步行是常见的上学方式。走路上学的做法有助于日本儿童进行日常身体活动。

(3)提高学生体质的综合对策。日本开展了"让一杯奶强壮一个民族"行动,旨在提高民族素质和人口质量。为提高学生体质开展的综合对策,包括开展全国性提高体质的宣传活动、培养和激发学生参加身体活动的动机、为学生在社区参加体育活动创造环境、学校积极与社会和家庭相互协作。

(三)文化和社会规范策略

日本一直在通过政策、法律和工作场所文化、社会运动以及流行文化塑造和强化一种抑制日本肥胖流行的社会规范,超重或肥胖是社会所不欢迎的。2008 年,日本厚生劳动省正式出面主持"全体国民瘦腰计划",并颁布了法律规定:地方政府和企业每年为雇员进行体检时,必须严格检查年龄 40~75 岁员工的腰围,男性腰围不得超过 33.5 英寸(85 厘米),女性腰围不得超过 35.4 英寸(90 厘米)。腰围超标者必须去检查血压、血糖、血脂,若其中一项不合格,必须在 3 个月内自行减肥。如果减肥失败,必须接

---

① 1 英寸=2.54 厘米

受饮食控制教育;若 6 个月后仍然超重,则要接受再教育或自行离职。然而,这种社会规范在另一方面也带来了副作用,如对超重和肥胖群体的社会歧视,尤其是在女性中引起进食障碍问题。

四、韩国儿童肥胖防控策略

韩国作为全球著名的"轻便国家",肥胖率略高于日本,是全球"第二瘦国家"。然而从 2002 年起韩国的肥胖率逐渐增加,2009 年以来,韩国中小学生肥胖率每年都在增加。2013 年韩国中小学生体检结果报告显示 15％的中小学生处于肥胖状态。2016 年韩国保健福祉部和疾病管理本部宣布,韩国 19 岁以上成年人的肥胖率(BMI 在 25 kg/m² 以上)从 2015 年的 31.3％提高到了 2016 年的 34.8％。BMI 在 30 kg/m² 以上的高度肥胖率也从 2011 年的 4.3％提高到 2016 年的 5.5％。韩国的肥胖率与个人的收入水平有着密切的关系,收入水平越高,肥胖率越低,收入水平越低,肥胖率越高。这一现象也体现在了儿童身上,贫困家庭孩子的肥胖率达到了 12.1％。

(一)《儿童食品安全管理特别法》

韩国食品药品安全部调查结果显示,有 70％以上的韩国中小学生喜爱汉堡、碳酸饮料、方便面等"高热量、低营养"的食品。为了控制这类食品的摄入,韩国教育部 2007 年宣布韩国所有中小学禁止售卖碳酸饮料和方便面。2009 年《儿童食品安全管理特别法》正式实施,这也是世界上第一部关于儿童食品环境的法律。该法律将中小学周边直线距离 200 米的范围划定为"食品安全区",并加强对包括碳酸饮料和汉堡等在内的食品的限制力度,违反相关规定者将被处以 1000 万韩元(相当于人民币 5.8 万元)的罚款。2011 年,韩国又强制要求对儿童喜好的食品实行所含成分色彩标示制度,规定涵盖的产品当中,如果脂肪、饱和脂肪、糖分和钠中有一项超过标准值,则需要在产品包装上以红色标注。色彩标示制度涵盖的食品包括饼干、面包、巧克力、冰淇淋、鱼肉香肠和拉面;饮料中的果蔬饮料、碳酸饮料、乳酸菌饮料、混合饮料等也包括在内。

(二)《儿童食品安全管理特别法修正案》

2018年,韩国实施《儿童食品安全管理特别法修正案》(以下简称《修正案》),禁止韩国中小学校内和周边的"食品安全区"出售高咖啡因食品和所有高热量、低营养的食品。可引发儿童联想到人体特别部位、金钱、香烟、酒瓶形态的食品也在禁售范围。同时《修正案》还对"高能量、低营养"食品的广告做出严格限制,规定生产和销售商不能做包含赠送玩具等引发儿童好奇心而引诱购买的广告。《修正案》规定,韩国中小学内的自动贩卖机和超市也禁止售卖普通咖啡饮料,但会为教师专门提供咖啡饮料贩卖机。同时,韩国食品药品安全部也对相关行政程序进行了修改。一方面规定学校不需要进行通知即可停售咖啡饮料;另一方面将食品服务业的相关权力下放到各地方政府,通过分权管理达到提高行政效率的目的。

五、其他国家儿童肥胖防控策略

(一)澳大利亚的营养策略

澳大利亚人的超重和肥胖率位居世界前列,有超过25％的儿童超重或肥胖。澳大利亚大部分相关国家政策旨在降低儿童不健康食品市场供应、规范包装正面标签、完善国家或地方健康食品服务政策。2009年,其出台了儿童电视节目标准,特别指出在食品广告中禁止传播包含任何错误诱导或者不正确的关于食品或者饮料营养价值的信息。2017年澳大利亚政府宣布了一项学校餐厅健康饮食计划,以降低儿童的肥胖率,在该计划下,学校食堂所供健康食品的比例不能低于75％,健康食品包括水果、蔬菜、三明治、意大利面和炒菜等,而馅饼、热狗和比萨之类的非健康食品不得超过25％,所供应的这类食品在国家营养评级系统中的评级不能低于3.5颗星,并且所有餐厅需在三年内符合要求。

(二)墨西哥的税收策略

墨西哥是世界上超重和肥胖率很高的国家之一,2~18岁的儿童中有三分之一超重或肥胖。同时,墨西哥也是世界上糖尿病发病率很高的国家之一。为了解决肥胖问题,2013年在工业界强大的反对声中,墨西哥国会通过了额外征税法案并于 2014 年 1 月生效：对含糖类饮料额外征税 10％，对非必需高能量食物额外征税 8％，并要求含糖饮料不得进入学校销售。同时要求修改营养标签，令其中的糖分信息变得更加醒目。南非也对含糖饮料额外征税，而且英国也正在效仿这种做法，推动糖税的征收，并鼓励饮料生产商更改配方，降低饮料含糖量。

为了评估对含糖饮料征税对大众消费的影响究竟有多大，墨西哥还实施了一项研究：收集了从 2012 年到 2014 年全国 53 座大型城市中 6253 户家庭的数据。结果显示，到 2014 年 6 月时，家庭含糖饮料的购买量下降了 5.6％，到 12 月时下降幅度达到了 12％。2014 年，平均每个墨西哥人购买含糖饮料的量减少了 4.2 L。同时，非征税饮料（水、牛奶、不加糖果汁）的购买量上升了 4％，其中主要为纯净水。

（三）丹麦的健康税策略

丹麦成人肥胖率为 13.4％，低于欧洲 15％的平均值。丹麦民众非常注重健康，63％的国会议员骑自行车上班，不过丹麦人已经警觉到他们的健康状态正在走下坡路，因为 2000 年的人口肥胖率只有 9.5％。2009 年，丹麦政府为了降低因饮食而引起的疾病开支与负担，修改税法，新增健康税，旨在应对世界经济危机，着眼于环保、对抗气候变迁、节能减碳、促进健康。总之，凡是有害环境、有害健康的商品，都要加税，如香烟、巧克力、糖果、加糖饮料。饱和脂肪酸超过 2.3％的食品，包括美乃滋、沙拉酱、料理油等，税率与产品中饱和脂肪酸含量相关，大约是每 2.2 磅（1 磅＝0.453 千克）饱和脂肪酸征收 3 美元税。丹麦新增的健康税估计每年可为政府增加税收 4.7 亿美元，其中至少 1/3 来自饱和脂肪酸相关税收，并起到了鼓励民众少吃、不吃不健康的食物的作用。

第三节　我国儿童肥胖防控策略

我国一直坚持预防为主的卫生健康工作方针，近年来全面推进健康中国建设，2020 年 6 月 1 日，《中华人民共和国基本医疗卫生与健康促进法》

正式施行,进一步推动儿童肥胖防控政策体系的建设。

一、我国儿童肥胖防控政策的发展

中华人民共和国成立以来,我国儿童肥胖防控相关政策的发展经历了萌芽、发展、增强三个阶段。萌芽阶段的政策主要解决儿童营养缺乏问题,并开始实施肥胖监测;发展阶段出现了针对性的政策,首次将"预防与营养有关的慢性病""学龄儿童青少年超重和肥胖预防与控制"列入政策目标;增强阶段"肥胖防控"首次出现在法律条文中。

(一)萌芽阶段:聚焦儿童营养缺乏,儿童肥胖监测开始实施

20世纪90年代中期之前,我国保护和促进儿童健康的焦点问题是儿童营养缺乏问题,针对儿童肥胖的防控政策尚未出现。如1949年《中国人民政治协商会议共同纲领》规定"保护母亲、婴儿和儿童的健康",1951年政务院出台《关于改善各级学校学生健康状况的决定》,1976年教育部、卫生部《关于进一步加强学校伙食管理保护学生视力的通知》,1992年国务院《九十年代中国儿童发展规划纲要》均要求解决儿童营养缺乏问题、保护和促进儿童健康。

1959年,国家体委、教育部、卫生部等部委开始在全国开展中国居民营养与健康状况调查并延续至今,1975年,国家卫生部、九市儿童体格发育调查协作组、首都儿科研究所开展了"中国九市7岁以下儿童单纯性肥胖流行病学调查",首次对我国学龄前儿童肥胖流行病学进行区域性调查。1985年,教育部、国家体育总局、卫生部、国家民族事务委员会、科学技术部、财政部共同组织了第一次"全国学生体质与健康调研",发现7~18岁学生肥胖检出率约为0.1%(519/409946),处于低流行水平。此后,该调查每5年开展1轮并持续至今。

(二)发展阶段:儿童肥胖快速流行,针对性政策开始发布

随着国民经济的快速发展,我国进入肥胖快速增长期。2005年中国学生体质与健康调研结果显示肥胖检出率不断增加,7~18岁城市男生超重和肥胖检出率分别为13.07%和7.12%,城市女生为7.45%和3.60%;

乡村男生为 6.20％和 2.82％，乡村女生为 4.69％和 1.68％。肥胖相关慢性疾病增多。

1995 年 6 月 1 日，《中华人民共和国母婴保健法》正式实施，重点在母婴保健。1997 年国务院颁布的《中国营养改善行动计划》首次将"预防与营养有关的慢性病"列入政策目标。2001 年国务院颁布《中国儿童发展纲要(2001—2010 年)》倡导科学喂养和良好的饮食习惯，培养儿童良好的体育锻炼习惯。2006 年 5 月，卫生部、教育部等 12 部委联合推出"快乐课间"活动。2007 年 4 月，教育部、国家体育总局、共青团中央启动"全国亿万学生阳光体育活动"，以实现 85％以上的学生每天锻炼 1 小时为目标。2007 年，卫生部疾病预防控制局发布了《中国学龄儿童少年超重和肥胖预防与控制指南(试用)》，首次将预防与控制儿童超重和肥胖作为政策目标，促进了儿童超重和肥胖的监测与防控。

(三)增强阶段:儿童肥胖流行趋势加剧,防控政策逐步增强

本阶段儿童超重和肥胖检出率持续增长，儿童肥胖防控政策逐步增强。2014 年我国 7～18 岁学生超重和肥胖率达到 19.4％，城市男生超重和肥胖检出率分别为 17.1％和 11.1％，城市女生为 10.6％和 5.8％;农村男生为 12.6％和 7.7％，农村女生为 8.3％和 4.5％。农村儿童肥胖增长率高于城市。

2013 年，中国营养学会和国家疾病预防控制中心开展了"中国儿童营养健康教育项目"，目的是给 6～12 岁的城市和农村小学生和教师传播正确的营养健康知识，培养小学生从小养成良好的饮食习惯。2016 年，中国营养学会在《孕期妇女膳食指南》中特别补充了"维持孕期适宜增重"的意见，提出对孕期妇女增重进行控制。2016 年"健康中国"上升为国家战略，"将健康融入所有政策"成为国家新卫生与健康工作方针的重要内容。同年，国家卫计委疾控局发布《中国居民膳食指南(2016)》，对不同年龄段儿童的膳食选择提供了区别化的指导。2017 年国务院印发《国民营养计划(2017—2030 年)》，提出加强对学生超重、肥胖情况的监测与评价，采取综合干预措施防控儿童肥胖。同年，国家卫计委、体育总局、全国总工会、共青团中央和全国妇联共同制定了《全民健康生活方式行动方案(2017—2025年)》,深入开展减盐、减油、减糖,健康口腔、健康体重、健康骨骼的"三减三健"等专项行动。国务院发布《中国防治慢性病中长期规划(2017—2025年)》,倡导"每个人是自己健康第一责任人"促进群众形成健康的行为和生活方式。2018年,国家卫健委发布《中国青少年健康教育核心信息及释义(2018版)》和《健康儿童行动计划(2018—2020年)》,加强儿童肥胖监测和预防。

2019年1月,国家卫健委发布《健康口腔行动方案(2019—2025年)》,开展"减糖"专项行动,要求"中小学校及托幼机构限制销售高糖饮料和零食,食堂减少含糖饮料和高糖食品供应"。2019年2月,教育部、国家市场监督管理总局、国家卫健委联合发布《学校食品安全与营养健康管理规定》,要求在中小学、幼儿园内"避免售卖高盐、高糖及高脂食品"。2019年3月,中国营养学会发布《中国肥胖预防和控制蓝皮书》,对我国肥胖的流行、危害、诊断、治疗、预防进行了全面总结,并提出防控政策建议。

2019年12月28日,全国人大常委会通过《中华人民共和国基本医疗卫生与健康促进法》(以下简称《卫健法》)。这部中国卫生健康领域"牵头管总"法在第68条提到"学校应当利用多种形式实施健康教育,普及健康知识、科学健身知识、急救知识和技能,提高学生主动防病的意识,培养学生良好的卫生习惯和健康的行为习惯,减少、改善学生近视、肥胖等不良健康状况"。

二、我国儿童肥胖防控政策分析

(一)我国儿童肥胖防控政策缺乏法律支撑

"政策"应被视为促进健康饮食、预防和控制非传染性疾病的综合战略的关键组成部分,是肥胖防控最有效的措施,能产生可持续的效果。新中国成立以来,我国发布了近百项儿童肥胖防控相关政策,但比较零散,还没有形成相对完善的政策体系。同时,我国的儿童肥胖防控政策还没有上升到法律法规层面。《卫健法》首次将肥胖防控政策上升到国家法律条文高度,但全文仅一处提到"肥胖",且政策对象仅限于学生,政策措施仅限于健康教育。

(二)对致肥胖建成环境、食品环境、信息环境管理不足

我国儿童肥胖防控相关政策内容涉及营养、体育锻炼、监测、综合防控等。自 1959 年以来,国家体育总局、卫健委、教育部、科技部、国家统计局、国家民族事务委员会、财政部等多个部委,以及美国北卡莱罗纳大学人口研究中心、美国国家营养与食物安全研究所等在我国开展了十余项营养与健康监测,有的监测持续至今,但尚未实现全国范围内监测项目的整合与数据共享。同时,现有政策对致肥胖建成环境、食品环境、信息环境的管理不足。

(三)限制"含糖"饮料和食品的政策难以落实

2017 年,世界卫生组织发布了《终止儿童肥胖实施计划》,提出终止儿童肥胖行动框架,第一条具体建议为"实施综合规划,采取行动,以促进儿童健康食品的摄入,减少不健康食品和含糖饮料的摄入"。美国联邦政府已经禁止在全国的中小学午餐中提供糖果或含糖饮料,全球已经有多个国家和地区实施对含糖饮料征税政策,并在控制肥胖方面取得了显著成果。

2019 年初国家卫健委出台了《健康口腔行动方案(2019—2025 年)》,教育部、国家市场监督管理总局、国家卫健委出台了《学校食品安全与营养健康管理规定》两项"控糖"相关政策,要求在中小学和幼儿园内限制和避免"高糖"饮料和食品。但我国目前对"高糖"的含糖量尚无具体规定,导致该政策难以执行。

(四)政策未能有效遏制近年来儿童肥胖快速流行的趋势

我国现行肥胖防控相关政策中,儿童作为肥胖防控的优先干预群体未受到应有重视。与此同时,我国儿童肥胖率持续上升,流行状况日益严重,全人群肥胖人数不断增加,并已成为世界上超重和肥胖人数最多的国家。由于超重和肥胖及相关慢性疾病引起青少年健康状况下降,我国征兵身体检查标准已被迫进行了调整。如果不采取更为有效的政策措施,据估计到 2030 年我国 7 岁及以上学龄儿童超重和肥胖检出率将达到 28.0%。

三、完善我国儿童肥胖防控政策的建议

(一)完善儿童肥胖防控政策体系

基于《卫健法》建立健全儿童肥胖防控的相关法律和规章制度。在《卫健法》的基础上,实施健康促进策略,逐步制定实施系列相关政策法规,如《食育法》《营养法》《营养师法》《学健康保障法》等,做到儿童肥胖防控有法可依、执法必严、违法必究。

将健康融入所有政策,构建"政府－社区－学校－家庭"儿童肥胖防控体系。政府将把儿童肥胖防控纳入"健康中国 2030"的相关政策,建立相关的工作考核目标。以儿童为重点政策对象,运用针对全生命周期的系统科学的方法,全方位、多层次治理各种增加儿童肥胖发生风险的危险因素。针对儿童、家长和学校工作人员开展健康促进和肥胖防控的宣传教育,提供关于身体活动和健康膳食的指导,提升全民健康素养、增加身体活动和健康膳食的能力。发挥学校老师、公务人员、医务人员在肥胖防控中的引领和示范作用。根据学校教育的不同阶段,设置相应的健康教育、体育和食育课程,对儿童实施健康行为与生活方式、疾病防控、心理健康、生长发育、体育、营养的相关教育和指导,对儿童家长开展多种形式的健康教育、营养教育和体育指导。

(二)整合共享儿童肥胖相关监测系统

整合共享现有营养与健康监测系统。建立有效的儿童肥胖监测系统对儿童肥胖及其影响因素的长期流行趋势的分析和判断至关重要。儿童肥胖监测系统既是评价疾病负担所必需的,也是在人群层面上适时进行必要的政策调整所必需的。健全国家儿童肥胖监测系统,应将儿童肥胖相关指标纳入国家现有的相关监测系统中,并明确具体的监测人群、监测点、监测时间及监测指标等,采用标准化的方法及时掌握儿童肥胖及其影响因素的流行情况、发展趋势、变化特点和相关决定因素。根据形势、任务、环境、技术的变化,不断修正、完善该监测系统。整合和完善相关信息的兼容、共享。各级专业机构应建立本级监测信息的兼容和共享平台,统一信息监测标准、方法和内容,

并授权各级专业机构使用相关信息,有效收集代表性的数据,并利用监测结果指导工作和完善政策。定期有效利用监测信息,各专业机构应在本级层面定期对监测数据进行综合分析,出具和发布专业技术报告。

(三)全面防控致儿童肥胖的危险因素

以儿童为重点政策对象,改善致儿童肥胖的食品环境、建成环境和信息环境。

改善食品环境:采取税收、价格调节等综合手段,限制含糖饮料,富含饱和脂肪酸、反式脂肪酸、添加糖或盐的预包装食品的生产、销售和推广。中小学校食堂提倡健康饮食,禁止提供高含糖食品。校园内限制销售含糖饮料并避免售卖高盐、含糖及高脂食品,培养健康的饮食行为习惯。完善油、盐、糖包装标准,在外包装上标示每人每日油、盐、糖的合理食用量等有关信息。

改善建成环境:完善促进体育锻炼和支持健康饮食的建成环境,包括健康步道、自行车道、公共体育场馆,以及可及的身高体重测量工具等。动员全社会,把健康融入城乡规划、建设、治理的全过程。建立国家环境与健康风险评估制度,推进健康城市和健康村镇建设,打造健康人居环境。

改善信息环境:加大对全社会关于儿童肥胖防控的宣传教育力度,提高肥胖危害的警示效果,营造防控肥胖和促进健康的信息环境,提高公众对儿童肥胖危害的认知程度。尽快对含糖饮料的广告进行管理和限制。可以借鉴控烟广告的一些做法,对含糖饮料广告加以严格管理。具体可包括广告播出时间、时段和用语的限制,例如,在广告语中加入"大量食用会引起肥胖,有害健康"等相关警示语等;在包装上,可以印上"煎烤炸焙类食品有害健康"的标识,提醒公众注意。

(四)加强儿童肥胖防控研究及政策转化

支持应用社会网络方法、新信息技术等方法开展基于学校、家庭、社区的儿童肥胖防控的干预研究,形成行之有效的干预措施。鼓励支持产、学、研的密切合作,开发记录营养、运动和健康信息的可穿戴设备、移动终端(APP),推动"互联网+"、大数据前沿技术与营养健康融合发展,开发个性化、差异化的营养健康电子化产品,如营养计算器,膳食营养、运动健康指导移动应用等,提供适合儿童特点和需求的产品和服务。支持儿童肥胖防控财政工具的研究,为通过采取财政政策控制儿童肥胖提供研究支持。加大建成环境、食品环境、信息环境等对儿童健康和肥胖的影响的研究力度,为出台相关政策提供依据。加强从健康经济学角度出发的儿童肥胖防控政策的成本效益分析和评价。促进研究人员和政策制定者的合作,促进研究成果的政策转化和政策效果评价。

【重要信息】

- 在肥胖干预策略中,政策干预是最有效的干预措施。
- 国际儿童肥胖控制的先进理念和策略值得借鉴。
- 我国的儿童肥胖防控政策尚未有效遏制儿童肥胖的流行趋势。
- 完善儿童肥胖防控的相关政策,需要建立相关法律法规,构建政策体系,形成政策合力。

【参考文献】

[1]中国营养学会.中国居民膳食指南(2016)[M].北京:人民卫生出版社,2016.

[2]中国营养学会.中国居民膳食营养素参考摄入量(2013)[M].北京:科学出版社,2014.

[3]吕晓华.合理饮食与健康[M].成都:四川教育出版社,2015.

[4]孙长颢.营养与食品卫生学[M].8版.北京:人民卫生出版社,2018.

[5]Kleinman RE.儿童营养学[M].7版.申昆玲,译.北京:人民军医出版社,2015.

[6]中国学生营养与健康促进会,中国疾病预防控制中心营养与食品安全所.中国学龄儿童少年营养与健康状况调查报告[M].北京:中国人口出版社,2006.

[7]Li Y , Zhai F , Yang X , et al.Determinants of childhood overweight and obesity in China[J].The British Journal of Nutrition,2007,97(1):210.

[8]汤庆娅,阮慧娟,沈秀华,等.学龄期儿童肥胖与膳食钙关系[J].中国公共卫生,2010,26(6):673—675.

[9]王红清,付映旭,徐佩茹,等.25羟维生素D水平与儿童肥胖关系的Meta分析[J].中华临床医师杂志(电子版),2015,9(10):1902—1906.

[10]史晓燕,陈梦莹,王斐,等.单餐大份量进食是儿童单纯性肥胖的饮食危险因素

营养学报,2011(02):40—44.

[11]马冠生,李艳平,马文军,等.我国四城市儿童少年食用西式快餐频度和肥胖率关系的分析[J].营养学报,2004,26(6):488—490.

[12]Jia M,Wang C,Zhang Y M,et al.Sugary beverage intakes and obesity prevalence among junior high school students in beijing-a cross-sectional research on SSBs Intake[J].Asia Pacific Journal of Clinical Nutrition,2012,21(3):425—430.

[13]赵莉,黎隐豪,肖成汉,等.含糖饮料与儿童肥胖的关系及其防控政策研究进展[J].中国学校卫生,2020,41(03):468—470.

[14]Hediger ML.Association between infant breastfeeding and overweight in young children[J].JAMA,2001,285(19):2453—2460.

[15]Bergmann KE,Bergmann RL,Von Kries R,et al.Early determinants of childhood overweight and adiposity in a cohort study:role of breast-feeding[J].International Journal of Obesity and Related Metabolic Disorders,2003,27(2):162—172.

[16]Huh SY,Rifas-Shiman SL,Taveras EM,et al.Timing of solid food introduction and risk of obesity in preschool-aged children[J].Pediatrics,2011,127(3):544—551.

[17]Rogier EW,Frantz AL,Bruno ME,et al.Lessons from mother:long-term impact of antibodies in breast milk on the gut microbiota and intestinal immune system of breastfed offspring[J].Gut Microbes,2014,5(5):663—638.

[18]Backhed F,Roswall J,Peng Y,et al.Dynamics and stabilization of the human gut microbiome during the first year of life[J].Cell Host Microbe,2015,17(6):852.

（赵莉　倪洁　辛军国）

第十四章　儿童肥胖干预项目

【本章导读】

> 儿童肥胖干预项目,即以减少儿童肥胖及其危险因素为目的开展的干预项目。儿童肥胖干预项目实施的全过程包括:项目设计、项目实施、项目督导和项目评价。本章介绍了肥胖干预项目的概念,全球儿童肥胖干预项目的现状、主要的经验和启示,以及我国儿童肥胖干预项目面临的挑战和机遇。

【本章结构图】

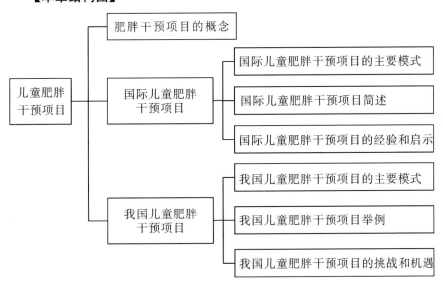

第一节　肥胖干预项目的概念

肥胖干预项目是指以减少肥胖及其危险因素为目的开展的干预项目。完整的肥胖干预项目包括项目设计、项目实施、项目督导和项目评价四个部分。项目设计是指通过文献研究和现场调研,确定研究目的、相关理论或指导模型、研究环境、目标人群、危险因素、干预内容的过程。项目实施是指制订详细的实施方案,确保干预项目按计划实施的过程。项目督导是指在项目实施过程中开展质量控制,对比现场操作与研究计划和实施方案,确保干预项目按研究计划有步骤有条理地执行。项目评价包括过程评价和结果评价,干预前、中、后评价。项目评价的关键包括高质量的数据收集、恰当的评价手段和科学的分析方法,评价的结果可用于指导和改进干预项目。

第二节　国际儿童肥胖干预项目

一、国际儿童肥胖干预项目的主要模式

现有研究表明肥胖的原因是多因素的,包括遗传因素、环境因素、社会经济因素、个体行为、饮食习惯、全球贸易等。针对上述复杂情况,2005 年美国医学研究所在名为《儿童肥胖预防进展:我们如何达到目标?》的报告中采用了生态学模型来确定促进能量平衡的有效干预措施的杠杆点,倡导强化有规律的体育锻炼和健康膳食这两项公认策略的个人因素、行为模式、社会规范及价值。生态学模型可以用来确定行为环境、促进体育锻炼及健康饮食环境改变所产生的影响。生态学模型采用多层级关联的干预策略,包括政策和法律措施,改变组织政策、行为、社区邻里环境的措施,健康传播和社会营销措施,以及改变医疗卫生保健环境的措施。全球肥胖预防控制研究领域已经认识到单因素干预项目的局限性,多层次多成分干预项目已经成为主流。

国际上开展了大量通过饮食和运动干预减少儿童肥胖的研究项目。

截至 2018 年,开展的随机对照试验已超过 135 个。

从地域上看,目前大部分研究都在美国或欧洲等发达国家和地区开展,来自中低收入国家和地区的研究仍然较少,部分研究来自巴西、厄瓜多尔、黎巴嫩、墨西哥、泰国、土耳其、埃及等。在北美开展的研究最多,其次是欧洲和澳大利亚,来自亚洲、南美洲、北非的研究较少。

从干预项目实施的环境看,大部分的研究项目在中小学开展,其次为社区、托幼机构、医疗机构和家庭,也有部分研究联合了不同的环境,比如学校与家庭。

从干预目标人群看,大部分研究都针对 6~12 岁的儿童,针对 0~5 岁儿童或 13~18 岁青少年的研究相对较少,有个别研究针对 0~12 岁儿童。

从干预内容上看,大部分研究项目都采用了饮食和运动相结合的干预措施,少数研究采用单纯运动或者单纯饮食干预措施。

从干预效果指标的选取上看,大部分的研究都测量了 BMI 和 BMI Z 分数(BMI Z)。

总的来讲,多层次和多成分干预的效果通常比单层次单成分干预更好。对 0~5 岁儿童,有中等强度的研究证据显示,采用运动和饮食相结合的综合干预措施可以减少肥胖的发生;有较弱强度的证据显示,单纯饮食干预也可能有益,但单纯运动干预的项目没有明显效果。与此不同,对 6~12 岁的儿童和 13~18 岁的青少年,有证据表明采用单纯运动干预可以减少肥胖的发生。

二、国际儿童肥胖干预项目简述

我们将按照儿童的年龄段(0~5 岁、6~12 岁、13~18 岁)、干预措施的类型(饮食、运动或两者结合)和干预实施的环境(社区、学校或家庭),分别介绍一些典型的国际儿童肥胖干预项目。

(一)0~5 岁儿童的干预项目

1. 单纯饮食干预

Daniels 等在澳大利亚的社区卫生服务中心开展了针对 0~5 岁儿童

的饮食干预的随机对照试验。698 位新生儿的母亲,被随机分配到干预组和对照组,对照组儿童的母亲获得常规医疗照护,干预组儿童的母亲获得额外婴儿喂养指导课程。该课程分两个模块,分别在婴儿 4～7 个月和 13～16 个月时完成,每个模块包含 6 次小组指导,每次 1.0～1.5 小时,总共在 12 周内完成。该模块课程由营养学家和心理学家共同提供,内容都是以该年龄段儿童的正确饮食行为和体重状态为目标的婴儿早期喂养指导,包括:①尽可能提供广泛的不同质地和口味的健康食物;②正确识别和回应婴儿饥饿和满足的信号,鼓励婴儿自主掌握能量摄入的回应式喂养方式;③正面养育方法(温暖、鼓励自主和自我实现)。此外项目组还提供涵盖以上信息要点的手册。在儿童两岁时,研究者发现干预组儿童的母亲更多地采用回应式喂养,而不是控制式喂养。干预组儿童的肥胖率(13.8%)低于对照组儿童(17.9%),反映是否肥胖的 BMI Z 分数也比对照组低 0.14,但差异没有统计学意义。

2. 单纯运动干预

(1)基于医疗机构。在对 0～5 岁儿童进行运动干预方面,Yilmaz 等在土耳其的一家儿童医院开展了旨在减少儿童使用电子产品时间、肥胖和攻击性行为的随机对照试验。该研究纳入了 431 名 0～6 岁的儿童和他们的家长,随机分配到干预组和对照组。干预组儿童和家长接受了每次间隔 2 周的 4 次干预,包括 3 份增加运动锻炼和减少电子屏幕使用时间的宣传手册、互动式 CD 和 1 次咨询电话,总共用时 6 周。研究结果显示,9 个月后干预组比对照组儿童更少看电视,更少出现攻击性行为,但在反映是否肥胖的 BMI Z 分数上两组没有差异。

(2)基于学校。Reilly 等在苏格兰的 6 家幼儿园开展了儿童运动干预的随机对照试验。545 名儿童参与了该试验,平均年龄 4.2 岁,随机被分配到干预组和对照组。干预组儿童每周参加3次幼儿园组织的体育锻炼,每次 30 分钟,一共参加 24 周;此外,还接受旨在通过玩耍增加身体活动和减少静坐时间的在家健康教育。结果显示,6 个月后干预组儿童的运动技能测试结果优于对照组儿童;但 12 个月后两组儿童的 BMI 没有差异。

Annesi 等依据社会认知和自我效能理论,在美国的幼儿园也开展了类似的试验。26 个班级的儿童(每个班 17~20 名儿童,平均年龄 4.4 岁)以班级为单位,被随机分配到干预组和对照组。干预组儿童由老师带领参与每天 30 分钟的行为干预,对照组儿童则接受常规照顾。结果显示,9 个月后干预组和对照组儿童的 BMI 没有差异;但干预措施对初始 BMI 更高的儿童效果更好。

3. 饮食运动综合干预

(1)基于学校。De Coen 等于 2012 年在比利时弗兰德的学校开展了为期 2 年的较大规模的随机对照试验。该研究项目纳入了 31 个学前教育机构和小学的 1102 名 3~6 岁儿童,经过社会经济人口学情况配对后,随机分配到干预组和对照组。干预组接受饮食和运动综合干预,内容包括:①增加每天水的摄入,减少软饮料的消费;②增加每天牛奶的摄入;③增加每天蔬菜和水果的摄入;④减少每天甜食和快餐的消费;⑤增加每天运动量,减少屏幕使用时间。分析显示,干预 2 年后干预组和对照组儿童的 BMI 和 BMI Z 分数没有差异。但在较低社会经济发展水平的社区,干预组儿童的 BMI Z 分数明显低于对照组儿童。

(2)基于社区。在澳大利亚,Campbell 等基于社区开展了预防儿童肥胖的饮食和运动综合干预的随机对照试验,研究时长为 20 个月。该研究通过 62 个家长团体纳入了 542 名儿童(首生)及其家长,研究对象被随机分配到干预组和对照组,每组 271 名,研究开始时儿童的平均年龄为 3.8 个月。接下来的 15 个月内,营养学家为干预组的父母提供了 6 次指导,每次 2 小时,内容包括婴儿喂养、营养、运动、电视观看方面的知识、技能和社会支持。而对照组获得 6 次与肥胖控制无关的宣传手册。两组都同时接受儿童健康护士提供的常规保健。结果显示,研究开始后第 20 个月,干预组儿童比对照组儿童更少吃含糖零食,且看电视的时间更少;但两组儿童在蔬菜、水果、含盐零食的摄入,喝水量和 BMI Z 分数上没有差异。研究者认为,这可能是因为干预的强度不足、时间不够,干预组父母的行为改变还不够大;而保持父母的健康行为可能对减少儿童肥胖有可观的远期效果。

（3）基于家庭。2007—2011 年在美国北卡罗来纳 Østbye 等开展了针对 2～5 岁学前儿童及其母亲的、旨在增强健康生活行为的随机对照试验。有 400 对母子参与这项研究,被随机分配到干预组和对照组。干预组的母亲接受了为期 8 个月的邮寄出工具包,且每个月接受 1 次 20～30 分钟的电话指导,内容包括母亲情绪调节、规律饮食睡眠、支持性家庭环境、婴儿喂养、示范性健康饮食和运动。邮寄的工具包里有增强儿童运动和针对本月主题的相关激励(如成绩单、瑜伽垫、计步器、分格餐盘)。结果显示,在调整了其他影响因素后,两组母亲在强制式喂养、看电视、吃零食、情绪性喂养、甜食摄入、蔬果摄入、晚餐时看电视的行为上没有统计学的差异。儿童在饮食行为上有改善,但在久坐、运动和 BMI Z 分数上没有什么效果。作者认为这可能是由于样本量较少和测量误差造成的。

(二)6～12 岁儿童的干预项目

1. 单纯饮食干预

（1）基于学校。Muckelbauer 等在德国 2 个贫穷社区的小学开展了为期 11 个月的、通过饮水干预预防儿童超重的随机对照试验,2950 名平均年龄为 8.3 岁的儿童参与了该研究,被随机分配到干预组和对照组。研究者在干预组所在的学校设置了 1 或 2 台饮水机,老师也通过健康教育课提倡饮水。对照组的儿童不接受特别的干预。结果显示,与对照组相比,干预措施只在干预组中有非移民背景的儿童中有效,可增加他们每日饮水量(每天 1 杯),减少超重的发生,但对有移民背景的儿童没有效果。研究者认为,软饮料的消费和其他健康相关行为的差异,可能是造成上述结果的原因,值得进一步探讨。

（2）基于家庭。在欧洲,Papadaki 等开展了一项大型的跨国研究。来自荷兰、丹麦、英国、希腊、德国、西班牙、保加利亚和捷克的 827 个家庭和他们 5～18 岁的儿童自愿参与了这项通过营养干预减少肥胖的随机对照试验。该研究将参与者随机分配到 5 个饮食组:低蛋白/低血糖指数组、低蛋白/高血糖指数组、高蛋白/低血糖指数组、高蛋白/高血糖指数组和对照组。研究者发现,干预后高蛋白/低血糖饮食组的儿童肥胖和超重的发生率显著降低。

2. 单纯运动干预

(1)基于社区。在美国,Khan 等开展了基于社区的,针对 8～9 岁儿童的运动干预减少肥胖的研究。有 220 名儿童参与了这项随机对照试验,被随机分配到运动组或对照组。运动组的儿童接受每周 5 天、每天 70 分钟中等到高强度的运动锻炼,为期 9 个月。结果显示,9 个月后,与对照组相比,运动组儿童有更好的心肺健康指数、更低的体脂含量和 BMI Z 分数。

Robinson 等在美国奥克兰的低收入社区,开展了面向 8～10 岁非裔女孩和他们家长(或照护者)的研究,验证一项社区和家庭干预项目预防肥胖的效果,为期 2 年。261 名女孩参与了该研究,被随机分配到运动组和对照组(健康教育组)。运动组女孩参加根据其文化背景设计的课后舞蹈锻炼,并接受旨在减少家庭中屏幕使用时间的干预。对照组女孩接受一般健康教育。两年后,两组女孩在 BMI 上没有明显的差异。但干预组女孩的血脂、血清胰岛素和抑郁的情况都明显优于对照组;在具有高危险因素的女孩中,干预的效果更明显。

(2)基于学校。Sevİnç 等在土耳其 Denizli 地区的小学开展了为期 8 个月的大样本随机对照试验。总共纳入 6 所小学的 6847 名儿童,以学校为单位随机分配为三组,每一组包括两所小学。第一组小学实施运动锻炼和健康营养干预,第二组只实施健康营养干预,第三组作为对照组。结果显示,干预后第一组和第二组儿童的 BMI 增长都小于对照组,三组分别增长了 0.35 kg/m^2,0.37 kg/m^2 和 0.51 kg/m^2,三者差异有统计学意义。

3. 饮食运动综合干预

(1)基于学校。Foster 等在美国的中学开展了一项大规模饮食和运动综合干预降低肥胖和糖尿病风险的随机对照试验。有 42 个学校的 4603 名 6～8 年级学生(平均年龄为 11.3 岁)参与了该研究,以学校为单位分配到干预组和对照组。研究发现,干预后两组学生的肥胖和超重率都有下降,但两组之间没有差异,而干预组学生的 BMI Z 分数、腰围大于第 90 百分位数的学生比例、空腹血糖指数和肥胖率都低于对照组,差异有统计学意义。

Caballero 等在美国的亚利桑那、新墨西哥和南达科塔,针对印度裔学生,开展了一项基于学校的、饮食和运动干预相结合的预防肥胖的随机对照试验。来自 41 个学校的 1704 名学生参与了该研究,干预期长达 3 年。干预组的措施包括 4 个方面:①改变日常饮食;②增加体育锻炼;③针对健康饮食和生活方式的课堂教育;④家庭参与项目。结果显示,干预措施没有明显地降低体脂含量,干预组儿童回忆 24 小时总能量摄入减少。在健康知识、态度和行为方面干预组儿童有显著改善。但在总能量摄入、运动锻炼水平上,干预组和对照组没有差异。

此外,Rush 等在新西兰 Waikato 地区也开展了基于学校的饮食结合运动干预的随机对照试验。该研究纳入了 124 所小学的 1352 名 5～12 岁的儿童,按照农村和城市还有社会发展水平分层,随机分配到干预组和对照组,各 62 所学校。干预 2 年后,没有发现干预组和对照组儿童的 BMI Z 分数有差异。

(2)基于社区。Haire-Joshu 等在美国开展一项名为 PARADE 的基于社区预防儿童肥胖的随机对照试验。共有 112 个项目点的 296 名儿童(平均年龄 8.5 岁)参与了该研究,被随机分配到干预组和对照组。干预组在接下来的 4 个月内接受关于健康饮食和运动锻炼的 8 次课程、8 本故事书和 8 份父母支持手册。干预后,与对照组相比,干预组的儿童掌握了更多的健康饮食和运动知识,更多尝试每天吃 5 种果蔬和参加 1 小时活动。

在美国的孟菲斯,Klesges 等在当地社区的非裔女童中开展了预防肥胖的随机对照试验。303 名 BMI 等于或大于人群的第 25 百分位数,或父母中有一位 BMI 在 25 kg/m² 及以上的 8～10 岁女童参加了该研究,被随机分配到干预组和对照组。干预组的女童接受促进健康饮食和增加体育运动的小组咨询。对照组接受关于自我尊重和社会效能的小组咨询。结果显示,2 年后两组女童的 BMI 和体育运动情况没有差异。研究者认为以上的干预是不够的,需要更明确的行为改变、体育运动和支持性的环境改变才能达到更好的效果。

(三)13～18岁青少年的干预项目

1. 单纯饮食干预

(1)基于学校。Mihas 等在希腊的学校开展了一项通过单纯营养干预预防青少年肥胖的随机对照试验,121 名 12～13 岁的青少年参与了该研究,被随机分配至干预组和对照组。干预组由学校老师给予青少年 12 周的饮食和营养的健康教育,并面向青少年家长召开关于健康饮食和营养的讲座。结果显示,干预 1 年后,干预组的青少年 BMI、每日能量摄入量和总脂肪摄入量都显著低于对照组。

(2)基于家庭。Ebbeling 等开展了一项在美国家庭中减少含糖饮料消费以控制体重的研究。103 名 13～18 岁的青少年参与了该随机对照试验,被随机分配至干预组和对照组。研究者向干预组的家庭提供不含糖饮料,以降低其糖的摄入,为期 25 周。干预后,干预组青少年对糖的摄入降低了 82%,而对照组平均没有改变。干预组青少年体重平均增加了 0.07 kg,而对照组平均增加了 0.14 kg,但两组的差异没有统计学意义。研究者发现,初始体重是重要的调节变量,在初始 BMI 最高的 33% 青少年中,干预组的 BMI 降低了 0.63 kg/m²,而对照组增加了 0.12 kg/m²,两组之间有明显差异。

2. 单纯运动干预

基于学校。Lubans 等在澳大利亚新南威尔士州的学校开展了一项名为运动领导者(PALs)的随机对照试验。四所学校的 100 名平均年龄 14.3 岁的男性青少年参与了该研究,被随机分配到干预组和对照组。干预组青少年接受了为期 6 个月的干预,干预内容包括学校运动课程、互动讲座、午餐时活动、体育锻炼和营养手册、运动领导者课程和用于自测的计步器。研究者发现,6 个月后干预组青少年的 BMI、BMI Z 分数、体脂和含糖饮料消费明显低于对照组,尽管两组在腰围、肌肉强度和体育活动上没有差异。

El Ansarai 等在埃及开展了学校课后锻炼干预的随机对照试验,160 名平均年龄 15.5 岁的青少年参加了该研究,被随机分配到干预组和对照组。干预组青少年参加了放学后 1 小时、每周 3 次的运动项目,为期 3

个月。运动锻炼起到了明显的效果,3个月后干预组青少年的超重率从27.5%下降到了12.5%,而对照组从28.8%上升到37.3%。

3.饮食运动综合干预

(1)基于学校。在运动和饮食综合干预方面,Bonsergent 等在法国开展了一项大规模的名为 PRALIMAP 的随机对照试验。来自24所高中的3538名平均年龄15.6岁的青少年参加了该研究,被随机分配到干预组和对照组。干预组接受的措施包括:①营养和锻炼的健康教育;②环境改变(提供健康饮食和体育活动);③监测和保健(体重和肥胖监测,必要时给予健康保健)。为期2年。试验结束时,干预组 BMI、BMI Z 分数增加比对照组分别低 0.11 kg/m² 和 0.04,超重和肥胖率也比对照组低 1.71%。

此外,Viggiano 等在意大利开展了一项大规模的儿童肥胖综合干预项目。20所学校的3110名9~19岁儿童参加了这项随机对照试验,被随机分配到干预组和对照组。干预组开展了为期20周的游戏项目,对照组没有接受任何干预。干预后的第6个月和18个月,干预组的平均 BMI Z 分数分别比对照组低 0.44 和 0.34,差异有统计学意义,并且在健康饮食和运动的知识获得和行为改善上也明显优于对照组。

(2)基于政策。在政策干预方面,Pfinder 等在匈牙利开展了关于征收糖税降低糖的消费的时间序列研究。该研究使用了匈牙利家庭财务和生活条件调查的数据,涵盖 40210 个家庭。研究采用了 2008—2011 年的调查数据作为基线。匈牙利在 2011 年 9 月开始实施公共健康产品税(包括糖税)。为了验证这一政策干预的效果,研究随访到从政策实施开始的第16个月。研究发现,对添加糖的食品征税使含糖食品的消费下降了 4%。但遗憾的是,该研究没有报告征收糖税对人群体重或 BMI 或超重和肥胖率的影响,故糖税对预防儿童肥胖的作用还有待今后的研究验证。

三、国际儿童肥胖干预项目的经验和启示

国际儿童肥胖干预项目的经验和证据表明,多层次、多成分的儿童肥胖干预项目能取得更好的效果。儿童肥胖的干预需要整合全部利益相关

者的力量,共同努力,促进并维持全生命周期多方面健康生活方式的改善。

1. 多层次干预

针对不同人群可以采取多层次干预,包括个体、家庭、学校机构、社区和政策层次。个体干预侧重于儿童照护、体育活动、膳食等。家庭层面的干预包括社会经济状况、父母就业和家庭成员之间的关系等。学校和机构层面的干预包括学校餐饮服务、运动场馆设施的可及性、学校和机构食物的选择等。社区层面的干预主要关注社区人居环境、诊所的可及性和食品店的分布。政策层面的干预包括校园午餐计划、工作环境、食品包装和标签、食品监管、体育课程设置等。

2. 多成分干预

干预成分包括干预的内容和方式,精心选择的干预成分是干预项目成功的必要条件。既往研究显示,儿童肥胖防控中可持续的干预是包括了儿童膳食、课堂活动、运动和游戏在内的多成分干预策略,这通常比单成分干预更有效。此外,既往研究同样发现,同时干预膳食摄入、体育锻炼、生活方式比只干预其中某个方面更能减少参与者肥胖,降低体重。无论是短期效果还是长期效果,多成分干预效果都优于单成分干预。

3. 多实施环境干预

干预的实施环境对干预的效果也有影响。既往研究显示,约 50％的学校干预项目对预防控制儿童肥胖是有显著效果的,其中结合了学校干预和家庭干预的项目取得了更好的效果。多实施环境干预策略已经写入《"健康中国 2030"规划纲要》。美国疾病预防控制中心等机构也提倡社区层面的干预应包含居民健康食物和饮料、体育活动场地设施和创造支持性的社会环境。

4. 智能干预

近年来,利用智能手机和移动设备干预儿童肥胖成为新的途径。有研究发现,利用移动健康设备开展特定人群的肥胖干预,如改善膳食摄入、增加体育锻炼、坚持治疗、自我体重监测等,都取得了一定效果。

第三节　我国儿童肥胖干预项目

一、我国儿童肥胖干预项目的主要模式

我国开展了大量旨在减少儿童肥胖的学校干预研究项目。早期项目多采用单成分干预,如运动锻炼、健康教育、饮食改善等,前两者较为常见。近年来,多成分结合的综合干预项目逐渐增多。从研究质量来看,我国开展的高质量的儿童肥胖防控随机对照试验比较少,大部分研究的质量不高,但从 2007 年以来项目的质量有明显改善。我国研究的结果与国际研究相似,多成分干预如运动锻炼加健康教育对降低儿童体重的效果好于单成分干预。

二、我国的儿童肥胖干预项目举例

针对 6～12 岁儿童,Cao 等在中国上海的 14 所小学开展了预防儿童肥胖的随机对照试验。参与的学校随机被分配到干预组和对照组,每组 7 所学校,两组各有 1287 和 1159 名学生。干预组的学生接受以"家庭－个人－学校"为基础的、为期 8 个月的干预,内容包括健康知识、饮食和运动行为指导。随访观察共 3 年。结果发现,干预组学生超重和肥胖率下降明显高于对照组,干预组学生的 BMI Z 分数也显著低于对照组。

Li 等在中国北京的 20 所小学开展了体育锻炼的随机对照试验,4700 名 8～11 岁的儿童参与了该研究,以学校为单位被分配到运动组和对照组,每组各 10 所学校。运动组儿童参加为期 1 年、每天 20 分钟的教室内中等到高强度的运动锻炼,外加 1 年的观察。1 年干预后,运动组儿童的 BMI 平均增加 $0.56\ kg/m^2$,比对照组儿童少 $0.15\ kg/m^2$,BMI Z 分数则少 0.07。两年后,运动组的儿童的 BMI、BMI Z 分数、体脂和体脂比重都显著低于对照组。

🔬 三、我国儿童肥胖干预项目的挑战和机遇

我国儿童肥胖形势严峻,近年来儿童肥胖率有不断增加的趋势。研究显示,1985—2005 年我国主要城市 0～7 岁儿童肥胖率由 0.9％上升到 3.2％,肥胖儿童人数由 141 万增加到 404 万。7 岁以上儿童肥胖率由 0.5％增长至 7.3％。2013 年,我国 6 岁以下儿童肥胖率为 3.1％,6～17 岁儿童青少年肥胖率为 6.4％,城市高于农村。如果不采取有效措施,按照以上趋势,到 2030 年,我国 0～7 岁儿童肥胖率将达到 6.0％,人数将达到 664 万;7 岁以上儿童超重和肥胖率将达到 28％,人数将达到 4948 万。肥胖危害儿童健康,而且由于肥胖导致的各种健康问题,可造成巨大的经济负担。

马冠生等总结了我国儿童肥胖防控面临的机遇和挑战,分析了我国儿童肥胖防控的优势、劣势、机会和威胁(SWOT)。

从劣势方面看,我国儿童肥胖防控还缺乏立法,没有相关法规限制针对儿童的不健康食物的营销行为;儿童肥胖防控指南亟需更新;缺乏专门针对儿童肥胖防控的行动计划;针对食物环境改善的措施还比较薄弱。

从威胁方面看,一是我国传统社会文化对儿童体型的认识存在误区,不少成人还有"怀子长得胖,就是长得壮"的错误认识;二是我国居民整体健康素养还偏低,亟待进一步提高;三是我国居民对肥胖危害健康的认识不足,有必要进一步加强科普宣传;四是食育教育缺乏,需要采取行动促进针对家庭、学校机构和社会公众的食育教育;五是儿童不健康饮食行为普遍存在;六是快餐店及快餐文化不断扩张;七是儿童肥胖带来的经济负担日益加重。

从优势方面看,目前国际国内各项政策为我国儿童肥胖干预提供了良好的政策支持环境。在国际上,2004 年世界卫生大会发布了《饮食、身体活动与健康全球战略》;世界卫生组织于 2014 年发布《减少含糖饮料消费从而降低儿童超重和肥胖的风险》,2015 年发布《指南:成人和儿童糖摄入量》,2016 年发布《终止儿童肥胖》;联合国儿童基金会 2019 年发布《儿童肥胖的预防》

等政策支持文件。国内发布的政策和文件包括《中国食物与营养发展纲要(2014—2020年)》、2016年中共中央和国务院印发的《国民营养计划》、2019年《"健康中国2030"规划纲要》。此外,国内还发布了一系列儿童肥胖防控指南和报告,包括《中国学龄儿童膳食指南(2016)》《中国儿童青少年零食指南(2018)》《中国儿童肥胖报告》《中国儿童含糖饮料消费报告》等,《中国儿童肥胖预防与控制行动计划》与《儿童肥胖控制指南》也在制订和修订中。

从机会方面看,国民的健康意识逐渐增强,对儿童健康的认识逐渐增加,提高了儿童肥胖防控措施实施的可行性。当前正是采取行动的关键时期,需多方合作,全社会共同参与,结合个体、家庭、学校、社会等各个层面,开展综合干预,才能取得好的效果。

【重要信息】

• 全球儿童肥胖防控研究领域的学者已经认识到单因素干预项目的局限性,多层面多成分干预项目已经成为主流。

• 对0~5岁的儿童,有中等强度的研究证据显示采用运动和饮食相结合的综合干预措施可以减少肥胖的发生;有稍弱的证据显示单纯饮食干预也可能有益;但单纯运动干预的项目没有明显效果。

• 对6~12岁的儿童和13~18岁的青少年,研究证据显示采用单纯运动干预也可以减少肥胖的发生。

• 综合个人、家庭、学校、社区和社会环境的多层次、多成分儿童肥胖干预的效果通常比单层次单成分干预更好。

• 我国儿童肥胖率有不断攀升的趋势,也是干预项目实施的关键时期,需综合各个层面实施多成分干预策略,全社会共同参与,才能取得更好的效果。

【参考文献】

[1]Brown T, Moore TH, Hooper L, et al. Interventions for preventing obesity in children[J].Cochrane Database of Systematic Reviews,2019,7(7):CD001871.

[2]Daniels LA, Mallan KM, Battistutta D, et al. Evaluation of an intervention to promote protective infant feeding practices to prevent childhood obesity: outcomes of the

NOURISH RCT at 14 months of age and 6 months post the first of two intervention modules[J].Int J Obes (Lond) ,2012(36):1292—1298.

[3]Daniels LA,Mallan KM,Nicholson JM,et al.Outcomes of an early feeding practices intervention to prevent childhood obesity[J].Pediatrics,2013,132(1):e109—118.

[4]Daniels LA,Mallan KM,Nicholson JM,et al.An early feeding practices intervention for obesity prevention[J].Pediatrics,2015,136(1):e40—49.

[5]Yilmaz G,Caylan ND,Karacan CD.An intervention to preschool children for reducing screen time:a randomized controlled trial[J].Child:Care, Health and Development,2015,41(3):443—449.

[6]Reilly JJ,Kelly L,Montgomery C,et al.Physical activity to prevent obesity in young children:cluster randomised controlled trial[J].BMJ,2006,333 (7577):1041.

[7]Annesi JJ,Smith AE,Tennant GA.Reducing high BMI in African American preschoolers:effects of a behavior-based physical activity intervention on caloric expenditure [J].South Med J,2013,106 (8):456—459.

[8]De Coen V,De Bourdeaudhuij I,Vereecken C,et al.Effects of a 2-year healthy eating and physical activity intervention for 3-6-year-olds in communities of high and low socio—economic status:the POP (prevention of overweight among pre-school and school children) project[J].Public Health Nutrition,2012,15 (9):1737—1745.

[9]Rush E,Reed P,McLennan S,et al.A school-based obesity control programme: project energize.two-year outcomes[J].British Journal of Nutrition,2012,107(4):581—587.

[10]Campbell KJ,Lioret S,McNaughton SA,et al.A parent—focused intervention to reduce infant obesity risk behaviors:a randomized trial[J].Pediatrics,2013,131(4):652—660.

[11]Østbye T,Krause KM,Stroo M,et al.Parent-focused change to prevent obesity in preschoolers:results from the KAN—DO study[J].Preventive Medicine,2012,55(3):188—195.

[12]Muckelbauer R,Libuda L,Clausen K,et al.Immigrational background affects the effectiveness of a school— based overweight prevention program promoting water consumption[J].Obesity,2010,18(3):528—534.

[13]Papadaki A,Linardakis M,Larsen TM,et al.The effect of protein and glycemic

index on children's body composition: the DiOGenes randomized study[J]. Pediatrics, 2010,126(5):e1143—1152.

[14]Khan NA,Raine LB,Drollette ES,et al.Impact of the FITKids Physical Activity Intervention on Adiposity in Prepubertal Children[J].Pediatrics,2014,133(4):e875—883.

[15]Robinson TN,Matheson DM,Kraemer HC,et al.A Randomized controlled trial of culturally-tailored dance and reducing screen time to prevent weight gain in low-income African-American girls:Stanford GEMS[J].Archives of Pediatrics and Adolescent Medicine ,2010,164(11):995—1004.

[16]Sevİng Ö,Bozkurt Aİ,Gündoğdu M,et al.Evaluation of the effectiveness of an intervention program on preventing childhood obesity in Denizli, Turkey[J]. Turkish Journal of Medical Sciences ,2011(41):1097—1105.

[17]Healthy Study Group,Foster GD,Linder B,et al.A School-based intervention for diabetes risk reduction[J].New England Journal of Medicine,2010,363(18):443—453.

[18]Caballero B,Clay T,Davis SM,et al.Pathways:a school-based,randomized controlled trial for the prevention of obesity in American Indian schoolchildren[J].American Journal of Clinical Nutrition,2003,78(5):1030—1038.

[19]Klesges RC,Obarzanek E,Kumanyika S,et al.The memphis girls' health enrichment multi-site studies (GEMS):an evaluation of the efficacy of a 2-year obesity prevention program in African American girls[J].Archives of Pediatrics and Adolescent Medicine ,2010,164(11):1007—1014.

[20]Mihas C,Mariolis A,Manios Y,et al.Evaluation of a nutrition intervention in adolescents of an urban area in Greece:short-and long-term effects of the VYRONAS study[J].Public Health Nutrition,2010,13(5):712—719.

[21]Ebbeling CB,Feldman HA,Osganian SK,et al.Effects of decreasing sugar—sweetened beverage consumption on body weight in adolescents:a randomized,controlled pilot study[J].Pediatrics,2006,117(3):673—680.

[22]El Ansari W,El Ashker S,Moseley L.Associations between physical activity and health parameters in adolescent pupils in Egypt[J].International Journal of Environmental Research and Public Health,2010,7(4):1649—1669.

［23］Bonsergent E,Agrinier N,Thilly N,et al.Overweight and obesity prevention for adolescents：a cluster randomized controlled trial in a school setting［J］.American Journal of Preventive Medicine ,2013,44(1):30－39.

［24］Viggiano A,Viggiano E,Di Costanzo A,et al.Kaledo,a board game for nutrition education of children and adolescents at school：cluster randomized controlled trial of healthy lifestyle promotion［J］.European Journal of Pediatrics ,2015,174(2):217－228.

［25］Bíró A.Did the junk food tax make the Hungarians eat healthier? ［J］.Food Policy,2015,54:107－115.

［26］Feng L,Wei DM,Lin ST,et al.Systematic review and meta-analysis of school-based obesity interventions in mainland China［J］.PLoS ONE,2017,12(9):e0184704.

［27］Cao ZJ,Wang SM,Chen Y.A Randomized trial of multiple interventions for childhood obesity in china［J］.American Journal of Preventive Medicine,2015,48(5):552－560.

［28］Li YP,Hu XQ,Schouten EG,et al.Report on childhood obesity in China (8)：effects and sustainability of physical activity intervention on body composition of Chinese youth［J］.Biomedical and Environmental Sciences,2010,23(3):180－187.

［29］马冠生,张玉.中国儿童肥胖防控面临的挑战和机遇［J］.中国儿童保健杂志,2020,28(2):117－119.

［30］中国营养学会.中国肥胖预防和控制蓝皮书［M］.北京:北京大学医学出版社,2019.

（邹锟　蒋莉华　赵莉）

第十五章　3岁以下儿童肥胖的防控

【本章导读】

　　肥胖的预防与控制需要贯穿全生命周期。母亲孕前、孕期的体重能影响后代的体重。儿童早期的体重也能对其一生的健康产生影响。3岁以下的婴幼儿生长发育迅速,对其开展生长发育状况的连续监测,可以及早发现体重增长不足或过重等问题,促进儿童健康生长。希望本章内容可以增加读者对3岁以下儿童肥胖影响因素的认识,帮助读者掌握预防控制儿童肥胖的适宜技术。

【本章结构图】

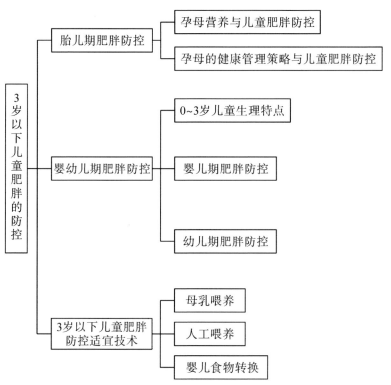

本章结构图内容如下：

- 3岁以下儿童肥胖的防控
  - 胎儿期肥胖防控
    - 孕母营养与儿童肥胖防控
    - 孕母的健康管理策略与儿童肥胖防控
  - 婴幼儿期肥胖防控
    - 0~3岁儿童生理特点
    - 婴儿期肥胖防控
    - 幼儿期肥胖防控
  - 3岁以下儿童肥胖防控适宜技术
    - 母乳喂养
    - 人工喂养
    - 婴儿食物转换

第一节　胎儿期肥胖防控

　　胎儿生长发育所需的营养素完全依赖孕母供给,故孕母营养状况与其子女肥胖有着密切联系。英国 Barker 博士的"成人疾病的胎儿起源学说"即"代谢程序化学说"认为:胎儿期是生命发育的敏感期及关键期,胎儿通过生理、生化水平的改变来适应母体环境的变化,如适应母体的营养不良或营养过剩,而这种适应性改变会程序化,导致器官组织的结构发生适应性永久改变,进而进展为成年后的疾患。

　　胎儿期营养不良以及出生时低体重均与后期发育迟缓有着明显的因果联系:婴儿出生时低体重会导致成年后患心血管疾病、肥胖、2型糖尿病等慢性疾病的危险性明显增高。

胎儿期孕母营养过剩不仅会造成母体肥胖,增加妊娠期并发症发生的可能,还容易使胎儿体重过大,当胎儿出生体重≥4kg时,称为巨大儿。巨大儿与正常出生体重儿比较,其成年后患高血压病、高脂血症、肥胖及糖尿病等疾病的风险亦明显增加。

一、孕母营养与儿童肥胖防控

孕母营养状况包括孕前期营养和孕期营养。孕前期营养和孕期营养既可以影响孕母自身超重和肥胖状况,又可以影响子代超重和肥胖的发生和发展。

(一)孕前期营养与肥胖

孕母身材矮小、孕前体质指数低均可增加低出生体重儿、小于胎龄儿、早产儿的风险。孕前 BMI<18.5 kg/m²,生产小于胎龄儿的风险增加81%,早产风险增加32%,低出生体重儿的风险增加47%;孕母孕前低体重、贫血和微量营养素缺乏同样增加小于胎龄儿、早产、低出生体重儿的生产风险。

母亲孕前超重和肥胖对胎儿出生结局和出生后健康同样有不良影响,孕前肥胖是子代儿童期肥胖的独立危险因素,这种关联可能与遗传因素不相关。若孕前超重,其子代是大于胎龄儿的风险增加53%;孕前肥胖,分娩大于胎龄儿的风险增加1倍。孕妇超重和肥胖还增加自身发生胰岛素抵抗和妊娠期糖尿病的风险(超重和肥胖分别使孕妇发生妊娠期糖尿病风险增加2倍和3倍),而妊娠期糖尿病使胎儿暴露于子宫内高血糖和高胰岛素水平,引起胎儿生长加快,改变胎儿自身的葡萄糖和胰岛素代谢状态,增加巨大儿(出生体重≥4 kg)的发生风险。当妊娠期糖尿病控制不良时,子代在儿童期发生肥胖的风险增加2倍。母亲患妊娠期高血压疾病也可能增加子代在儿童期发生肥胖的风险。

(二)孕期营养摄入与肥胖

1. 孕期体重增长与儿童肥胖

母亲孕期体重增长过多或孕期体重增长不足均会对其子代产生不良

影响。孕期体重增长过多会增加孕妇娩出巨大儿、大于胎龄儿的风险,并且可能会改变胎儿下丘脑体重调控机制、胰岛内分泌功能等代谢程序,故孕期体重增长过多也是子代儿童期肥胖的非遗传相关的独立危险因素。孕期体重增重不足,孕妇孕前低体重,都会增加分娩低出生体重儿、小于胎龄儿的风险。

母亲孕前超重和肥胖,以及孕期体重增加过多可显著增加胎儿出生体重,分娩大于胎龄儿、巨大儿的风险也增加。指导膳食摄入、身体活动或改变行为均可显著降低孕期增重。部分研究显示,膳食干预可降低高出生体重儿和大于胎龄儿的比例;积极控制妊娠期糖尿病可降低巨大儿的发生率;平衡蛋白质和能量比例(蛋白质供能比<25%)可显著增加出生体重并且降低小于胎龄儿的比例。但高蛋白质或单纯能量补充不能达到同样的效果。总之,饮食、运动等干预措施可以减少孕期增重,能减少妊娠并发症和改善婴儿出生结局,但目前需要进一步研究来评价其对子代儿童期肥胖的影响。

2. 孕期微量营养素与儿童肥胖

人体必需的微量营养素包括:铁、锌、碘、铜、镁、铬、硒和钼。微量营养素可能会影响胎儿生长发育相关基因的表达及 DNA 甲基化(如胰岛素类生长因子基因甲基化),故孕期微量营养素缺乏同样会影响胎盘和胎儿的发育,影响其出生后能量代谢和体脂水平。例如,碘、铁、锌、碘等的缺乏可增加娩出低出生体重儿、小于胎龄儿、早产儿的风险,且影响儿童期体脂水平。

3. 孕期食物风味与儿童肥胖

母亲孕期摄入食物的风味可能通过胎盘及羊水传递给胎儿,影响胎儿出生后的食物选择,所以可以通过孕期母亲饮食教育,增加母亲摄入健康食物来培养胎儿在胚胎期对健康食物的接受性,从胚胎时期建立健康饮食习惯。

4. 其他

除了以上阐述的孕期营养状况外,孕期吸烟、环境化学物理因素暴露、心理压力、胎次和出生间隔等均可影响儿童发育;父亲肥胖也可能使儿童肥胖的发生风险增加;母亲孕期吸烟或父亲吸烟均可增加儿童期肥胖的发生风险;孕期感染可能通过炎性反应或干扰微量营养素代谢导致胎儿宫内生长受限和(或)早产。孕期营养管理不当的危害及干预策略如表15－1所示。

表15－1 孕期营养管理不当的危害及干预策略

营养状况	危害	发生机制	干预策略
孕期增重不足	宫内发育迟缓、低出生体重、器官发育受损	胚胎对母体营养状态的感知,减少母体对胎儿营养素的供给	孕期监测体重
孕期增重过多	巨大儿,增加子代糖尿病发生风险	激素水平改变、高胰岛素血症/高血糖、改变胰岛素类生长因子代谢通路	孕期监测体重、血糖
孕母微量营养素摄入不足	脑等器官发育受损,影响胰岛素类生长因子轴,引起胰岛素抵抗及高血糖等血糖异常	器官生长发育受损、胎盘形态功能受损	膳食中微量营养素摄入不足时,需补充多种营养素
孕母宏量营养素摄入不足	宫内发育迟缓、骨骼肌及器官受损	宏量营养素不足影响必需脂肪酸及蛋白质等的调控功能	营养指导和食物补充

二、孕母的健康管理策略与儿童肥胖防控

(一)备孕期

备孕妇女应通过平衡膳食和适量运动来调整体重,使BMI达到正常范围(18.5～24.0 kg/m²)。超重和肥胖的备孕妇女可增加运动量,减少高能量食物摄入,达到减轻孕前体重的目标。低体重备孕妇女(BMI<18.5 kg/m²)可通过增加餐次(在平衡膳食的基础上每天多摄入50～100 g谷类、50 g肉蛋奶类)来增加孕前体重,维持适宜的体重和良好的营养状况。

(二)孕期

女性怀孕期间应定期进行孕期保健,及时监测体重,并寻求必要的膳

食干预措施,防止出现孕期增重不足或增重过多。根据孕前 BMI,参考美国医学科学研究院 2009 年推荐的单胎妊娠妇女孕期适宜体重增长范围(表15－2)和美国妇产科学会 2016 年的孕期增重的推荐范围,确立孕期体重增重目标,定期监测体重变化:测量频次为孕早期 1 次/月,孕中、晚期 1 次/周。根据增重实际情况,调整能量摄入和活动水平。孕中、晚期如果没有医学禁忌,每天应保证 30 分钟中等强度的体力活动,增加富含铁的食物(如红肉和动物肝脏等)的摄入,还可通过补充多种微量营养素预防微量营养素缺乏,促进胎儿发育。

表 15－2　美国医学科学研究院 2009 年推荐的单胎妊娠妇女孕期适宜体重增长范围

孕前 BMI(kg/m²)	总增重范围(kg)	孕中、晚期增长速率(kg/W)
低体重(<18.5)	12.5～18	0.51(0.44～0.58)
正常体重(18.5～24.9)	11.5～16	0.42(0.35～0.50)
超重(24.9～29.9)	7～11.5	0.28(0.23～0.33)
肥胖(≥30)	5～9	0.22(0.17～0.27)

注:双胎孕妇孕期总增重推荐值:孕前体重正常者为 16.7～24.3 kg,孕前超重者为 13.9～22.5 kg,孕前肥胖者为 11.3～18.9 kg.*Weight gain during pregancy*,IOM,2009.

第二节　婴幼儿期肥胖防控

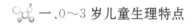 一、0～3 岁儿童生理特点

(一)消化吸收功能

1. 新生儿消化吸收功能

在妊娠 14 周时,胎儿消化道的幽门、胃底及消化腺已经形成。食管括约肌在孕 28 周时形成,足月时新生儿(出生 28 天内的婴儿)的肠道有 250～300 cm,胃容量大约为 30 ml。出生时吞咽功能已发育完善,但食管下段括约肌较松弛,胃呈水平位,同时幽门括约肌相对较发达,故容易溢乳和呕

吐。妊娠 20 周时胎儿胃腺开始分泌胃酸,足月出生时分泌量低于成人水平,靠摄食活动激活,由启动肠道营养来增加胃酸分泌,诱导胃蛋白酶活性,摄入的蛋白质先被胃泌素和胃蛋白酶分解、变性,然后经胰蛋白酶水解成寡肽和氨基酸。新生儿消化道已能分泌除淀粉酶外的大部分消化酶,且消化面积大,有利于摄入食物消化吸收。淀粉酶在出生后 4～6 个月才达到成人水平,婴儿在 6 个月前缺乏胰淀粉酶,淀粉酶主要负责对淀粉的消化,而人乳中的淀粉酶含量较高,且在新生儿肠道内较稳定,因此母乳喂养有利于糖类的吸收。脂肪在小肠被脂肪酶分解,通过胆盐乳化为甘油三酯后被吸收。通过母乳哺乳刺激,无论早产儿还是足月儿都可以产生足量的人乳汁酶。

早产儿只能产生有限的消化酶和生长因子,如乳糖酶的活性到妊 24 周还不到足月儿的 1/4,妊娠 32～34 周才达足月儿水平;双糖酶(如葡萄糖淀粉酶等)要到妊娠 27～28 周后才具有功能活性;胆汁酸在妊娠 22 周开始分泌。且早产儿合成及储备消化酶的能力不如足月儿,故对脂肪的消化吸收差。早产儿吸吮能力差,吞咽反射弱,容易发生呛奶;胃贲门括约肌松弛且容量小,易发生溢乳及胃食管反流;在缺氧、缺血、喂养不当等情况下容易发生坏死性小肠炎。早产儿肝发育不完善,葡萄糖醛酸酶不足,生理性黄疸程度重且持续时间长,易出现核黄疸;由于肝功能不成熟,肝脏内依赖维生素 K 的凝血因子的合成减少,易发生颅内出血。早产儿同时存在肝内糖原储存不足,合成蛋白质的功能不足的状态,容易出现低血糖及低蛋白血症。

2. 婴幼儿消化吸收功能

婴儿期是出生后生长发育最迅速的时期,故对能量及营养素的需求量相对较多,特别是蛋白质。但是婴儿的消化和吸收功能尚未发育完善,如口腔黏膜干燥、薄嫩、血管丰富,唾液腺发育不够完善,因此容易损伤和发生局部感染;3 个月以内婴儿因为唾液中淀粉酶含量低,故不宜喂淀粉类食物;3～4 个月婴儿唾液分泌开始增加,5～6 个月时明显增多,但由于口底低,不能及时吞咽分泌的全部唾液,常可发生生理性流涎。

婴儿的食管呈漏斗状,黏膜薄嫩,腺体缺乏,弹力组织及肌层不发达,食管下段贲门括约肌发育不成熟,容易发生胃食管反流,常在 8~10 个月后好转。

婴儿胃呈水平位,开始行走后逐渐变为垂直位。贲门和胃底部肌张力低,幽门括约肌发育较好,故容易出现幽门痉挛而发生呕吐。早产儿胃排空慢,易发生胃储留。

婴幼儿肠管相对成人长,一般为身长的 5~7 倍,黏膜发育好,血运丰富,有利于营养素的吸收。但肠黏膜肌层发育差,固定差,易发生肠套叠和肠扭转,且肠壁薄,通透性高,故肠道内毒素、过敏原等易通过肠黏膜进入体内,且随着月龄的增长,婴儿通过胎盘从母亲那里获得的免疫物质逐渐减少,而自身免疫系统功能尚未发育成熟,容易患全身感染性疾病、传染性疾病、变态反应性疾病。

(二)基础代谢

婴幼儿的基础代谢率(basal metabolism rate,BMR)比成人高,且随年龄变化而变化。婴幼儿时期,基础代谢的能量占总能量需求的 $50\%\sim60\%$。婴幼儿平均所需能量约为 230 kJ(55kcal)/(kg·d),之后随年龄增加、体表面积增大而逐渐减少,到 7 岁时为 184 kJ(44kcal)/(kg·d),12 岁时接近成人水平,约为 126 kJ(30kcal)/(kg·d)。且不同年龄阶段不同器官的基础代谢占比有差别,比如脑组织在婴儿期占全部基础代谢的 30%,明显高于成人的 25%。

二、婴儿期肥胖防控

(一)婴儿出生体重与远期肥胖

婴儿期超重不仅可以影响婴儿发育和儿童期的各种代谢,还可以延续到儿童期和成年期。婴儿期超重可影响儿童运动发育,超重婴儿的运动发育延迟风险为体重正常婴儿的 1.8 倍。皮下脂肪多的婴儿运动发育延迟风险为皮下脂肪少的婴儿的 2.32 倍,而且这种影响将持续存在。婴幼儿期肥胖可以增加个体儿童期血脂异常的发生风险。婴儿出生体重越大,其成年后的体质指数就越大;低出生体重(<2500 g)往往增加其成年后中发生心性肥胖的风险,表现为总体体脂水平增加。小于胎龄儿体重减少主要在于骨骼肌数量,而非脂肪组织,故对其远期的体脂增长水平和患糖尿病的风险有较大影响。简言之,出生体重与成年后的体脂水平呈"U"形或"J"形曲线,即低出生体重或高出生体重均会增加个体成年期的体脂水平。美国一项队列研究表明,出生体重在 2.5~3.0 kg 的婴儿在其成年后超重和肥胖的发生风险最低。

(二)婴儿期肥胖防控策略

1. 母乳喂养策略

母乳是婴儿最天然、最适宜的食品。世界卫生组织(WHO)、国家卫健委、《中国居民膳食指南(2016)》均推荐出生后婴儿前 6 个月应进行纯母乳喂养,6 个月后开始添加辅食并且继续母乳喂养。与非纯母乳喂养相比,纯母乳喂养可能会降低肥胖的发生率。发达国家已有大量关于母乳喂养与儿童超重和肥胖之间是否存在因果关联的研究,研究结果提示:母乳喂养可以降低儿童超重和肥胖的风险,肥胖的比值降低范围在 20%~45%(在控制众多混杂因素后,平均降低比值在 22% 左右)。每延长 1 个月母乳喂养时间,超重的比值降低约 4%。

母乳喂养预防儿童肥胖的机制可能有如下两方面:一方面母乳喂养能促进儿童食物摄入自我调节机制的建立,母乳喂养比人工喂养更容易控制婴幼儿食物摄入;另一方面母乳成分(如蛋白质水平、脂联素、瘦素等)可能调节了能量的摄入与消耗、细胞代谢等。

2. 人工喂养策略

以配方奶或其他乳制品完全代替母乳的喂养方式,叫人工喂养,如羊乳、牛乳、马乳等均为代乳品。婴幼儿阶段,产妇因疾病等原因不能进行母乳喂养时,可选择人工喂养。人工喂养时,蛋白质摄入量可能与肥胖相关。欧洲多国、多中心的一项干预性研究发现:与摄入高蛋白质水平配方奶的婴儿相比,摄入低蛋白质水平配方奶粉可以使 24 月龄幼儿年龄别体质指数 Z 分数降低 0.23,以及身长别体重 Z 分数降低 0.20;且低蛋白质喂养组婴儿的生长模式更接近母乳喂养组婴儿生长模式;婴幼儿期高蛋白质摄入与儿童体质指数和体脂呈正相关,蛋白质摄入增加28%,其儿童期体脂约增加30%。

婴幼儿期脂肪摄入与儿童期体重、体质指数、体脂之间无显著因果关系。婴幼儿期脂肪供能超过31%时,儿童期体质指数无显著增加;当婴幼儿期脂肪供能超过35%时,体重增加迅速的儿童体脂会显著增加;但对于体重增加正常的儿童,脂肪摄入与儿童体脂之间无显著关联。另外,有少量研究探索了糖摄入与超重和肥胖之间的关系,目前未发现明显关联。

此外,婴幼儿期脂肪和糖摄入与肥胖之间的关系需进一步深入研究;微量营养素(铁、锌、维生素 A 等)摄入与超重和肥胖之间的关系也待进一步研究。

3. 辅食添加策略

婴儿满 6 月龄(出生 180 天)后,母乳成分较前变化较大,已不能完全满足婴儿对能量和营养素的需求,需要开始添加辅食(进入母乳和辅食同时喂养的阶段,母乳仍可以为婴儿提供部分能量、优质蛋白质、钙等重要营养素,以及各种免疫保护因子等)。

辅食添加时间可能也会影响儿童肥胖的发生。一些观察性研究显示,6 月龄以前,延迟引入辅食可降低儿童超重发生的比例。4 月龄前引入辅食的婴儿体重增长速度、体脂水平和肥胖发生率均显著高于 4 月龄以后添加辅食的婴儿;且每延迟 1 个月添加辅食,儿童 3～5 岁时超重比值减少 0.1%。然而也有研究表示,辅食添加时间与儿童肥胖之间无显著关联,故辅食添加时间与儿童肥胖之间的关系尚需进一步研究。

三、幼儿期肥胖防控

幼儿是指年龄在 1～3 岁的儿童,是儿童生长发育较为关键的时期。此期既要保证儿童的生长发育,又要防止营养过剩导致的超重和肥胖等问题。

(一)平衡膳食,合理营养

1 岁后幼儿辅食添加应逐步达到食物选择的多样化,维持少糖、少盐的基本原则。虽然目前尚需进一步证实增加辅食中糖的摄入与儿童肥胖之间的关系,但幼儿期暴露于多糖、多盐及其他刺激性调味品等辅食环境,不利于儿童接受蔬菜等有多种风味的食物,也不利于其儿童期及以后的膳食选择。清淡饮食有利于幼儿接受不同天然食物口味,减少偏食挑食的风险。此外,应避免含糖饮料摄入,婴幼儿饮用含糖饮料很可能导致能量摄入过多而营养素摄入不足,增加儿童期、成年期肥胖的风险,并相应增加个体患 2 型糖尿病、心血管疾病的风险。

(二)实施顺应喂养

顺应喂养是 WHO 推荐的适用于 6～24 月龄添加辅食婴幼儿的喂养模式,能培养良好的进食习惯。具体内涵是指:喂养的过程中,在保证提供与其发育水平相适应的多样化食物的前提下,父母或主要照顾者应及时感知婴幼儿发出的饥饿或饱足的信号,充分尊重婴幼儿的进食意愿,耐心鼓励但决不能强迫其进食。婴幼儿天生具有感知饥饱、调节摄入的能力,千万不要让不良喂养习惯去破坏这种能力。长期过量喂养或喂养不足均可降低婴幼儿饥饱感知能力,造成超重、肥胖或体重不足。父母及喂养者还有责任为婴幼儿营造安静、愉悦的进餐环境,避免进食时玩具、手机、电视等干扰其注意力,且控制每餐进餐时间,一般以不超过 20 分钟为宜。

(三)合理安排户外活动

提高婴幼儿的活动水平是减少婴幼儿超重以及将来肥胖的有效措施之一。儿童婴幼儿期不同的活动水平代表其能量的摄入和消耗有差异。婴幼期经历了从翻身、坐、爬、站立、走和小跑等阶段,培养良好的身体活动习惯,减少静态行为,尤其注意减少当前互联网时代各种电子产品的使用(手机、电脑、电视等),不仅有助于肥胖的预防,还可能与婴幼儿心理发育密切相关。

(四)监测体格发育指标,防止体重过快过多增长

体重适度、平稳增长是最佳的生长模式,增速过快、过多,容易导致超重和肥胖的发生。

婴儿期至少每 3 个月监测并评估一次体格生长指标(体重和身长),判断其生长速率,根据生长速率及时调整喂养策略。对体重增速过快的婴儿应增加评价次数,做到每月监测评估调整。1～3 岁儿童监测频次至少应为 2 次/年,同时评价其生长速率。体重和身长是最直观反应婴幼儿喂养和营养状况的客观指标,喂养不当或疾病、营养不足均会使婴幼儿生长缓慢或停滞,可参考《WHO 儿童生长曲线》判断婴幼儿生长速率及喂养是否合理。婴幼儿生长存在个体差异,应遵循其自身的生长轨迹,如果偏离自身生长轨迹(过快、过慢生长)会不利于儿童远期健康,应及时采取干预措施,减轻近、远期的不良结果。研究显示,婴幼儿期生长过快(尤其是体重增加过快)会增加儿童期及成人期肥胖的风险,并且生长过快及生长过慢都同样会增加个体以后患糖尿病、高血压、心血管疾病的风险。

第三节　3 岁以下儿童肥胖防控适宜技术

一、母乳喂养

母乳是婴儿生长与发育过程中无与伦比的优质食物,能提供 6 个月内婴儿所需的所有营养素、能量和水分,是世界各国都提倡的婴儿健康饮食。虽然母乳中 87% 是水分,但剩下 13% 的成分是生长发育必需的物质,尤其是母乳中的免疫成分,是任何配方奶都不能替代的。

(一)政策支持

为了促进母乳喂养,国际及国内制定了相关保护母乳喂养的政策:

(1)1981 年第 34 届世界卫生大会通过了《国际母乳代用品销售守则》。

(2)1995 年我国卫生部、国家工商行政管理局、广播电影电视部、新闻出版署、国内贸易部及中国轻工总会六部门联合颁发《母乳代用品销售管理办法》。

(3)20 世纪 90 年代,卫生部组织创建爱婴医院,目前全国已有 7000 多所。

(4)2003 年世界卫生组织和联合国儿童基金会联合制定了《婴幼儿喂养全球战略》。

(5)2018 年,世界卫生组织和联合国儿童基金会联合发布了《促进母乳喂养成功的十项措施》。

(二)母乳的成分

1. 碳水化合物

母乳中 90% 的碳水化合物是乙型乳糖,乙型乳糖为 β 双糖,对婴幼儿生长发育有多种生理功效,包括利于肠道双歧杆菌、乳酸杆菌生长,产生 B 族维生素;能促进肠蠕动;利于氨基酸及钙、镁吸收;更有利于脑发育。此外母乳中还有糖脂、核苷酸、低聚糖、糖蛋白等。其中低聚糖是母乳所特有的,能阻止细菌黏附于肠道黏膜,促进乳酸杆菌生长。

2. 蛋白质

母乳中蛋白质含量不高,但生物效价高,最容易被婴儿消化吸收。母乳中蛋白质主要为乳清蛋白,其在胃中形成细小的乳凝块,容易被消化吸收;而不易于吸收的酪蛋白含量低,乳清蛋白:酪蛋白=4:1;母乳中必需氨基酸比例适宜,母乳中能促进婴儿神经系统和视网膜发育的牛磺酸含量可达牛乳的 10～30 倍。

3. 脂肪

脂肪是母乳中主要的供能物质。母乳中含脂肪酶,使脂肪颗粒易于被消化吸收,且母乳中亚麻酸、亚油酸、花生四烯酸及 DHA 等不饱和脂肪酸和胆固醇含量丰富,能促进婴儿神经系统发育;各宏量营养素产能比例适宜。母乳与牛乳宏量营养素产能比如表 15－3 所示。

表 15－3　母乳与牛乳宏量营养素产能比(100 ml)

成分	牛乳	母乳	理想值标准
糖类	29%(5.0 g)	41%(6.9 g)	40%～50%
蛋白质	19%(3.3 g)	9%(1.5 g)	11%
脂肪	52%(4.0 g)	50%(3.7 g)	50%
能量	69 kcal(288.70 kJ)	67 kcal(280.33 kJ)	

4. 矿物质

母乳中钙含量虽不如牛乳高,但钙、磷比例适宜(2∶1),易于吸收,母乳中钙吸收率高达 50％～70％,而牛乳中钙吸收率仅为 20％。母乳中铁含量约为 0.05 mg/dL,与牛乳相似,但铁吸收率为 49％,高于牛乳(4％)。母乳中还含有锌结合因子—配体,故锌吸收率也高。母乳中电解质含量不高,适应婴儿肾脏发育不成熟的生理特点,减轻肾脏负担。

5. 维生素

母乳中维生素 K 含量低,仅为牛乳的 1/4,出生时婴儿肠道还未建立正常菌群,不能合成维生素 K_1,且出生时自身储备量也低,所以新生儿出生时均会一次性给予维生素 K_1 肌内注射,剂量为 0.5～1 mg(早产儿连续 3 d),也可选择口服 1～2 mg,用以预防维生素 K_1 缺乏引起出血性疾病。母乳中维生素 D 含量也低,所以婴儿出生后 2 周左右开始口服维生素 D,并指导家长尽早带婴儿户外活动,接受阳光照射,通过皮肤促进维生素 D 合成。维生素 D、维生素 E、维生素 K 不易通过血液循环出现在乳汁中,所以母乳中含量与乳母膳食摄入关系不大;而水溶性维生素及维生素 A 含量与乳母膳食摄入有关,应注意合理膳食给予补充。

6. 免疫物质

母乳中含有丰富的免疫物质,尤其初乳中含量更甚。①免疫球蛋白。母乳中含大量的 SIgA,SIgA 有抗过敏、抗感染的作用。此外,母乳中还含有少量的 IgM、IgG 及一些特异性抗体。②乳铁蛋白。乳铁蛋白能通过螯合铁,夺走大肠埃希菌、白色念珠菌以及多种需氧菌赖以生存的铁,达到抑菌生长的作用。③溶菌酶。通过水解细菌细胞壁中的乙酰基多糖达到杀菌作用。④细胞成分。母乳中含有大量的巨噬细胞、淋巴细胞等免疫活性细胞,此类细胞通过释放多细胞因子,如溶菌酶、干扰素、补体、铁蛋白等,发挥免疫作用。

7. 生长调节因子

生长调节因子为母乳中一组对细胞增殖、发育有重要作用的因子,如牛磺酸、上皮生长因子、神经生长因子、干扰素等。牛磺酸对肺、视网膜、肝、血小板、脑,特别是发育中的脑和视网膜很重要;上皮生长因子能促进发育未成熟的胃肠上皮细胞、肝上皮细胞分化;神经生长因子可以促进神经元生长和分化。

(三)母乳喂养的优点

母乳喂养的优点如下:

(1)母乳中各种营养素比例适宜,易于婴儿消化吸收,且含有丰富的免疫物质,增强婴儿抵抗力。

(2)母乳环保无污染,且经济、便利,温度及泌乳速度适宜。

(3)母乳喂养能促进母亲产后子宫复原。

(4)母乳喂养能增强母子情感连接,利于婴儿身心健康。

(5)连续 6 个月以上母乳喂养可使母亲孕期储备的脂肪得以消耗,尽早恢复孕前状态。

(四)母乳成分的变化

1. 各期母乳成分

分娩后 7 日内的乳汁为初乳;7～14 日为过渡乳;14 日以后为成熟乳。初乳量少,色淡黄,质地黏稠,蛋白质含量高(90％为乳清蛋白)而脂肪含量低,维生素 A、牛磺酸和矿物质的含量丰富,并含有初乳小球(充满脂肪颗粒的巨噬细胞及其他免疫活性细胞),对新生儿的生长发育和抗感染能力十分重要。随着哺乳时间的延长,乳汁中的成分发生变化,但乳糖的含量较恒定。各期母乳成分见表 15－4。

表 15－4　各期母乳成分(g/L)

成分	初乳	过渡乳	成熟乳
蛋白质	22.5	15.6	11.5
脂肪	28.5	43.7	32.6
糖类	75.9	77.4	75
矿物质	3.08	2.41	2.06

续表

成分	初乳	过渡乳	成熟乳
钙	0.33	0.29	0.35
磷	0.18	0.18	0.15

2.每次哺乳过程中乳汁成分变化

每次哺乳过程中的成分随时间亦有变化,如将哺乳过程分为三部分,第一部分乳汁脂肪含量低而蛋白质含量高,第二部分乳汁脂肪含量逐渐增加而蛋白质含量逐渐降低,第三部分乳汁中脂肪含量最高。(表15-5)

表15-5　各部分乳汁成分变化(g/L)

成分	第一部分	第二部分	第三部分
蛋白质	11.8	9.4	7.1
脂肪	17.1	27.7	55.1

3.乳量

正常乳母在产后6个月内平均每天泌乳量随时间而增加,6个月后平均每天泌乳量及乳汁的营养成分随时间而减少。初乳每日15~45 ml,成熟乳总量达高峰时,泌乳总量每天可达700~1000 ml。

(五)乳汁分泌量是否充足的判断

(1)婴儿出生后最初两天,至少每日排尿1~2次;如果有粉红色尿酸盐结晶的尿,应在出生后第3天消失;从出生后第3天开始,每24小时排尿应达6~8次。

(2)婴儿每日能得到8~12次较为满足的母乳喂养;喂哺时婴儿有节律地吸吮,并可听见明显的吞咽声。

(3)出生后每24小时至少排便3~4次,每次大便应多于1大汤匙。出生第3天后,每天可排软便、黄便达4次(每次量多)~10次(每次量少)。

(六)母乳喂养的技巧

1. 产前准备

绝大部分产妇是具有哺乳能力的,但要在产前做好身心两方面的准备。孕妇应充分了解母乳喂养的优点,树立母乳喂养的信心;保证合理营养,使孕期体重增长适宜(12～14 kg),有足够的脂肪储备,供哺乳能量的消耗;保证充足的睡眠,防止各种有害因素的影响;做好乳头保健,即在妊娠后期每日用清水擦洗乳头,乳头内陷者可用两手拇指、食指从不同角度按压乳头两侧并向周围牵拉,每日一次至数次。

2. 哺乳技巧

(1)尽早开奶,按需哺乳。母乳应该是新生儿出生后的第一口食物。如果分娩顺利,母子健康的情况下,新生儿娩出后应尽快吸吮母亲乳头,刺激乳汁分泌并获得初乳。开奶时间越早越好,正常新生儿第一次哺乳地点应是在产房;出生后即可与母亲进行皮肤接触,并开始让新生儿分别吸吮双侧乳头各3～5分钟,可吸吮出数毫升初乳。这种亲子接触可促进乳汁的分泌,且早开奶有利于预防婴儿过敏,并减轻新生儿黄疸、体重下降及低血糖的发生。出生后体重下降不超过出生体重的7%就应该坚持纯母乳喂养。

(2)促进乳汁分泌。新生儿出生后应尽早让其勤吸吮乳头(每隔2～3小时分别吸吮每侧乳头3～5分钟);如果婴儿吸吮次数有限,可通过吸奶泵辅助,增加吸奶次数。婴儿吸吮前不需要过分擦拭或消毒乳头,母亲可先湿热敷乳头2～3分钟后,从外侧边缘向乳晕方向轻拍或按摩乳房,促进乳房感觉神经的传导和泌乳。两侧乳房应先后交替哺乳,若一侧乳房奶量已经满足婴儿需要,则将另一侧的乳汁用吸奶泵吸出;每次哺乳应让乳房中的乳汁排空,每天排空的次数为6～8次或者更多。因为充分排空乳房,会刺激泌乳素大量分泌,可以产生更多的乳汁。

(3)每次哺乳时间不宜过长。乳汁分泌通常在每次哺乳开始后的2～3分钟内,乳汁分泌极快(占乳汁的50%),4分钟内泌乳量约占全部乳量的80%～90%,以后乳汁渐少,故每次哺乳时间大致保持在10分钟左右为宜。

(4)掌握正确的哺乳技巧。喂哺时可采取不同姿势。母亲全身肌肉放松,体位舒适,一方面有利于乳汁排出,另一方面可刺激婴儿的口腔运动,便于吸吮。一般喂哺时母亲采用坐位,一手环抱婴儿,使其头、肩部枕于母亲哺乳侧肘弯部;另一手拇指和其余四指分别放在乳房上、下方,手掌托住乳房,将整个乳头和大部分乳晕置于婴儿口中。当奶流过急时,母亲可采取食、中指轻夹乳晕两旁的"剪刀式"喂哺姿势。哺乳结束时,用食指向下轻按婴儿下颌退出乳头,避免在口腔负压情况下拉出乳头造成局部疼痛或皮肤损伤。每次喂哺后将婴儿竖起、头部紧靠在母亲肩部,轻拍其背部将吞入的空气排出。正确的喂哺技巧还包括唤起婴儿的最佳进奶状态,如喂哺前让婴儿用鼻推压或舔母亲的乳房;哺乳时婴儿的气味、身体的接触都可刺激乳母的射乳反射;等待哺乳的婴儿应是清醒状态、有饥饿感。

(5)保持心情愉悦。与泌乳有关的多种激素都直接或间接地受下丘脑调节,所以泌乳受情绪影响很大。心情压抑可以刺激肾上腺素分泌,使乳腺血流量减少,阻碍营养物质和有关激素进入乳房,从而使乳汁减少。因此乳母产后要充分休养,放松精神,心情愉悦,享受喂哺时光和亲子互动,促进乳汁分泌。

(6)保证合理的营养。乳母的膳食及营养状况是影响泌乳的重要因素。乳母的营养状况对乳量的影响较乳汁营养成分的影响更大。因此乳母膳食应富含蛋白质、维生素、矿物质及充足的能量。

(7)社会及家庭支持。乳母能心情愉快、营养充足地进行母乳喂养与社会及家庭支持分不开。在孕期就需要充分认识母乳喂养的重要性,并努力得到家人、亲朋的鼓励及支持,这也是能成功进行母乳喂养的必需环境。

(六)掌握母乳喂养禁忌

母亲感染 HIV、患有严重疾病,如癌症、精神类疾病、活动性肺结核、严重的心脏、肾脏疾病等,不宜哺乳。乙型病毒性肝炎的母婴传播主要发生在临产或分娩时,病毒可通过胎盘或者血液传播给新生儿。这类新生儿出生后 24 h 内应给予高价乙肝免疫球蛋白及乙肝疫苗接种,故乙肝病毒携带者并非母乳喂养禁忌。新生儿如果患有某些疾病(如半乳糖血症等)是母乳喂养的禁忌。

二、人工喂养

以配方奶或其他代乳品替代母乳喂养的方法称为人工喂养。各种原因不能进行母乳喂养时可采用人工喂养。

(一)配方奶喂养

人工喂养时最常选的动物乳是牛乳,但其成分远不如母乳适合婴儿。故当不能进行母乳喂养时,需要对牛乳进行改造,使之适合婴儿的消化能力及肾脏发育水平,此时较好的选择是配方奶喂养。配方奶是以母乳的成分及组成为依据,对牛乳等进行改造后的乳制品。母乳和牛乳的各种成分比较详见表15-6。

表 15-6 母乳和牛乳的各种成分比较

成分	母乳	牛乳
蛋白质	乳清蛋白为主,胃内形成凝块小,易消化吸收	酪蛋白多,胃内形成凝块大,不易消化吸收
脂肪	不饱和脂肪酸多,必需脂肪酸多,脂肪颗粒小,脂肪酶多,易消化吸收	不饱和脂肪酸少,脂肪颗粒大,脂肪酶少,难以消化吸收
糖类	乙型乳糖为主,促进乳酸杆菌和双歧杆菌生长,抑制大肠埃希菌生长,较少发生腹泻	甲型乳糖为主,有利于大肠埃希菌生长,易发生腹泻
免疫物质	含 SIgA、溶菌酶、双歧因子、巨噬细胞、乳铁蛋白等	含量少
矿物质	钙含量虽少,但钙、磷比例合适,吸收率高	钙含量高,但钙、磷比例不合适,吸收率低
酶	含较多的乳脂酶、淀粉酶,有利于消化	缺乏
其他	经济、卫生、方便,增进亲子情感交流、促进母亲产后复旧等	易污染

配方奶营养成分的主要变化有:降低了蛋白质总量;降低了酪蛋白含量,添加无盐乳清蛋白,使两者的比例更接近母乳;强化了部分必需氨基酸的含量,如胱氨酸及牛磺酸,去除牛乳中部分饱和脂肪酸;添加了与母乳同型的活性亚油酸及亚麻酸;调整乳糖比例使其含量平衡,同时添加可溶性多糖;去除牛乳中含量较高的钙、磷、钠盐等,使各种电解质比例适宜婴儿肾脏发育水平;另外添加了婴幼儿生长发育必需的多种维生素及矿物质,如铁、锌及维生素 A、维生素 D、β 胡萝卜素等,使其营养素含量尽量接近母乳。但配方奶不含有母乳中的免疫物质和酶,故也不能完全替代母乳。

(二)配方奶摄入量的估算

婴儿奶量摄入的评估是评价婴儿营养状况的指标之一。婴儿的体重、推荐摄入奶量及奶制品规格是估算婴儿奶量的必备资料。婴儿能量需要约为 418.4 kJ(100kcal)/(kg·d),一般市面销售的配方奶粉每 100 g 提供的能量约为 2029 kJ(500kcal),故需要的婴儿配方奶粉约为 20 g/(kg·d)。按照规定配方来调配的配方奶可以满足婴儿每日的能量、营养素、液体总量需要。

(三)人工喂养的策略

1. 选用适宜的奶嘴 奶嘴的软硬度与奶嘴孔的大小均要适宜,孔的大小以奶瓶倒置时液体呈滴状连续滴出为宜。

2. 测试奶液的温度 奶液的温度应该和体温相近。喂奶前先将乳汁滴在成人手腕掌侧测试温度,若无过热感,则表明温度适宜。

3. 避免吸入空气 喂哺时奶瓶呈斜位,使奶嘴及奶瓶的前半部分充满奶汁,防止婴儿吸入空气,且喂哺完毕将婴儿竖立抱起,轻拍后背,促使其排出吞咽进去的空气。

4. 加强奶具的卫生 每餐配奶前所有的奶具要清洗干净,消毒;无冷藏条件时,奶液应现配现用。

5. 及时调整奶量 婴儿奶量存在个体差异,在喂哺过程中,要观察婴儿食欲、体重,大便性状,随时调整奶量。

三、婴儿食物转换

(一)食物转换原则

引入食物的质和量应循序渐进,从少到多,从稀到稠,从细到粗,从一种到多种,逐步过渡到固体食物。天气炎热或婴儿患病时暂停引入新食物。食物转换时应选择既利于消化吸收,又能满足生长需要,同时又不易引起过敏的食物。

(二)食物转换的步骤与方法

换乳期引入的食物又称辅助食品,是指为了从母乳或配方奶过渡到固体食物所添加的富含能量和营养素的泥糊状半固体食物。应该根据婴儿的发育情况、消化系统成熟度决定引入食物的顺序,换乳期食物的引入见表15—7。

1. 6月龄

该阶段婴儿唾液中已有唾液淀粉酶,对淀粉类食物可以进行消化。同时,此期婴儿体内储存的铁已经消耗殆尽,故首先添加的是含铁米粉。接着是用根、块茎蔬菜,水果来补充维生素及矿物质。在哺乳后给予婴儿少量含强化铁的米粉,先喂1~2勺,逐渐增至多勺,6~7月龄后可代替1~2次母乳喂养。如引入蔬菜,应每种菜泥每天尝试两次,直至3~4日婴儿习惯后再换另一种,以刺激味觉的发育。此外,勺、杯子等可帮助口腔动作协调,使婴儿学习主动吞咽半固体食物,训练咀嚼能力,培养婴儿的进食能力。

2. 7~9月龄

该期婴儿乳牙已经萌出,为了促进牙齿生长及锻炼咀嚼能力,应该及时添加饼干、馒头等食物,并逐渐引入动物性食物,如鱼、蛋、肉及豆制品、碎菜、肉末、肝泥等,同时保证每日奶量在600~800 ml。

3. 10~12月龄

食物性状由泥状过渡到碎末状来帮助咀嚼,增加食物的能量密度。此期还应该注意婴儿神经心理发育对食物转换的作用,如允许手抓食物,既可增加进食的兴趣,又有利于眼手动作协调及培养独立能力。

表 15-7　换乳期食物的引入

月龄	食物性状	食物品种	餐次		
			主餐	辅餐	进食技能
6 月龄	泥状	含铁米粉、配方奶、蛋黄、菜泥、水果泥	6 次奶(断夜间奶)	逐渐加至 1 次	用勺喂
7~9 月龄	末状	粥、烂面、馒头、饼干、鱼、全蛋、肝泥、肉末	4 次奶	1 餐饭 1 次水果	学用杯
10~12 月龄	碎状	厚粥、软饭、面条、碎肉、碎菜、豆制品、带陷食品等	3 次奶	2 餐饭 1 次水果	抓食 自用勺

【重要信息】

• 肥胖的预防应落实到全生命周期管理,即从孕母的孕前体重管理开始,孕期及出生后各个年龄段都要开展预防控制措施。

• 整个儿童时期,生长发育呈连续过程,生长速度呈阶段式,且儿童体重的增长为非匀速增长,存在个体差异,尤其是 3 岁以前的婴幼儿期。故评价某一婴幼儿生长发育状况应连续监测其体重,以婴幼儿自身体重变化为依据,及早发现体重增长不足或过多,并分析影响因素,有针对性地制订相关策略,促进儿童健康生长。

• 母乳喂养、人工喂养、食物转换等肥胖防控适宜技术的开展,既能为婴幼儿提供合理的营养,又对婴幼儿成年后体重控制、降低慢性病发生有重要影响。

【参考文献】

[1]WHO.Consideration of the evidence on childhood obesity for the commission on ending childhood obesity:report of the adhoc working group on science and evidence for ending Childhood obesity[M].Geneva:WHO press,2016.

[2]Fall CH.Evidence for the intra-uterine programming of adiposity in later life[J]. Annals of Human Biology,2011,38(4):410-428.

[3]李晓华,赵慧,牛晓兰.0~3 岁婴幼儿肥胖发生及危险因素分析.中国疗养医学, 2017,26(05):551-553.

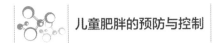

[4]车玲,侯彬兰,陈磊.郴州市9521例0～3岁婴幼儿肥胖率调查分析[J].现代医药卫生,2016,32(2):188—194.

[5]梁镇忠,林爱华,燕等等.广州市0～3岁儿童营养状况分析[J].医学动物防制,2016,26(3):232—234.

[6]中国营养学会.中国肥胖预防和控制蓝皮书[M].北京:北京大学医学出版社,2018.

[7]中国营养学会.中国居民膳食指南2016[M].北京:人民卫生出版社,2016.

[8]Koletzko B,von Kries R,ClosaR,et al.Lower protein in infant formula is associated with lower weight up to age 2y:a randomized clinical trial[J].AmJ Clin Nutr 2009,89(6):1836—45.

[9]Baird J,Fisher D,Lucas P,et al.Being big or growing fast:systematic review of size and growth in infancy and later obesity[J].BMJ,2005(Clinical Research Ed),331(7522):929.

[10]Gillman MW,Mantzoros CS.Breast-feeding,adipokines,and childhood obesity[J].Epidemiology 18(6):730—732.

[11]Oken E.Maternal and child obesity:the causal link[J].Obstetrics and Gynecology Clinics of North America,2009,36(2):361—377.

[12]崔焱,仰曙芬.儿科护理学[M].6版.北京:人民卫生出版社,2017.

(黄红玉　冯黎维　周倩)

第十六章　学龄前儿童肥胖的防控

【本章导读】

　　　　学龄前期是行为和生活方式形成的关键时期,肥胖的学龄前儿童有更高的概率延续成为肥胖的学龄儿童甚至成年人。因此,抓好学龄前儿童的肥胖防控是从根本上解决肥胖问题,降低总人群肥胖率的关键。学龄前期处于生长发育的关键时期,在保证儿童身体、智力正常生长发育的前提下开展超重和肥胖的预防控制,要比成人肥胖的干预更复杂,应更谨慎。因此,要以预防为主,培养儿童健康的行为生活方式,预防超重和肥胖的发生;对已经超重或肥胖的儿童,应加强健康生活技能培养,干预危害健康的行为,帮助他们采用科学的方法控制体重的过度增长。本章主要介绍了学龄前儿童的身心特点、学龄前儿童肥胖的预防以及超重和肥胖儿童的综合防治,以期为学龄前儿童的肥胖防控提供切实可行的建议。

【本章结构图】

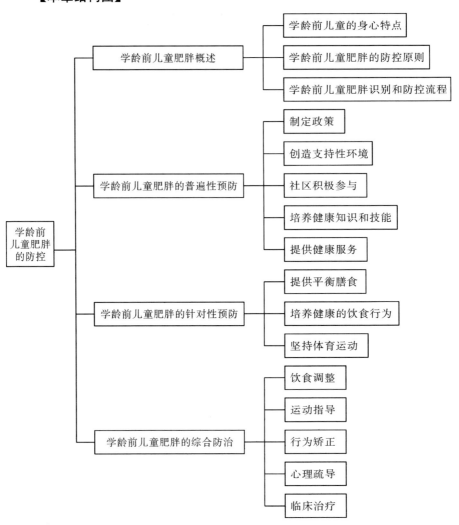

第一节　学龄前儿童肥胖概述

一、学龄前儿童的身心特点

学龄前期是生长发育的重要时期,是人一生中第二个肥胖高峰年龄段,也是儿童语言、思维想象、情绪情感、意志个性等发展的重要时期及行为习惯养成的关键时期。目前,国内外儿童肥胖防治的关注点在学龄儿童,普遍提倡开展"以健康促进学校为基础的肥胖干预项目"。但相对于学龄儿童而言,考虑到学龄前儿童的身心特点,如可塑性更强、脂肪重聚期等因素,针对学龄前儿童进行肥胖群体预防可能是解决我国肥胖问题更为经济而有效的措施,会起到事半功倍的效果。充分认识学龄前儿童的身心发展特征将有助于肥胖防控和促进儿童的健康成长。

(一)学龄前期是生长发育的重要时期

与婴幼儿时期相比,学龄前儿童体格发育速度相对缓慢,但仍保持稳步增长。此期体重年增长约 2 kg,身高年增长 5～7 cm。脑组织进一步发育,达到成人脑重的 86%～90%。3 岁时神经细胞的快速分化基本完成,但脑细胞体积的增大及神经纤维的髓鞘化仍继续进行。足够的能量和营养素的供给是其生长发育的物质基础,中国营养学会推荐每日营养素供给量:能量,5.43～7.10 MJ(1300～1700 kcal);蛋白质,45～60 g;钙 800 mg;铁 12 mg;锌 9～12 mg;维生素 A 400～500 μgRE。其他营养素推荐供给量可参见中国营养学会制定的《中国居民膳食营养素参考摄入量(2013 版)》(科学出版社,2014)。

(二)学龄前期是第二个肥胖高峰年龄段

儿童生长发育过程中,身体内脂肪含量具有一定变化规律:脂肪含量在出生后 9～12 个月达到高峰,1 岁左右开始逐步稳定下降,在 3～8 岁的某一年龄达到最低,从该年龄起,脂肪含量将出现第二次增长,这种脂肪含量由最低点出现第二次升高的现象被称为脂肪重聚(adiposity rebound,AR)。研究显示,若脂肪重聚期提前(5 岁之前),无论脂肪重聚期的体质指数(body mass index,BMI)高低或父母是否肥胖,均与该儿童将来成年肥胖的发生密切相关。纵向研究表明,脂肪重聚提前,不仅使 BMI 达到高峰的年龄提前,而且使高峰期 BMI 值增加。学龄前期处于脂肪重聚期,是预防肥胖的关键阶段。有效干预、合理控制儿童 AR 发生的时间,可预防儿童及成年期肥胖的发生,促进儿童健康成长。

(三)学龄前期是心理和行为发展的关键期

学龄前儿童发音基本正确,出现了较复杂的语言形式,如言语中已有相当比例的代词、介词、条件句、连接句等。5岁儿童能掌握2200～3000个词汇,但思维尚未发育完善,不能把复杂的事物完整地表达出来。6岁后,能初步掌握一些简单的书面语言,具有认识字母、会拼音、会辨四声、会写字的能力。

学龄前儿童的无意注意高度发展,因此注意力易转移,有意注意正逐步形成,开始独立组织、控制自己的注意力。随着年龄的增长,学龄前儿童有意识的逻辑性记忆逐步发展,但受认知能力与生活经验的限制,逻辑性记忆能力还比较差,表现为"记得快,忘得快"。

学龄前儿童抽象逻辑思维逐步显现,想象能力得到进一步发展,有意想象逐渐形成。学龄前儿童的情绪情感有了初步的发展,能根据成人的教育把同伴或自己的行为与行为规范相比较,从而产生积极的或消极的道德体验。意志也有一定的发展,如自觉性、坚持性、自制力等。

学龄前儿童的个性有明显的发展,行为表现越来越独立和自主,在饮食行为上的反映是喜欢自己做主,对父母要求其进食的食物可能产生反感甚至厌恶,久而久之可能导致挑食、偏食等不良饮食行为和营养不良。3～6岁儿童的模仿能力极强,同伴、家庭成员尤其是父母的行为常是其模仿的对象。

二、学龄前儿童肥胖的防控原则

(一)抓早抓小

学龄前期是发展认知、形成各种习惯和行为的重要阶段,相较于学龄期儿童,该时期的儿童自主意识还比较薄弱,在饮食和运动等生活行为上的可塑性更强。弗朗兹·博厄斯在《人类学与现代生活》中提醒我们:"渗入儿童脑中的各种习惯意识越强,儿童就越不善于提出疑问,情绪的感染也就越强。"在尊重儿童身心发展的前提下,如能及早进行肥胖的干预,学龄前儿童更易形成和巩固健康的行为习惯。当不良行为形成后,若要建立健康行为,必须打破旧的动力定型,就更为困难。

(二)科学防控

学龄前期处于生长发育的关键时期,需要在保证身体、智力正常生长发育的基础上,开展肥胖防控工作。应采取科学的防控举措,如合理膳食、坚持体格锻炼、矫正引起过度进食或活动不足的行为和习惯等。严禁使用饥饿或变相饥饿疗法、使用减肥药物或饮品。

(三)综合干预

儿童肥胖与饮食和运动等行为方式密切相关,儿童肥胖的高危行为不仅受到自身因素的影响,更会受到家长、教师、同伴以及周围环境的影响。因此,必须考虑一种综合的干预模式,整合各种策略和方法,多管齐下,形成控制儿童肥胖的有效模式。

(四)常抓不懈

学龄前儿童行为的养成容易受到个体内部因素、环境因素等的影响,故儿童肥胖的防控是一个长期的、循序渐进的过程,需常抓不懈。

三、学龄前儿童肥胖识别和防控流程

在学龄前儿童肥胖防控工作中,应运用针对中国儿童的适龄筛查标准筛查出体重正常、超重和肥胖的儿童。体重正常的儿童若处于"肥胖易感环境"(指高能量密度膳食、不健康的饮食行为、低身体活动水平和静态生活方式等),应开展针对性预防,包括合理膳食、积极参加锻炼、改变不良的生活方式;对超重和肥胖儿童进行单纯性肥胖和继发性肥胖的鉴别诊断,属于前者的采取综合干预措施,继发性肥胖者进行临床治疗。具体流程见图16-1。

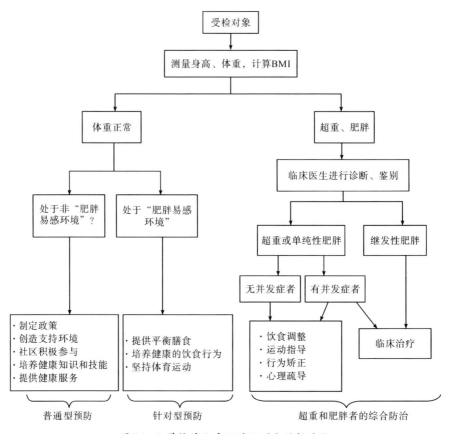

图 16—1 学龄前儿童肥胖识别和防控流程

来源：中华人民共和国卫生部疾病预防控制局.中国学龄儿童少年超重和肥胖预防与控制指南(试用)[M].北京:人民卫生出版社,2008.

第二节 学龄前儿童肥胖的普遍性预防

针对体重正常且处于非"肥胖易感环境"的一般儿童,采取普遍性预防,即运用健康促进学校理论,从制定政策、创造支持性环境、社区积极参与、培养健康知识和技能培训、提供健康服务五方面入手,培养儿童健康的行为和生活方式。

一、制定政策

儿童肥胖的影响因素众多,防控工作是一个复杂的系统工程。应从政府层面,制定儿童肥胖防控公共卫生政策,把肥胖的防治纳入国家疾病控制和预防规划,通过各级、各部门的协调参与,降低儿童肥胖发病率、提高国民素质和健康水平。

二、创造支持性环境

(一)社会支持环境

社会环境一直以来都被认为是导致儿童超重和肥胖发生的重要影响因素。学龄前期处于个体生理和心理迅速变化的时期,社会支持作为一种保护因素可以减少危险因素对儿童的影响,促进其身心健康发展,而缺乏社会支持的个体可能会增加超重和肥胖的发生风险。因此,应为儿童构建一个全方位的、完善的社会环境,家长、老师、亲友和同伴给予其坚定的支持,增强儿童改善和保护自己健康的能力和信心。

(二)物质支持环境

采取适当的措施改善城市设施和交通工具,如提供安全的人行道、公园、运动场和步行区,增加身体活动的场所,提供便利安全的运动设施,使孩子们能够安全地游戏和锻炼。

幼儿园应组织幼儿定期体检,筛查超重和肥胖幼儿;提供能量适宜、营养均衡的午餐;提供运动场所、有组织地开展各种形式的体育活动。

《托儿所幼儿园卫生保健工作规范》儿童膳食营养要求

1.托幼机构应当根据儿童生理需求,以《中国居民膳食指南》为指导,参考"中国居民膳食营养素参考摄入量(DRIs)"和各类食物每日参考摄入量,制订儿童膳食计划。

2.根据膳食计划制订带量食谱,1~2周更换1次。食物品种要多样化且合理搭配。

3.在主副食的选料、洗涤、切配、烹调的过程中,方法应当科学合理,减少营养素的损失,符合儿童清淡口味,达到营养膳食的要求。烹调食物注意色、香、味、形,提高儿童的进食兴趣。

4.托幼机构至少每季度进行1次膳食调查和营养评估。儿童热量和蛋白质平均摄入量全日制托幼机构应当达到"DRIs"的80%以上,寄宿制托幼机构应当达到"DRIs"的90%以上。维生素A、维生素B$_1$、维生素B$_2$、维生素C及矿物质钙、铁、锌等应当达到"DRIs"的80%以上。三大营养素热量占总热量的百分比是蛋白质12%～15%,脂肪30%～35%,碳水化合物50%～60%。每日早餐、午餐、晚餐热量分配比例为30%、40%和30%。优质蛋白质占蛋白质总量的50%以上。

5.有条件的托幼机构可为贫血、营养不良、食物过敏等儿童提供特殊膳食。不提供正餐的托幼机构,每日至少提供1次点心。

来源:中华人民共和国卫生部.托儿所幼儿园卫生保健工作规范[Z].2012-05-09

三、社区积极参与

儿童肥胖的防控需要全社会的共同参与,社区作为儿童成长生活的固定场所,应积极通过营造物质环境和文化氛围、提供医疗服务和健康教育等积极参与儿童肥胖的预防,如可利用大众媒体和公共场所,在社区内开展多种形式的健康教育与健康促进活动,普及肥胖预防知识,增强人们的健康意识和自我保健能力,倡导有益健康的行为和生活方式,营造支持环境。将肥胖预防纳入社区疾病控制范围,开展社区综合干预。社区医生应帮助家长和孩子认识环境中影响肥胖发生的不健康因素,传授合理饮食和适度运动的技能,并帮助家长制订孩子能接受的、容易实施的控制体重的措施。

国外对儿童肥胖的社区干预研究比较深入,效果良好。已在英国和澳大利亚开展的心灵、运动、营养、行动(MEND)模式社区干预显示,来自社会经济条件欠佳的城市女童干预效果较好。James等的研究以社区为中心,对儿童的饮食、身体活动以及生活质量进行网络信息记录,创建信息图形资料,并定期到社区进行考核,提供干预意见。3 个月的干预结果表明,被干预儿童的 BMI 得分降低,饮食质量有所改善,运动量有所提升。

国内研究也显示出社区干预的有效性。研究显示从营养、运动、健康教育等角度,采取讲座、健康咨询、宣传折页发放等方式的社区干预对降低肥胖有一定作用。社区干预有助于创建利于控制儿童肥胖的环境,减少家长对儿童安全、交通等的顾虑,开展与儿童健康相关的讲座,定期举办一些以家庭为单位的体育运动比赛,可增加肥胖儿童对运动的兴趣等。社区干预可充分发挥社区医生的作用,关注肥胖儿童的心理健康问题,也有利于获得一些政策的支持和社会物质环境的支持。

四、培养健康知识和技能

学龄前期是发展认知、形成各种习惯和行为的重要阶段,应通过健康教育帮助儿童建立健康相关行为。儿童行为的养成不仅受到自身影响,更容易受环境的影响,应综合防控,广泛开展针对儿童、家长和幼教人员的健康教育。

(一)儿童健康教育

从小培养健康的行为和生活方式,对儿童当下及将来的健康都大有益处。要鼓励和培养儿童积极参加各种身体锻炼,建立健康的饮食行为习惯,做到口味清淡、不挑食、不偏食、不过食、不贪食,进餐时细嚼慢咽、不暴饮暴食,保证摄入充足的营养以维持正常的生长发育,以预防成年后肥胖和其他慢性病的发生。可采用情景表演、讲故事、念儿歌、读绘本、玩游戏等生动形象的方式,帮助幼儿建立健康的信念和养成健康的膳食行为。

(二)家长健康教育

家庭在儿童的生活方式、习惯养成、肥胖的产生和维持等方面起着十分重要的作用。研究发现,家长对"营养合理化"存在误区以及对孩子饮食行为的错误引导是导致儿童肥胖的重要原因。幼儿园和社区应组织开展家长营养健康教育,以提升家长的科学育儿水平,为孩子健康饮食行为的建立提供良好的家庭支持。

(三)幼教人员健康教育

幼儿园作为儿童聚集的生活场所,教师对食物的认识和态度,对孩子饮食行为的鼓励和批评,是否鼓励儿童参与体育活动等,都对儿童的行为和习惯培养起到关键的作用。开展幼教人员健康教育,可以提高健康意识,改善健康态度,培养健康行为,从而切实维护和促进儿童的健康。

五、提供健康服务

社区的医疗机构或幼儿园医务室(保健室)应对学龄前儿童建立健康档案,每年进行2次以上的体格测量,每次测量后应进行生长速率和BMI的评价,并告知家长。对体格测量中发现的超重和肥胖儿童进行及时的体重管理,并对其家长开展针对性指导。社区医院和幼儿园应定期进行儿童行为监测,了解儿童是否处于"肥胖易感环境",以便及时采取不同的干预措施。

第三节　学龄前儿童肥胖的针对性预防

针对处于肥胖易感环境中的体重尚在正常范围内的学龄前儿童,应给予更直接的教育和指导,增加其健康和营养知识,培养其正确选择食物等技能。

一、提供平衡膳食

学龄前儿童的平衡膳食是指能满足正常生长发育和维持健康营养需要的膳食。平衡膳食要求儿童在饮食中要保持食物的多样化,注意荤素搭配、粗细搭配,保证鱼、肉、奶、豆类和蔬菜的摄入。

2016年中国营养学会发布了《中国居民膳食指南(2016)》,可参照其中"学龄前儿童膳食指南"和"膳食平衡宝塔"的内容(图16-2)安排该年龄段儿童的每日膳食,避免过度进食,培养健康的饮食习惯和生活方式。

学龄前儿童膳食指南

◆规律就餐,自主进食不挑食,培养良好饮食习惯。

◆每天饮奶,足量饮水,正确选择零食。

◆食物应合理烹调,易于消化,少调料、少油炸。

◆参与食物选择与制作,增进对食物的认知与喜爱。

◆经常户外活动,保障健康生长。

学龄前儿童平衡膳食宝塔

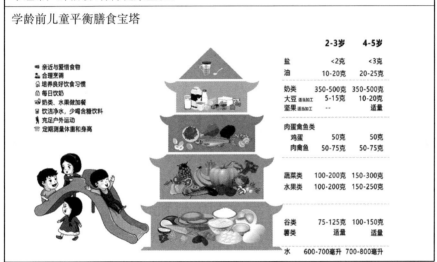

	2-3岁	4-5岁
盐	<2克	<3克
油	10-20克	20-25克
奶类	350-500克	350-500克
大豆 适当加工	5-15克	10-20克
坚果 适当加工	--	适量
肉蛋禽鱼类		
鸡蛋	50克	50克
肉禽鱼	50-75克	50-75克
蔬菜类	100-200克	150-300克
水果类	100-200克	150-250克
谷类	75-125克	100-150克
薯类	适量	适量
水	600-700毫升	700-800毫升

亲近与爱惜食物
合理烹调
培养良好饮食习惯
每日饮奶
奶类、水果做加餐
饮洁净水,少喝含糖饮料
充足户外运动
定期测量体重和身高

图 16-2 学龄前儿童膳食指南和膳食平衡宝塔

来源:中国营养学会.中国居民膳食指南(2016)[M].北京:人民卫生出版社,2016.

二、培养健康的饮食行为

健康的饮食行为可以促进儿童体格、智力的发育及健康水平,也是控制体重、降低与肥胖相关疾病风险的关键。学龄前儿童应培养以下良好的饮食行为:定时、定点、定量用餐,饭前不吃糖果、不吃零食,饭前洗手、饭后漱口、吃饭前不做剧烈运动,能使用筷、勺独立进食,吃饭时专心,不边看电视或边吃边玩,吃饭细嚼慢咽,不吃汤泡饭,不偏食不挑食,从小养成喝白开水、乳制品,不喝含糖饮料等习惯。

用餐礼仪可以让儿童建立规则意识,有助于良好习惯的培养。用餐礼仪包括:餐前,应教育儿童摆放好桌椅,洗手,摆放碗筷,学会正确地使用餐具;餐中,教育儿童不挑食、不抢食、进餐不说话、不浪费、细嚼慢咽等;餐后,帮助家长收拾碗筷、擦嘴、漱口等。

家长应为儿童营造有利于培养健康饮食行为的环境,包括不购买含糖饮料,不吃快餐,并减少在外进餐的次数。为儿童提供营养均衡、品种多样、色香味俱佳的食物,并且尽力营造轻松的就餐环境,不威逼、哄骗,可采用冷处理的方式对待儿童的不良进餐行为,对儿童表现出的良好饮食行为给予表扬。进餐时尊重儿童的态度和感受,建立良性互动的亲子关系。儿童的饮食行为与家长密切相关,家长应以身作则、言传身教,帮助儿童从小养成良好的饮食行为和习惯。

三、坚持体育运动

身体活动是儿童超重和肥胖的保护因素,学龄前期是建立身体活动习惯的良好时机。2018 年,国内首部《学龄前儿童(3～6 岁)运动指南(专家共识版)》(以下简称《指南》)正式发布,可参照《指南》,合理安排学龄前儿童的体育运动。

1. 运动原则

《指南》指出,学龄前儿童的运动应遵循四个原则:一,以发展基本动作技能为核心目标,包括行走、跑步、跳跃、投掷和踢等,使儿童从运动中体验到自身能力,增强其参与的信心和兴趣,且有助于身体活动水平的提高和长期运动习惯的形成;二,运动的选择应满足多样性,即多种目标、多种环境、多种形式、多种强度,以满足更多的身体生理活动要求;三,儿童运动目标应遵循学龄前期儿童基本动作技能的发展规律,循序渐进;四,运动时需要成人看护,避免伤害。

2. 运动时间

《指南》指出,学龄前儿童在全天内各种类型的身体活动时间应累计达到 180 分钟以上。其中,中等及以上强度的身体活动累计不少于 60 分钟。每天应进行至少 120 分钟的户外活动,若遇雾霾、高温、高寒等天气,可酌情减少调整,但不应减少每日运动总量。研究发现,学龄前儿童屏幕时间与超重和肥胖存在正相关关系,已成为儿童超重和肥胖的高危因素。因此,《指南》指出,学龄前儿童每天应尽量减少久坐行为,其中屏幕时间每天累计不超过 60 分钟,且越少越好。任何久坐行为每次持续时间均应限制在 60 分钟以内。

3. 运动类型

学龄前儿童的运动类型主要包括日常活动、玩耍游戏以及体育运动,应鼓励儿童积极玩游戏,全天处于活跃状态,以促进其生长发育。学龄前儿童运动类型推荐见表 16—1。

表 16—1 学龄前儿童运动类型推荐表

类 型	举 例
日常活动	日常生活技能(用筷子吃饭、系鞋带、穿衣服等)
	家务劳动(洗小件物品、擦桌子、扫地、整理玩具和自己的物品等)
	积极的交通方式(步行、上下楼梯、骑车等)
玩耍游戏	以发展基本动作技能为目标的游戏
	a.移动类游戏:障碍跑、跳房子、跳绳、爬绳(杆)、骑脚踏车、骑滑板车等
	b.姿势控制类游戏:金鸡独立、过独木桥、前滚翻、侧手翻等
	c.物体控制类游戏:推小车、滚轮胎、扔沙包、放风筝、踢毽子等
	d.肢体精细控制类游戏:串珠子、捏橡皮泥、折纸、搭积木等
	以发展重要身体素质为目标的游戏
	a.灵敏:老鹰捉小鸡、抓人游戏、丢手绢等
	b.平衡:过独木桥、金鸡独立、秋千、蹦床等
	c.协调:攀爬(攀岩墙、攀爬架和梯子等)、小动物爬行(熊爬、猩猩爬、鳄鱼爬等)等
体育运动	游泳、体操、足球、篮球、跆拳道、武术、乒乓球、棒球、滑冰、滑雪等

来源:关宏岩,赵星,屈莎,等.学龄前儿童(3～6 岁)运动指南[J].中国儿童保健杂志,2020.28(06):714—720.

第四节　学龄前儿童肥胖的综合防治

　　学龄前儿童肥胖的综合防治,是在保证其正常生长发育的前提下,以饮食调整和身体活动为基础,行为矫正为关键,以家园合作为基石,由儿童、家长、幼儿园老师共同参与的综合防治过程。

一、饮食调整

　　饮食调整的目的是在保证正常生长发育情况下,通过饮食量化调整,使膳食结构趋于合理。饮食调整的方案应根据儿童的具体情况来制订。快速减轻体重是不可取的,禁止使用饥饿和半饥饿疗法来控制或减轻儿童体重。

(一)对于年龄小、肥胖程度轻的儿童

1.控制饮食,限制高能量食物

　　学龄前儿童正处在生长发育时期,膳食中所摄取的各种营养素和能量的数量和质量,必须满足儿童的基本要求,但是摄入量要严格控制。应选择低能量、高蛋白、低碳水化合物的食物,减少高能量、高脂肪的食物,如肥肉、油炸食品、膨化食品、奶油、巧克力等。含淀粉过多的食物和甜食,如蜂蜜、糖果、蜜饯、果汁、含糖饮料等,应尽量少食用或不食用。主食最好粗细杂粮混用,但应注意粗粮的烹调方法,尽量让孩子接受并喜爱。常见食物能量含量表见表16-2。

表16-2　常见食物能量含量表(kcal/100 g)

食物品种	热量	食物品种	热量	食物品种	热量	食物品种	热量
米饭	120	大白菜	11	梨	37	瘦猪肉	330
馒头	221	空心菜	20	菠萝	53	五花肉	580
面条	118	油菜	23	草莓	32	肉松	357
玉米	335	菠菜	27	葡萄	43	火腿	416
烙饼	244	菜花	25	葡萄干	340	瘦牛肉	144
火烧	270	圆白菜	20	柿子	71	羊肉	367

续表

食物品种	热量	食物品种	热量	食物品种	热量	食物品种	热量
油饼	316	生菜	15	桃	48	血豆腐	82
油条	375	茴香	21	荔枝	70	鸡肉	171
麻花	464	韭菜	27	香蕉	90	鸭肉	236
小米粥	33	蒜黄	22	柚子	53	鸡蛋	170
窝窝头	191	小白菜	17	甜橙	52	肥肉	890
蛋糕	319	芥蓝	20	李	39	带鱼	139
饼干	550	茭白	25	枣	99	虾	90
桃酥	513	扁豆	27	橘子	45	水发鱿鱼	75
巧克力	532	洋葱	39	苹果	53	黄花鱼	99
冰淇淋	188	芹菜	25	西瓜	34	酱牛肉	246
糖	380	蒜苗	37	果汁	120	火腿肠	212
植物油	899	白萝卜	25	芒果	58	鲜奶	69
花生仁	546	胡萝卜	38	西红柿	15	黄油	745
核桃仁	620	莴苣	14	黄瓜	15	芝麻酱	660
杏仁	580	苦瓜	19	冬瓜	11	青豆	432
栗子	212	西葫芦	18	南瓜	22	绿豆	335
榛子仁	590	柿子椒	22	豌豆苗	33	豇豆	30
百合	132	茄子	21	山药	64	豆腐	60
土豆	77	藕	84	白薯	127	豆腐干	164
冬笋	40	豆浆	58	鲜蘑	20	豆腐脑	30
黑木耳	21	芋头	80	海带	24	油豆泡	316
凉粉	20	粉条	398	腐竹	477	豆腐丝	184
黄酱	106	甜面酱	157	酸奶	72	豆芽	39

来源:首都儿科研究所,中国社区卫生协会.超重/肥胖状态儿童健康管理适宜技术(试用),2013.

2. 食物多样,合理烹调

每日膳食应由适宜数量的谷类、乳制品、肉类、蔬菜水果四大类食物组成。多食用新鲜蔬菜水果,多食用藻类,以增加维生素、矿物质和膳食纤维的供给。饮食应避免简单化,在低能量的前提下,所用食物应有饱腹感,并与儿童的口味和食量相适应。尽量采用蒸、煮、熬、烩、凉拌等烹调方法,而避免煎炸等烹调方式。

3. 少食多餐

空腹时间越长,体内脂肪积聚的可能性就越大。调查发现,每日就餐五次以上者,肥胖症的发生率较每日就餐三次或三次以下者减少一半。可以考虑在控制总能量摄入的前提下,给肥胖儿童增加进餐次数,少吃多餐。

(二)对于年龄稍大、重度肥胖儿童

(1)控制总能量摄入:由专业人员根据现有能量摄入情况和参考摄入量(表16-3)来计算每日摄入的能量。建议在现有能量基础上适量控制,循序渐进。

(2)严格控制食用油和脂肪的摄入。

(3)适量控制精白米面和肉类。

(4)保证蔬菜、水果和牛奶的摄入充足。

(5)要保证蛋白质、维生素、矿物质的充足供应。

(6)限制高能量食物如油炸食品、糖、巧克力、奶油制品等的摄入量。

(7)限制任何含糖饮料。

表16-3　学龄前儿童能量参考摄入量

年龄(岁)	MJ/d		kcal/d	
	男	女	男	女
3～	5.23	5.02	1250	1200
4～	5.44	5.23	1300	1250
5～	5.86	5.44	1400	1300
6～	6.69	6.07	1600	1450

来源:中国营养学会.《中国居民膳食营养素参考摄入量》(2013版)[M].北京:科学出版社,2014.

二、运动指导

在合理膳食的基础上辅以运动是控制体重的基本手段。即通过限制饮食以减少能量摄入,通过运动锻炼增加能量消耗,长期维持,体内过剩的脂肪组织就会转化为能量释放出来,从而逐步达到减少脂肪、减轻体重的目的。

(一)运动减肥的生理学机制

运动是减肥的重要手段,当人体处于运动状态时,机体中的供能物质主要为糖原和脂肪。在进行有氧运动过程中,肌肉收缩活动早期供能物质为糖原。当持续运动 2 小时以上时,游离性脂肪酸就成了主要的供能物质,占 50%~70%。此时肌肉对于血液内游离脂肪酸及葡萄糖的摄取代谢量显著增大,进而引起脂肪细胞释放出更多游离脂肪酸,脂肪细胞的体积就此变小。同时,机体内的多余血糖也会被消耗殆尽,不再转变为脂肪。长期坚持有氧锻炼,机体内脂肪的含量就会降低,体重就此下降,体型也会逐步恢复正常。

(二)运动原则

1. 选择适宜的运动项目

在选择运动项目时以周期性有氧运动为主,如慢跑、游泳、爬山等。也可选择强度适当的有氧运动,如体操、球类运动等,还可辅以躯干和四肢大肌肉群的力量练习。由于需要减肥的儿童体重较大,运动会增加下肢的负担,可能引起下肢的劳损性损伤。锻炼前期在选择运动项目时,可尽量采用一些不用负担自身重量的项目,如游泳、骑车等。

需要特别注意的是,学龄前儿童有着体质弱、耐力差、好奇心强、喜欢游戏的特点,应根据其身心特点来设置运动技能的难易程度和运动量的大小,用儿童感兴趣的方式和游戏形式来完成身体运动。

2. 合理安排运动负荷

运动负荷或强度应根据儿童的肥胖程度、健康状况和心肺功能而定,应当因人而异、区别对待,必须在不损害儿童机体健康或者生长发育的情况下开展体育锻炼,防止受伤或意外。

3.注意循序渐进性

体育运动可通过调节机体的新陈代谢及神经内分泌系统,对儿童的形态发育产生不同程度的影响。但这是一个长期积累的过程,试图通过参加短期的体育锻炼而使身体发育有明显的变化是不切实际的,因此要循序渐进地安排运动过程。具体体现在负荷量从少到多、负荷强度从小到大、运动持续的时间从短到长,运动项目的安排也应遵循同样的规律,从一些低冲击、柔和的运动项目开始,如游泳、散步等,逐渐过渡到一些对身体冲击比较大的运动项目,如跑步、有氧舞蹈或健身操、羽毛球等,这样才更符合学龄前儿童的身心特点。

4.注意个体差异

每位儿童的情况都是不一样的,在进行训练时应仔细观察他们的反应,以便对训练量和内容及时进行调整,避免因内容安排不合理造成伤害。

(三)适合儿童单纯性肥胖的运动方案

下面给出肥胖儿童进行耐力性有氧运动、肌肉力量运动以及骨骼负重运动的 FITT 原则,即频度(frequency)、强度(intensity)、时间(time)和类型(type),以供参考。

1.耐力性有氧运动

(1)运动频率:从每周运动 3 天开始,根据个体情况逐渐增加,可以在前 3 个月每周运动 3 天,而后每个月增加一天,最后达到每天都进行运动的目标。

(2)运动强度:从低强度身体活动开始,逐渐过渡到中等强度,再加入一些较大强度的运动,大部分保持的是中等强度的有氧运动。运动中可通过对儿童表现出来的各种能力和生理反应的评估,判断运动强度的大小、儿童的接受程度以及运动负荷是否适中。幼儿运动表象评价见表16-4。

表 16-4　幼儿运动表象评价表

运动状态	观察内容	运动强度		
		中度	高度	过度
运动中状态	面色	面色红润	面色相当红	面色过红或苍白
	排汗量	脸颊或后背有潮湿感	脸颊有汗液流下	大汗淋漓
	呼吸状态	呼吸较快	呼吸加快	呼吸急促,节奏紊乱
	动作或触摸肌肉	协调、准确,步态稳重,肌肉无痛感	协调、准确,但步态不均匀,肌肉酸胀	动作失调,步态不稳,肌肉疼痛
	反应力	注意力集中,反应较快	倾听力、反应力适中	注意力不集中,反应迟缓
	情绪状态	情绪乐观	情绪乐观,但双臂下垂不自然	精神疲倦
运动后状态	用餐状态	食欲良好	食欲增加	食欲不佳,进食减少或呕吐
	睡眠	睡眠良好	入睡快,睡眠正常	入睡慢,睡眠质量差
	情绪状态	情绪乐观,状态稳定	情绪正常,有懒惰状	情绪低落,厌倦运动

来源:杨勇.幼儿体能锻炼指南[M].保定:河北大学出版社,2014.

运动中也可运用靶心率来监控运动的强度。靶心率计算公式:

靶心率=(220-年龄)×60%～85%。

例如,一个 6 岁的肥胖儿童在进行运动时,通过计算得知,适宜运动心率下限为 128 次/分,上限为 182 次/分,在运动刚开始时以下限为准,坚持一段时间后逐渐通过负荷来增加心率。

(3)运动时间:每次运动的时间为 15～60 分钟,达到适宜心率的时间须在 15 分钟以上。

(4)运动方式:可采取有趣、与发育相适应的有氧运动,包括跑步、健步走、走跑交替、游泳、骑自行车等。

2.肌肉力量运动

(1)运动频率:肥胖儿童在初始选择运动类型时以有氧运动为主,在适应后加入肌肉力量运动,开始时保证每周增加 1 天,逐渐过渡到每周 3 天,对于肥胖儿童来说,不适宜进行过多的肌肉力量运动,同时要保证儿童在进行运动时不出现疼痛。

(2)运动强度:对于非组织性的肌肉力量运动强度的监控以肥胖儿童本身的感觉为准,家长或教练员可以通过主观疲劳分级(rating of perceived exertion,RPE)来监测,如表16-5所示。

表16-5 RPE的15级分类

分级(RPE)	6 7 8	9 10	11 12	13 14	15 16	17 18	19 20
主观感觉	非常轻松	很轻松	有点累	稍累	累	很累	非常累

来源:赵沙,曾凡超,赵文超."儿少群体"单纯性肥胖原因分析及运动处方的探究与应用[J].体育世界(学术版),2020,(03):171-172.

分级表中12~13相当于最大心率的60%,也就是靶心率的最低值,16相当于最大心率的90%,肥胖儿童在进行锻炼时运动强度应在12~15或16之间。而对于有组织性的运动,则要通过次数与组数来控制,以局部肌肉反应为准,而不再用心率来监控。在等长练习或等动练习中,运动量由所抗阻力的大小和运动次数决定,在等长练习中,运动量由所抗阻力和持续时间决定。等张和等动练习通常单组进行8~15次,练习部位感觉到酸、微紧即可,而等长练习以肢体微微颤抖作为一组,肌肉收缩的维持时间一般认为在6秒以上较好。

(3)运动时间:作为每次运动的一部分,与耐力性有氧运动或伸展运动及健身操相结合,共同达到一定的运动时间,建议肌肉力量运动时间占总运动时间的1/4。

(4)运动方式:肌肉力量性体力活动可以是非组织性的(如在操场的健身设施上玩、球类运动、爬树或者拔河)或者是有组织性的(如抗阻训练等)。

3. 伸展运动及健身操

(1)运动频率:每周3~5天。

(2)运动强度:有固定套路的伸展运动及健身操,其运动量相对固定,可以通过增加套路的重复次数或动作的幅度来使运动强度增加。

(3)运动时间:成套的伸展运动及健身操的运动时间一般较为固定,不成套的有较大差异,总的运动时间可以通过伸展运动的节数或健身操的套数来确定,可以将伸展运动、健身操和肌肉力量运动结合在一起制订训练计划,伸展运动及健身操的时间占每次运动总时间的 3/4,总运动时间建议为 30~60 分钟。

(4)运动方式:体操、舞蹈、投掷运动、跳起摸高游戏等。

三、行为矫正

行为矫正的目的是改变儿童的不健康行为,帮助其建立健康的生活方式,以达到控制体重的目的。对于学龄前儿童来说,家长是孩子在家庭中饮食、运动等行为的榜样,他们既是孩子行为习惯的老师,也是孩子改变行为的有力支持者。幼儿园作为儿童聚集的生活学习场所,幼儿园老师和同伴对学龄前儿童行为的影响也很大。因此,儿童的体重行为矫正必须实现家庭和幼儿园的深度参与。

(一)确定基线行为

进行行为矫正之前,专业人员应首先对肥胖儿童的行为现状进行分析,收集资料,记录基线行为,确定问题行为之所在,即哪些是导致孩子肥胖的行为。

(二)设置目标行为

目标行为即进行行为矫正后的理想行为,一般由专业人员、家长和肥胖儿童共同根据肥胖儿童的具体情况(基线行为)讨论设置。目标包括:短期的行为改变计划和长期的控制体重目标。如不再喝含糖饮料,不再吃快餐,每天吃蔬菜水果;每周运动至少 5 天,每次运动至少 30 分钟;不看或少看电视,每天视屏时间控制在 1 小时以内。

(三)实施行为矫正

行为矫正需要家庭和幼儿园的深度参与,尤其需要得到家长的配合和支持。行为矫正包括自我监督、增强刺激、刺激控制和榜样作用。自我监督包括记录饮食行为、进食量和体力活动等方面的情况,自我监督可加强儿童或家长、教师对不良行为的警觉,是行为矫正过程中非常重要的环节。表扬和订约是行为矫正中常用的两种正性增强刺激手段。家长一旦发现子女有良好的行为应及时给予表扬,表扬和良好行为间的紧密结合可促使儿童重复良好的行为。订约指当儿童达到某种目标行为即可享受某种权利,如一周不喝含糖饮料而喝白开水,即可去游乐场玩一次。刺激控制是发现和不良行为(如过度进食、视屏时间过长等)有关的环境因素并加以控制的过程,家长可以改变家庭环境帮助子女达到目标行为。

家长通常是子女行为模仿的主要对象,如果家长不希望子女出现某种不良行为,应避免在子女面前做出同样的行为,家长的良好行为对子女的行为改变有极大的促进作用。

四、心理疏导

自尊和自信是儿童心理健康的重要基础。与同龄正常体重儿童相比较,肥胖儿童的运动能力、反应能力、学习能力相对偏低,社会适应程度较差。由于儿童心理成熟度低,外界对他们的负面评价和刺激更容易使他们变得敏感、多疑,从而更加不喜欢自己,难以接纳自己,造成自尊心、自信心受到损害。肥胖儿童一般对于参加集体活动和游戏没有兴趣,容易形成自卑、退缩、抑郁的个性,心理健康受到影响。

无论作为父母还是教师,应尽可能给予肥胖儿童情感方面的支持,做到完全地、无条件地接纳。父母应避免取笑自己的孩子,同时阻止亲朋好友进行不恰当的、可能给儿童带来心理伤害的行为。教师应当注意自己的言行,对于其他儿童对肥胖儿童的嘲笑和捉弄,教师应当及时制止或冷处理。父母和教师还可以对肥胖儿童进行心理疏导,消除他们的自卑感,比如对于孩子的进步及时给予正面肯定、鼓励孩子参加集体活动和游戏等,以培养孩子开朗、自信和积极向上的性格。

五、临床治疗

减肥药物目前只有少数几种可用于 12 岁以上的青少年,而减肥外科手术也公认不适用于儿童。美国小儿外科学会的专家指出,肥胖儿童经过6个月的各科介入以及体重管理后,若其BMI仍大于40且有肥胖的并发症时,才会考虑这种"终极手段"。

因此,学龄前儿童减肥的着眼点应放在生活习惯、饮食和运动的调控上。最重要的方法仍要回归到基本的"少吃、多动、有恒心"。

【资源链接】

"吃动两平衡"适宜技术

健康体重取决于体内的能量平衡,即能量摄入与能量消耗的平衡。当进食量相对大于运动量,多余的能量就会在体内以脂肪的形式积存下来,增加体重,久之发胖。相反,若进食量相对小于运动量,能量不足可以引起身体组织的消耗以致体重下降,久之造成体重过低和消瘦。因此通过合理、适量地搭配各种食物,实现既不缺乏,也不过剩的具有全面营养成分的平衡膳食,并辅以科学的运动,有助于实现健康体重。

(一)"吃动两平衡"实施步骤

1. 体格测量和评价

对儿童的身高、体重进行测量后,计算出体质指数。

体质指数(BMI)＝体重(kg)/身高(m)的平方

2. 记录一周膳食

专业人员可指导家庭或幼儿园进行一周的膳食记录,通过简单的计算,就可以了解每位孩子每天的能量摄入情况。

3. 膳食调整

对照学龄前儿童能量参考摄入量(表16－3)和学龄前儿童膳食指南,进行膳食的自控和调整。

(1)体重正常儿童:对照标准,进行膳食种类、数量、比例的调整,重在养成良好的进食习惯。

(2)超重和肥胖儿童:在控制总能量摄入的基础上实现平衡膳食。可根据儿童当下的能量摄入,从减少50～100kcal开始控制总能量,待适应后,再结合体重的变化情况和儿童的具体情况,逐步进行能量的调整。

4. 身体运动

(1)体重正常儿童:鼓励适当增加身体运动量。

(2)超重和肥胖儿童:按照儿童目前的能量摄入,通过身体运动消耗部分或全部能量减额目标。

(二)"吃动两平衡"流程图

"吃动平衡图"流程图如图 16—3 所示。

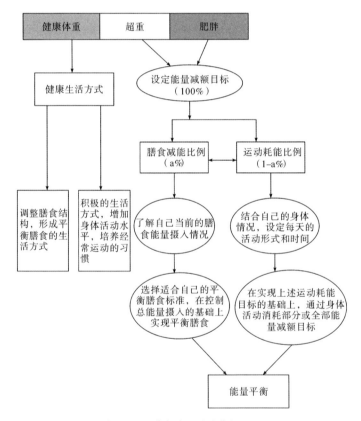

图 16—3 "吃动两平衡"流程

【重要信息】

• 学龄前期是生长发育的关键时期,是人一生中第二个肥胖高峰年龄段,也是儿童语言、思维想象、情绪情感、意志个性等发展的重要时期及行为习惯养成的关键时期。

• 针对学龄前儿童进行肥胖群体预防可能是解决我国肥胖问题更为经济而有效的措施,会起到事半功倍的效果。

• 在学龄前儿童肥胖防控中,针对不同的目标人群应采取不同的预防和控制措施。

• 控制学龄前儿童肥胖不仅是一个单纯的医学问题,更是一个需要全社会和多方面人员通过采取综合防控措施(环境支持、饮食调整、身体活动、心理疏导等),才能取得成效的系统工程。

【参考文献】

[1]石淑华.儿童保健学[M].北京:人民卫生出版社,2005.

[2]中国营养学会.中国居民膳食指南(2016)[M].北京:人民卫生出版社,2016.

[3]中国营养学会.中国居民膳食营养素参考摄入量(2013)[M].北京:科学出版社,2014.

[4]蒋竞雄.儿童单纯性肥胖的干预[J].中国儿童保健杂志,2007,15(3):219—220.

[5]赵沙,曾凡超,赵文超."儿少群体"单纯性肥胖原因分析及运动处方的探究与应用[J].体育世界(学术版),2020,(3):171—172.

[6]潘毅.创建健康促进学校深化学校健康教育[J].江苏卫生保健,2002,4(3):117—118.

[7]弗朗兹.博厄斯.人类学与现代生活[M].刘莎,谭晓勤,张卓宏,译.北京:华夏出版社,1999.

[8]柳倩.我国学龄前儿童健康教育概述[J].早期教育,2003(4):8—10.

[9]陈敏,由悦,赵文华,等.膳食及营养因素对学龄前儿童肥胖的影响[J]卫生研究,2002,31(5):370—372.

[10]张新庆,周瑞华,关维俊,等.学龄前肥胖儿的肥胖因素分析——条件Logistic回归模型的应用[J].中国学校卫生,1994(2):90—91+161.

[11]芮溧.以幼儿园为中心的学龄前儿童肥胖营养干预及效果评价研究[D]成都:四川大学,2006.

[12]王芳媛.儿童单纯性肥胖症的饮食及运动治疗[J].内江科技,2012,(10):42.

[13]刘琼.琪琪烦恼多——如何促进肥胖儿童心理健康发展[J].江苏幼儿教育,2018(1):66—68.

[14]陈春明.中国学龄儿童少年超重和肥胖预防与控制指南(试用)[M].北京:人民

卫生出版社,2008.

[15]中国营养学会.中国肥胖预防和控制蓝皮书[M].北京:北京大学医学出版社,2018.

[16]马冠生.中国儿童肥胖报告[M].北京:人民卫生出版社,2017.

[17]Franchetti Y,Ide H.Socio-demographic and lifestyle factors for child's physical growth and adiposity rebound of Japanese children:a longitudinal study of the 21st century longitudinal survey in newborns[J].Bmc Public Health,2014,14 (14):334.

[18]González L,Corvalán C,Pereira A,et al.Early adiposity rebound is associated with metabolic risk in 7-year-old children[J].International Journal of Obesity,2014,38 (10):1299—1304.

[19]Stettler N,Lotova V.Early growth patterns and long-term obesity risk[J].Current Opinion in Clinical Nutrition & Metabolic Care,2010,13 (3):294—299.

[20]Claes O,Mattias L,Ensio N,et al.Age at adiposity rebound is associated with fat mass in young adult males—the GOOD study[J].PloS One,2012,7 (11):488.

[21]Hof MHP,Vrijkotte TGM,De Hoog MLA,et al.Association between infancy BMI Peak and body composition and blood pressure at age 5～6 years[J].PloS One,2013,8 (12):182.

[22]Sahota P,Rudolf MCJ,Dixey R,et al.Evaluation of implementation and effect of primary school based intervention to reduce risk factors for obesity[J].BMJ,2001,33:1027—1029.

[23]Sahota P,Rudolf MCJ,Dixey R,et al.Randomized controlled trial of primary school based intervention to reduce risk factors for obesity[J].BMJ,2001,323:1029—1032.

[24]Franzini L,Elliott MN,Cuccaro P,et al.Influences of physical and social neighborhood environments on children's physical activity and obesity[J].American Journal of Public Health,2009,99(2):271—278.

[25]He W,James SA,Merli MG,et al.An increasing socioeconomic gap in childhood overweight and obesity in China[J].American Journal of Public Health,2014,104(1):14—22.

[26]Lissau I,Sørensen TI.Parental neglect during childhood and increased risk of obesity in young adulthood[J].Lancet,1994,343(8893):324—327.

[27]Motl RW,Dishman RK,Saunders RP,et al.Perceptions of physical and social environment variables and self－efficacy as correlates of self－reported physical activity among adolescent girls[J].J Pediatr Psychol,2007,32(1):6－12.

[28]Santiago F,Rafael C,Vanessa T,et al.Study protocol:effects of the THAO－child health intervention program on the prevention of childhood obesity－The POIBC study[J].BMC Pediatrics,2014,14:215.

[30]中华人民共和国卫生部.托儿所幼儿园卫生保健工作规范[S].2012－05－09

[31]James F,Tim J,Steven C,et al.After the RCT:who comes to a family－based intervention for childhood overweight or obesity when it is implemented at scale in the community[J]J Epidemiol Community Health,2015,69:142－148.

[32]王慧珊,蒋竞雄,武蕴梅,等.婴幼儿肥胖社区干预研究[J].中国妇幼健康研究, 2008,19(02):90－93.

[33]林文静,任茜,闻德亮.儿童肥胖干预场所研究进展[J].中国儿童保健杂志, 2017,25(01):51－54.

[34]关宏岩,赵星,屈莎,等.学龄前儿童(3～6岁)运动指南[J].中国儿童保健杂志,2020,28(06):714－720.

[35]首都儿科研究所,中国社区卫生协会.超重/肥胖状态儿童健康管理适宜技术(试用),2013.(未查到)

[36]杨勇.幼儿体能锻炼指南[M].保定:河北大学出版社,2014.

(沈茜　王卓　唐雪)

第十七章 中小学儿童肥胖的防控(6～18岁)

【本章导读】

中小学儿童处于身体生长发育的重要阶段,身体中各个器官的生理功能以及心理逐渐发育成熟,是发展认知、培养正确的营养意识、建立良好饮食行为和健康生活方式的关键时期,具有很强的可塑性。把握好中小学儿童体重管理,对降低我国人群疾病负担具有重要意义。本章介绍了不同学龄阶段儿童肥胖的流行情况、影响因素、危害、特征以及相关预防控制策略,阐述了在儿童的不同发育阶段要积极开展有针对性的体重综合管理和干预。

【本章结构图】

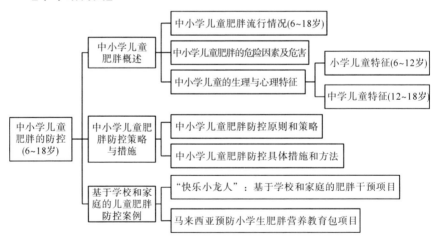

第一节 中小学儿童肥胖概述

一、中小学儿童肥胖流行情况(6～18 岁)

近 30 年来,全球肥胖儿童数正以惊人的速度增长,已成为日趋严重的公共卫生问题。2016 年,全球超过 3.4 亿名 5～19 岁儿童超重和肥胖,虽然中国儿童超重和肥胖率以及超重和肥胖带来的疾病负担处于全球中等水平,但是我国人口基数大,儿童超重和肥胖总数惊人。在我国 7～18 岁的儿童中,超过 3000 万人有超重或肥胖的问题,这让他们更有可能面临早逝的风险,并且中国儿童超重和肥胖人数上升的速度很快,如果没有有效的干预措施,预计到 2030 年,中国将有 5000 万儿童超重或肥胖。

20 世纪 80 年代,我国儿童肥胖尚未形成流行趋势。从 20 世纪 90 年代开始,儿童超重和肥胖人数不断增长。截至目前,我国开展了 8 次全国学生体质与健康调研。1995 年"中国学生体质与健康调研"结果显示,7～18 岁城市男生超重、肥胖检出率分别为 6.4％和 2.2％,城市女生分别为 4.2％和 1.4％,农村男生分别为 2.1％和 0.6％,农村女生分别为 2.5％和 0.4％;2014 年"中国学生体质与健康调研"结果显示,7～18 岁城市男生超重、肥胖检出率分别为17.1％、11.1％,城市女生分别为 10.6％、5.8％,农村男生分别为 12.6％、7.7％,农村女生分别为 8.3％、4.5％。我国目前正经历儿童肥胖的快速增加阶段,在校儿童超重或肥胖的患病率从 1985 年的约 1％(无论男女)上升到 2015 年的男生28.2％和女生 16.4％,儿童肥胖已呈全国流行趋势。(图 17－1)

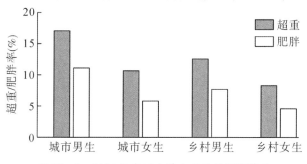

图 17－1 2014 年我国中学生超重或肥胖情况

《中国儿童肥胖报告》显示,我国儿童肥胖的流行整体有以下几个特点:超重和肥胖率呈现不断上升的趋势;超重率高于肥胖率;男性儿童超重和肥胖率高于女性儿童;城市儿童超重和肥胖率高于农村儿童;社会经济地位高的儿童超重和肥胖的流行高于社会经济地位低的儿童;近年来农村儿童肥胖率增长速度快;婴儿期与学龄前期是儿童超重和肥胖的高发年龄,正好与脂肪组织的发育活跃期及重聚期相吻合;不同性别、不同年龄的儿童肥胖都以轻度为主,随着年龄增长,中、重度肥胖逐渐增多;重度肥胖主要出现在 3 岁以后,并且男童高于女童。

中小学儿童处于身体生长发育的重要阶段,身体中各个器官的生理功能以及心理均逐渐发育成熟,是发展认知、形成各种习惯和行为的重要阶段,具有很强的可塑性。抓紧开展中小学儿童体重管理,不仅可减缓我国儿童肥胖的发展趋势,也可缓解儿童成年后与肥胖相关的心脑血管疾病、2型糖尿病等慢性非传染性疾病的增长。

二、中小学儿童肥胖的危险因素及危害

(一)中小学儿童肥胖的危险因素

导致儿童肥胖的直接原因是遗传因素、内分泌紊乱、身体活动不足、摄入的能量超过了自身消耗能量,间接原因包括导致和(或)促进直接原因的社会、环境因素。

1. 遗传因素

家长肥胖、男性是报道最多的中小学儿童超重和肥胖遗传影响因素。对于普通儿童肥胖来说,男性比女性肥胖率高,父母肥胖的家庭儿童肥胖可能性更高;基础代谢率(人在清醒安静状态下,不受其他因素影响时的能量代谢率)低也被认为是肥胖的可能原因。单纯遗传因素对普通肥胖的贡献有限,肥胖的发生还受到多种环境因素对生活方式造成的影响,如家庭、学校政策等环境因素以及不同年龄的儿童会呈现不同的饮食和活动行为改变。

2. 营养因素

我国城市儿童的膳食结构不尽合理,从 1991 年到 2009 年,我国儿童

的脂肪摄入量明显增加,脂肪供能比不断提高,超过中国营养学会建议30％上限的比例显著增加,至2009年已达到57％。蔬菜水果等健康食物在饮食结构中占比较少,这些都可以提高儿童肥胖的风险。

3. 生活和行为方式

不良饮食习惯,高脂高糖等食物的随意过度采购及消费,吃饭速度过快,食用早餐频率低,食物种类少,零食摄入过多及零食类型选择不当,含糖饮料饮用率和饮用量上升,在外就餐频率增加等,均可增加肥胖的发生风险。同时,电视节目、电子游戏以及网络内容,吸引儿童将闲暇时间花费在这些静态活动上,造成儿童体育锻炼普遍不足,引起肥胖。

4. 家庭环境

父母文化程度、对肥胖的认知、家庭收入等会影响父母的育儿方式和儿童的生活行为习惯。有研究表明,家庭对儿童体重的影响程度,年龄大的儿童＞年龄小的儿童,高收入地区＞低收入地区,父母和儿童肥胖＞父母和儿童超重,父母肥胖＞母亲肥胖＞父亲肥胖,所以对于父母肥胖的家庭应该更加注意对儿童体重的管理。住宿环境如长期的交通污染、安全性、噪音等与儿童的体质指数(body mass index,BMI)增长之间等也存在相关性,可能通过影响儿童睡眠质量、减少外出活动等导致儿童体重变化。

5. 学校环境

学校是防控儿童肥胖的主战场,学校对儿童体重的影响主要通过健康教育和环境建设、学校课程设置实现。学校范围是否销售含糖饮料和含有高糖、高饱和脂肪酸的食品,学校操场布置,学校体育设施,以及课业安排等都可以影响儿童体重。

6. 社会环境与政策因素

随着经济水平的上升,剧烈而迅速的社会变化对儿童肥胖产生了重要的影响。广告宣传对儿童在食物选择和消费方面的知识、信念、态度及行为有着重要的影响,儿童往往在不知不觉中接受了食品广告的信息,从而影响了他们对这些食品的态度和消费行为。环境方便了儿童摄入更多负担得起、可获得和易于消费的高能量食物、休闲食品;含糖饮料、快餐店增多使儿童在家中用餐减少;电子产品层出不穷,看电视和其他久坐的活动也不断增加。过去大多数儿童步行或骑自行车上学,随着交通基础设施的不断改善、家用汽车的普及,以及日益增加的交通安全问题,儿童步行或骑车上学情况较以往有明显减少。这种现象在发达国家、发展中国家都较为普遍。

7. 心理因素

在家庭、学校、同龄人等多方面因素的影响下,儿童心理因素也与肥胖的发生有关,主要有六个方面的影响或表现。

(1)生活满意度:生活满意度更高时发生儿童肥胖的风险更低。

(2)抑郁和焦虑:有研究发现饮食紊乱与抑郁之间存在着潜在的关系。而且这种关系并非单向的,抑郁可能是肥胖的原因和后果。此外,在肥胖儿童的临床样本中发现,与非肥胖对照组儿童相比,有焦虑症的儿童终身肥胖患病率更高。焦虑引起的儿童睡眠时间短也与肥胖概率增加以及体脂百分比增加有关。

(3)自尊:研究发现,与正常体重儿童相比,超重和肥胖儿童的自尊较低,可能两者间存在有关联。

(4)对体型的满意度:在所有年龄段,男性对自身体型满意度都高于女性;对于女孩来说,身体不满意与 BMI 增加之间存在线性关系;而对于男孩来说,呈现"U"形关系,BMI 处于低极端和高极端的男孩身体不满意程度较高。

(5)饮食失调症状:与饮食失调相关的特征在儿童肥胖人群中很常见,尤其是女孩。许多研究表明肥胖儿童中饮食相关的病症(即厌食症、神经性贪食症和冲动调节)患病率较高。

(6)其他情绪问题:调查儿童心理对超重和肥胖影响的研究发现情绪会影响体重状况,而年轻、女性化以及对饮食缺乏控制等因素可能会加剧情绪问题带来的体重增加。

8. 其他

还有报道称,母亲孕前偏重、孕期增重多、胎儿出生后生长发育快、从未或很少进行定期母乳喂养的婴儿等有更高的风险成为肥胖儿童。

(二)中小学儿童肥胖危害

中小学儿童经历了学龄期和青少年期,处于学习知识和快速发育的阶段,可能因为学业过重、身体活动不足、激素的变化等原因导致肥胖,使脂肪细胞数迅速大幅度增多。正常情况下,人类有 10 亿到 30 亿个脂肪细胞,而肥胖者的脂肪细胞可多达 100 亿个。青春期的超重和肥胖与成年的超重和肥胖有明显的不同。肥胖儿童的脂肪细胞数目比体形正常的同龄人增长得更多,有些甚至高出一倍,且青春期肥胖不仅脂肪细胞的数目增多,脂肪细胞的体积也增大,而成年后无论胖瘦,脂肪细胞数目维持相对稳定,成年的超重和肥胖体现为脂肪细胞的体积增大。肥胖对儿童的影响是多方面的,会对心血管系统、内分泌系统、呼吸系统,胃、肾等器官,心理行为及认知、智力等均造成危害。儿童肥胖相关的主要并发症见图17-1。

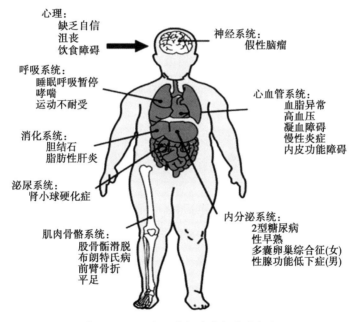

图 17-1　儿童肥胖相关的主要并发症

来源:Garver WS,Newman SB,Gonzales-Pacheco DM,et al.The genetics of childhood obesity and interaction with dietary macronutrients[M].Genes & Nutrition,2013,8(3):271-287.

1. 心血管系统

肥胖与儿童高血压存在密切关系,约50%的高血压儿童伴有肥胖。有研究显示正常体重、超重和肥胖三种不同体重状态下,7～17岁儿童高血压的患病率分别为14.3%、32.1%和40.9%;超重和肥胖儿童发生高血压的平均风险是正常体重儿童的3.3(1.9～5.6)和3.9(1.6～9.7)倍;肥胖儿童心脏每搏输出量增高,可出现心脏结构受损及早期动脉粥样硬化。

2. 内分泌系统

肥胖是糖尿病、代谢综合征的重要危险因素,这些疾病在肥胖儿童中的发病出现低龄化趋势,绝大多数2型糖尿病患儿存在超重或肥胖。肥胖也会影响内分泌系统带来许多并发症,如出现动脉粥样硬化性血管疾病的代谢危险因素(胰岛素抵抗、高血糖、高血压和血脂异常等)。

3. 呼吸系统

肥胖儿童睡眠呼吸障碍相关症状的发生率较高,肥胖儿童平均每小时睡眠呼吸暂停低通气指数明显大于超重和正常体重儿童,睡眠时肥胖儿童的平均血氧饱和度、最低血氧饱和度均低于超重和正常体重儿童。

4. 免疫系统

肥胖儿童免疫系统受到抑制,抗病能力差,容易患呼吸道感染,导致糖尿病、高血压、冠心病等年轻化。

5. 骨科并发症

肥胖儿童有较高的肌肉骨骼不适和(或)活动障碍以及骨折风险,可出现肌肉骨骼疾患,特别是骨关节炎(关节的一种高度致残退行性疾病)。

6. 心理、社会和神经认知问题

肥胖儿童更容易产生心理困扰,包括更高比例的自卑、焦虑、身体形象障碍和抑郁症状,反之也有证据表明抑郁症也可推动肥胖发生风险增加。在集体活动中,肥胖儿童往往表现笨拙,成为被嘲笑和取绰号的对象,影响儿童情感体验、自尊心,使其产生自卑感和精神压力,可导致不健康的体重控制行为,如暴饮暴食或饮食失控,造成代谢紊乱、代谢综合征发生,进一步增加患2型糖尿病、心血管系统疾病(如高血压、高脂血症)、呼吸系统疾病(如哮喘、睡眠呼吸暂停综合征)、消化系统疾病(如非酒精性脂肪肝)等的风险及全因死亡率。同时,肥胖还影响儿童社交能力的发展,久而久之就会变得孤僻、不合群,形成被动、退缩的个性,严重者患上自闭症。肥胖儿童的健康相关生活质量明显低于体重正常的同龄人。在一些研究中,研究者认为肥胖儿童的健康相关生活质量较低,甚至低于正在接受癌症治疗的儿童。

7. 青春期问题

肥胖与青春期发育有关,可导致性发育障碍,男孩性发育滞后,女孩性发育早熟。

(1)雌激素效应升高。

过多的脂肪组织会导致雌激素效应升高,这是多种因素造成的,包括脂肪组织中芳香化酶的表达增加、性激素结合球蛋白水平降低,以及其他可能的因素。

(2)高雄激素血症和多囊卵巢综合征。

在女童中,青春期前后肥胖与多囊卵巢综合征、高雄激素血症有关。肥胖通过高胰岛素血症,直接作用于卵巢或通过促进下丘脑和垂体间接作用于卵巢,或作用于肾上腺,促进合成过多雄激素;肥胖也开通过作用于外周组织,使血清雄激素合成或转化增多。因此,过度肥胖可能导致多囊卵巢综合征,并可能与不排卵有关,导致月经不规律(少经或闭经),雄激素升高,伴有或不伴有临床高雄激素血症(多毛、痤疮和男性型脱发),以及卵巢囊肿。

(3)死亡率。

肥胖会对人群的总死亡率产生重要影响。肥胖不仅会增加儿童和成人心血管病、糖尿病等的患病率,也会增加某些恶性肿瘤的患病率(如子宫内膜癌、乳腺癌和结肠癌等)。

(4)其他。

肥胖儿童耗氧量高,比正常人高出 30%～40%,体内氧气"入不敷出",从而表现为无精打采、嗜睡、易疲劳、注意力不集中,影响学习效率从而使成绩下降。肥胖学生总体的身体素质普遍比正常学生差,体型不匀称、血压水平较高,对生长发育不利,表现为肥胖学生体测指标中速度慢、耐力差、爆发力弱。体育锻炼是影响身体素质水平的重要因素,但肥胖学生运动能力较低,不愿参加体育运动,这不仅加重了肥胖,还容易形成恶性循环,最终使其身心健康受到损害。中小学生肥胖总体来说男生比例高于女生,肥胖率随年龄增长表现出下降趋势。

肥胖相关疾病以前在儿童中很少见,包括肥胖相关的睡眠呼吸暂停综合征、非酒精性脂肪肝合并肝硬化和 2 型糖尿病等。随着肥胖人数增加,儿童的健康问题越来越多。曾经想象一个有肝硬化的人,很有可能出现的画面是酗酒的成年人或感染了肝炎病毒的人,但肥胖的流行正在改变这些看法。据估计,全世界 7.6% 的儿童患有某种形式的脂肪肝。近几十年来,无论是在发达国家还是在发展中国家,儿童肥胖症的发病率明显增加,美国 12～19 岁儿童的肥胖率在 20 世纪 60 年代为 4.6%,2007—2008 年上升到 18.1%,青少年非酒精性脂肪肝疑似患病率从 1988—1994 年期间的 3.9% 上升到 2007—2010 年期间的 10.7%。一名哥伦比亚大学医学中心的儿科胃肠病学专家说:"我有一个十几岁的病人,正在接受减肥手术,他甚至没有接受肝脏疾病的检查,结果偶然发现他患有肝硬化。"儿童肥胖不仅仅会导致成年时期出现各种健康问题,而且直接影响着人的整个生命周期。

三、中小学儿童的生理与心理特征

(一)小学儿童特征(6～12 岁)

小学是儿童学习知识、养成良好行为习惯的重要时期,进入学校学习是儿童生活中的一个重大转折。在这以前,游戏是他们最主要的活动;进入小学后儿童的主要任务是学习文化知识,提高自控能力,发展集体意识。这个时期的儿童体力旺盛,倾向于小组活动,道德、英雄崇拜、想象力、智力、抽象思维等方面都在快速发展,逐渐开始形成自己的人际圈,适应与家庭成员的分离,也逐渐地建立义务感、责任感。小学儿童开始学习严格遵守一定的纪律制度,有目的并系统地掌握知识技能和行为规范。随着新的生活环境的到来,儿童的身心发展也进入了一个新的时期。

1. 生理特点

小学儿童的生理发展处在出生和青春期两个高峰之间,是一个相对平稳、均衡的时期,学校需要定期监测和登记儿童健康情况,包括视力、身高、体重、心率、血压、胸围等。在这个时期,他们身体的组织器官正处于生长发育的突增期,骨骼在急速生长,肌肉随着骨骼的变化而发达起来;心肺迅速增大,心肺容积和血管容积、肺活量,都较出生时增长了近一倍。由于心肺容积增大,使他们有更大的可能性从事较为激烈的体育活动。但是,与成年人相比,他们的骨骼、肌肉成长尚未健全,心肌收缩力量较弱,心脏的神经调节机能还不够完善。

2. 心理与行为特点

小学生的心理素质正处于幼稚向成熟过渡的时期,行为上表现为独立性与依赖性、自觉性与幼稚性共存,如在感知时常常较笼统,把相似的事物相互混淆记忆,记忆时不注重理解,缺乏方法,以机械识记为主;思维活动展开时往往需凭借形象的教具、生动的描述来加深对知识的理解;情感活动丰富,但易冲动,易转化,稳定性较差;做事情常常虎头蛇尾,难以坚持到底,意志发展水平较低;个性中的兴趣、能力、性格等在良好的环境和教育影响下正在形成;自我描述也逐渐从对外在特征的描述(如我个子很高,我很帅)向内在特征的描述(如我很善良,我热爱集体)转变;开始将自己的特点与同伴的特点进行比较并思考自身优点和缺点;自尊开始分化;道德行为习惯开始形成;亲子关系从单向服从逐渐向平等合作转变等。

(二)中学儿童特征(12～18岁)

12～18岁儿童处于初高中阶段,经历青春期(又称青少年期),是儿童至成年的过渡时期,体格、性征、内分泌及心理等方面都发生巨大变化,人体生理功能由稚嫩走向成熟,是继婴儿期后出现的人体生长发育第二个高峰。青少年期需要对成年人这一角色进行准备,这个时期家庭对青少年的监管和干预作用相比儿童时期少。

1. 生理特点

青春期青少年身体会出现一系列变化,青春期早期从第二性征开始出现到女孩出现月经初潮、男孩出现首次遗精为止,表现是体格生长突然加快;青春期中期以性器官及第二性征发育为主,从女孩出现月经初潮、男孩出现首次遗精开始,到第二性征发育成熟为止;青春期晚期自第二性征发育成熟至生殖功能完全成熟、身高增长停止为止,女孩在这个阶段开始出现周期性月经。总的来说,性器官逐渐成熟,身高、体重增加,大脑结构和组织发生重大变化。青春期的生理发育会影响骨骼和肌肉,甚至影响眼睛,大多数儿童都是在这一时期出现近视,直到青春期结束,近视发展趋势才会停止。

2.心理与行为特点

青春期的心理变化包括独立意向及求知欲强;想摆脱父母的监管,争取团体的认同感,情绪容易变得不稳定。在性心理上,青春早期青少年会表现出困惑、不安、害羞,对异性疏远和反感,青春中期后则对异性转为好感,喜欢与异性朋友交往。此期儿童思想单纯,社会经验不足,易受周围环境的影响,特别需要正确的指导和教育。认知上的改变包括知识水平上升和变得更能掌握抽象思维和理性思维,世界观及信念逐步形成。在这时候,青少年会特别留意自我形象,心理会出现反叛情绪;一些青少年会对性产生好奇或渴望恋爱。

此期,中小学儿童身体除了体型的快速改变之外,身体中各器官的生理功能,以及心理和精神也处于发育成熟阶段,对外界环境的影响更为敏感。如果此期青少年在生长发育过程中合成过多的脂肪细胞,势必会对脂肪所包围的组织器官,以致整个机体造成不利的影响。

第二节　中小学儿童肥胖防控策略与措施

一、中小学儿童肥胖防控原则和策略

由于中小学学生正处在快速生长发育的时期,必须要保证营养的有效摄入。此阶段的控制超重/肥胖,饮食上主要控制垃圾食品及碳酸饮

料摄入,加上适量运动是最为科学合理的。同时,中小学也是行为和生活方式形成的关键时期,在这个阶段培养儿童健康的行为和生活方式对肥胖及其他慢性病的预防都非常重要。肥胖一旦发生,要减轻体重是很困难的。因此,必须贯彻"预防为主"的方针,要从小抓起,从母亲孕期开始,建立由政府主导、全社会参与、学校—家庭—社区相结合的防控网络(图17－2),抓住时机控制我国儿童肥胖的发生发展。肥胖儿童没有特效的减肥药物,由于儿童依从性较差,导致肥胖复发率非常高,所以家庭和学校需要从实际环境及儿童的生理心理行为特征入手,多方面、多维度综合考虑儿童肥胖的影响因素,持续地开展促进健康体重的相关活动。

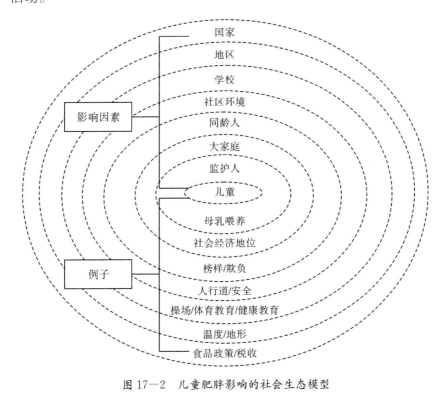

图17－2 儿童肥胖影响的社会生态模型

来源:Yanovski JA.Pediatric obesity.An introduction[J].Appetite,2015,93:3－12.

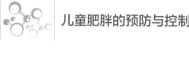

　　儿童超重和肥胖在很大程度上是可预防的。世界卫生组织针对预防儿童期肥胖症,提出支持性政策、环境、学校和社区是决定父母和儿童做出选择的关键所在;建议从有利健康角度选择具有最佳可得性、可及性和可负担性的食品;提倡中小学儿童应当限制来自总脂肪和糖的能量摄入,增加水果、蔬菜以及豆类、全谷类及坚果的食用量,定期参加身体活动(每天60分钟);食品工业应该在促进健康饮食方面发挥重要作用,如减少加工食品中脂肪、糖和盐的含量;确保全体消费者均可以负担得起健康营养的饮食选择;开展负责任的市场营销,尤其是针对儿童的营销活动。为此,2004年第五十七届世界卫生大会通过了《饮食、身体活动与健康全球战略》,要求在全球、区域和地方层面上开展行动,改善饮食并增加身体活动。2011年9月《联合国大会关于预防和控制非传染性疾病问题高级别会议的政治宣言》确认,亟需降低个人和人口群体受到不健康饮食和缺乏身体活动的影响程度,推进实施《饮食、身体活动与健康全球战略》,包括为此而酌情采取旨在促进健康饮食和增加身体活动的政策和行动。2012年参加世界卫生大会的各国同意努力制止过重儿童比例进一步上升,争取到2025年达到全球营养目标之一,改善孕产妇和婴幼儿营养。2014年世界卫生大会通过《2013—2020年预防和控制非传染性疾病全球战略行动计划》,推动实现联合国有关非传染性疾病的政治宣言,该行动计划有助于促进2025年实现非传染性疾病预防控制方面9项全球目标,其中包括学龄儿童、青少年和成人的全球肥胖率停止增长。

　　2016年,世界卫生组织终止儿童肥胖委员会提出六条建议以应对儿童肥胖,具体如下(图17-3):

　　第一条:实施综合措施以促进儿童和青少年健康食物的摄入,减少不健康食物和含糖饮料的摄入。

　　(1)确保制定适合成人和儿童的特定的营养信息和指南,并用简单、易懂和可及的方式向社会上所有人群传播。

　　(2)对含糖饮料采取有效的税收政策。

(3)实施一系列针对儿童的食品和不含酒精饮料营销的建议,以减少儿童和青少年暴露于不健康食物的次数和力度。

(4)制定营养轮廓以定义不健康食物和饮料。

(5)成员国之间建立合作以减少不健康食物和饮料跨国界营销的影响。

(6)实现标准化的全球营养标签系统。

(7)实现可解释的包装正面标签,支持成人和儿童营养素养的公共教育。

(8)需要学校、育儿、儿童体育活动场和运动会等活动场所创建健康的食物环境。

(9)增加贫困社区获得健康食物的途径。

第二条:实施综合措施促进儿童和青少年的身体活动,减少久坐少动的行为。

(1)为儿童和青少年、他们的父母、看护人、教师和健康专业人员提供健康体型、身体活动、睡眠和合理使用视屏娱乐活动的指南。

(2)确保所有儿童(包括残疾儿童)在休闲时间,在学校和公共场所都可获得充足的设施进行身体活动,并酌情提供男女平等的空间。

第三条:与非传染性疾病预防指南结合和加强当前对孕前和产前保健的指导,以降低儿童肥胖的风险。

(1)诊断和管理高血糖症和妊娠高血压。

(2)监测和管理妊娠期体重的适当增加。

(3)在孕前和孕期,额外加强对未来的母亲和父亲双方进行适当的营养指导和建议。

(4)制定明确的指南,以支持促进合理营养、健康饮食和身体活动,避免使用和暴露于烟、酒精、药物和其他有毒物质。

第四条:在儿童早期提供健康饮食、睡眠和身体活动的指导和支持,以确保儿童正常生长和形成健康习惯。

(1)加强监管措施,如《国际母乳代用品销售守则》和随后的世界卫生大会决议。

(2)确保所有的孕产机构全面实施成功母乳喂养的十项措施。

(3)对父母和社区开展广泛的教育,宣传母乳喂养对母亲和儿童的益处。

(4)通过监管措施支持母乳喂养,如产假、工作场所提供母乳喂养的设施和时间。

(5)制定针对辅食和饮料营销的管理规范,与世界卫生组织的建议保持一致,限制婴儿和儿童食用脂肪、糖和盐含量高的食物和饮料。

(6)为看护人提供明确的指导和支持,避免选择特定的食物类别(如添加糖的牛奶和果汁或高能量、低营养的食物),以预防体重的过多增加。

(7)为看护人提供明确的指导和支持,鼓励食用多种多样的健康食物。

(8)为看护人提供有关这一年龄组的合理营养、膳食和分量的指南。

(9)确保正规的儿童保育场所或机构只提供健康的食物、饮料和零食。

(10)确保在正规的儿童保育场所或机构,将食物教育和理解纳入正式的课程。

(11)确保在正规的儿童保育场所或机构,将身体活动纳入日常活动和课程中。

(12)为2~5岁儿童提供关于适当睡眠、静坐活动或视屏时间、身体活动或游戏活动的指南。

(13)为看护人和儿童保育场所或机构提供全社会的支持,以促进儿童形成健康的生活方式。

第五条:实施综合措施,促进学龄儿童和青少年健康的学校环境,健康和营养素养及身体活动。

(1)为学校提供的餐食或在学校售卖的食物和饮料制定标准,使其符合健康营养指南。

(2)消除学校环境内不健康食品的供应或销售,如含糖饮料、能量密度高、低营养的食物。

(3)确保在学校和体育场馆可以获得饮用水。

(4)把营养和健康教育纳入学校的核心课程中。

(5)提高父母或监护人的营养素养和技能。

(6)向儿童和其父母、监护人提供食物制备课程。

(7)在学校课程中包括高质量的体育课,并提供充足和适当的人员和设施支持。

第六条:为肥胖的儿童和年轻人提供以家庭为基础的、多样化生活方式的体重管理服务。

为超重、肥胖儿童和青少年提供以家庭为基础、多样化(包括营养,身体活动和心理支持)生活方式的体重管理服务,并将其作为全民医疗保险的一部分,通过经适当培训的多专业团队和资源提供。

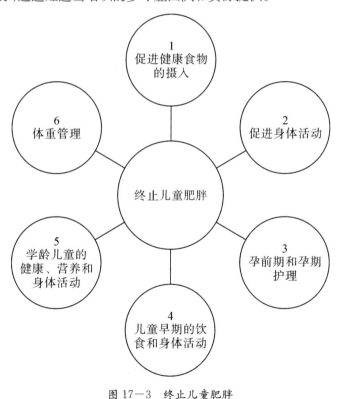

图 17—3 终止儿童肥胖

来源:世界卫生组织.终止儿童肥胖.Geneva:WHO press,2016.https://apps.who.int/iris/bitstream/handle/10665/204176/9789245510062_chi.pdf;jsessionid=91274D2DB0897B97ED03EAF4C67B5A72? sequence=8.

二、中小学儿童肥胖防控具体措施和方法

根据《学龄儿童青少年超重与肥胖筛查》标准,可以将6～18岁儿童按照正常体重和超重/肥胖儿童进行分类管理(具体标准值见第7章)。

(一)正常体重儿童管理

根据《学龄儿童膳食指南(2016)》和《中国儿童青少年身体活动指南》开展饮食和运动。

学龄儿童膳食指南核心信息

▶了解食物,学习烹饪,提高营养科学素养

儿童期是学习营养健康知识、养成健康生活方式、提高营养健康素养的关键时期。他们不仅要认识食物、参与食物的选择和烹调,养成健康的饮食行为,更要积极学习营养健康知识,传承我国优秀饮食文化和礼仪,提高营养健康素养。家庭、学校和社会要共同努力,开展儿童少年的饮食教育。家长要将营养健康知识融入儿童少年的日常生活;学校可以开设符合儿童少年特点的营养与健康教育相关课程,营造校园营养环境。

▶三餐合理,规律进餐,培养良好饮食习惯

儿童应做到一日三餐,进食适量的谷薯类、蔬菜、水果、禽畜鱼蛋、豆类坚果,以及充足的奶制品。两餐间隔4～6小时,三餐定时定量。早餐提供的能量应占全天总能量的25%～30%、午餐占30%～40%、晚餐占30%～35%。要每天吃早餐,保证早餐的营养充足,早餐应包括谷薯类、禽畜肉蛋类、奶类或豆类及其制品和新鲜蔬菜水果等食物。三餐不能用糕点、甜食或零食代替。做到清淡饮食,少吃含高盐、高糖和高脂肪的快餐。

▶合理选择零食,禁止饮酒,多饮水少喝含糖饮料

零食是指一日三餐以外吃的所有食物和饮料,不包括水,儿童可选择卫生、营养丰富的食物作为零食,如水果和能生吃的新鲜蔬菜、奶制品、大豆及其制品或坚果。油炸、高盐或高糖的食品不宜做零食。要保障充足饮水,每天800～1400 ml,首选白开水,不喝或少喝含糖饮料,更不能饮酒。

▶不偏食节食不暴饮暴食,保持适宜体重增长

　　儿童应做到不偏食挑食、不暴饮暴食,正确认识自己的体型,保证适宜的体重增长。营养不良的儿童,要在吃饱的基础上,增加鱼禽蛋肉、或豆制品等富含优质蛋白质食物的摄入。超重肥胖会损害儿童的体格和心理健康,要通过合理膳食和积极的身体活动预防超重肥胖。对于已经超重肥胖的儿童,应在保证体重合理增长的基础上,控制总能量摄入,逐步增加运动频率和运动强度。

▶增加户外活动,保证每天活动 60 分钟

　　有规律的运动、充足的睡眠与减少静坐时间可促进儿童生长发育、预防超重肥胖的发生,并能提高他们的学习效率。儿童要增加户外活动时间,做到每天累计至少 60 分钟中等强度以上的身体活动,其中每周至少 3 次高强度的身体活动(包括抗阻力运动和骨质增强型运动);视屏时间每天不超过 2 小时,越少越好。

来源:中国营养学会.中国学龄儿童膳食指南 2016［M］.北京:人民卫生出版社,2016.

　　中国营养学会依据《学龄儿童膳食指南》制作了儿童平衡膳食算盘,展示了食物分量和类别,适用于中等身体活动水平下 8～11 岁儿童。算盘分 6 层,从下往上依次为:谷物,每天应摄入 5～6 份;蔬菜,每天 4～5 份;水果,每天 3～4 份;动物性食物,每天 2～3 份;大豆坚果奶制品,每天 2 份;红色表示油盐,每天 1 份。另外,儿童跨水壶跑步,表达了鼓励喝白开水,不忘天天运动、积极锻炼身体的推荐。我国儿童膳食能量每日需要量以及蛋白质、碳水化合物、脂肪和脂肪酸的参考摄入量见表 17－1 和表 17－2。

表 17－1　我国儿童膳食能量需要量

年龄（岁）	能量（MJ/d）						能量（kcal/d）					
	轻体力活动水平		中体力活动水平		重体力活动水平		轻体力活动水平		中体力活动水平		重体力活动水平	
	男	女	男	女	男	女	男	女	男	女	男	女
6～	5.86	5.23	6.69	6.07	7.53	6.90	1,400	1,250	1,600	1,450	1,800	1,650
7～	6.28	5.65	7.11	6.49	7.95	7.32	1,500	1,350	1,700	1,550	1,900	1,750
8～	6.9	6.07	7.74	7.11	8.79	7.95	1,650	1,450	1,850	1,700	2,100	1,900
9～	7.32	6.49	8.37	7.53	9.41	8.37	1,750	1,550	2,000	1,800	2,250	2,000

续表

年龄	能量(MJ/d)						能量(kcal/d)					
	轻体力活动水平		中体力活动水平		重体力活动水平		轻体力活动水平		中体力活动水平		重体力活动水平	
(岁)	男	女	男	女	男	女	男	女	男	女	男	女
10～	7.53	6.9	8.58	7.95	9.62	9	1,800	1,650	2,050	1,900	2,300	2,150
11～	8.58	7.53	9.83	8.58	10.88	9.62	2,050	1,800	2,350	2,050	2,600	2,300
14～	10.46	8.37	11.92	9.62	13.39	10.67	2,500	2,000	2,850	2,300	3,200	2,550
18～	9.41	7.53	10.88	8.79	12.55	10.04	2,250	1,800	2,600	2,100	3,000	2,400

1 kcal＝4.184 kJ

来源:程义勇.《中国居民膳食营养素参考摄入量》2013修订版简介[J].营养学报,2014,36(4):313－317.

表 17－2　我国儿童膳食蛋白质、碳水化合物、脂肪和脂肪酸的参考摄入量

年龄	蛋白质				总碳水化合物	亚油酸	α－亚麻酸	EPA+DHA
	EAR(g/d)		RNI(g/d)		化合物	AI(%E)	AI(%E)	AI(mg)
(岁)	男	女	男	女	EAR(g/d)			
7～	30	30	40	40	120	4	0.6	—
11～	50	45	60	55	150	4	0.6	—
14～	60	50	75	60	150	4	0.6	—
18～	60	50	65	55	120	4	0.6	—

注:未制定参考值者用"—"表示,%E为占能量的百分比。EAR:平均需要量,RNI:推荐摄入量;AI:适宜摄入量。

来源:程义勇.《中国居民膳食营养素参考摄入量》2013修订版简介[J].营养学报,2014,36(4):313－317.

《中国儿童青少年身体活动指南》为身体健康的6～17岁儿童提供了身体活动参考借鉴,每天或每周儿童身体活动和久坐行为推荐量见表17－3。

表 17－3　儿童身体活动推荐和久坐行为推荐量

内容	强度	频率或时间
身体活动	中、高强度身体活动(大多数为有氧身体活动)	每天,累计≥60 min
	有高强度身体活动和增强肌肉力量、骨健康的抗阻活动	每周≥3 天

续表

内容	强度	频率或时间
久坐行为		每天,屏幕时间限制在 2 h 内,减少因课业任务持续久坐行为,课间休息时应进行适当身体活动

来源:中国儿童青少年身体活动指南制作工作组.中国儿童青少年身体活动指南[J].中国循证儿科杂志,2017,12(6):401-409.

身体活动强度通常以代谢当量(metabolic equivalent,MET)作为基本测量单位。1MET 为安静坐位休息时的能量消耗率,约定值为每千克体重每分钟消耗 3.5 ml 氧气。低强度身体活动指引起呼吸频率以及心率稍有增加,感觉轻松的身体活动,强度为 1.5～2.9 MET,相当于主观运动强度等级(rating of perceived exertion,RPE)量表的 10～11 级,例如在平坦的地面缓慢地步行,站立时轻度的身体活动(如整理床铺、洗碗等),演奏乐器等。中等强度身体活动指适度的体力消耗,呼吸比平时较急促,心率也较快,微出汗,但仍然可以轻松说话的身体活动,强度为 3.0～5.9 MET,相当于 RPE 量表的 12～14 级,例如以正常的速度骑自行车、快步走、滑冰等。高强度身体活动指较多的体力消耗,呼吸比平时明显急促,呼吸深度大幅增加,心率大幅增加,出汗,停止运动、调整呼吸后才能说话的身体活动,强度≥6.0 MET,相当于 RPE 量表的 15 级及以上,例如搬运重物、快速跑步、激烈打球、踢球或快速骑自行车等。常见儿童不同身体活动与相应的代谢当量见表 17－4、主观运动等级强度量表见表 17－5。

表 17－4　常见儿童不同身体活动与相应的代谢当量

身体活动内容	MET	身体活动内容	MET
坐姿时安静地玩游戏、电脑游戏、看电视、做作业	1.1～1.8	柔软体操、体操	2.8～6.7
站立时身体活动	1.6～2.0	跳舞、爬楼梯	3.0～5.5
提轻物体	2.0～3.0	自行车、滑板车	3.6～7.8
家务活动	1.9～4.2	体育运动(乒乓球、足球、篮球等)	3.4～8.9

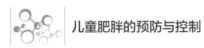 儿童肥胖的预防与控制

续表

身体活动内容	MET	身体活动内容	MET
需要全身活动的电子游戏	1.8～4.8	活跃的游戏（跳绳、捉人游戏等）	4.9～8.6
步行 0.8～6.4 km·h⁻¹	2.5～5.3	跑步 4.8～12.9 km·h⁻¹	4.7～11.6

来源:中国儿童青少年身体活动指南制作工作组.中国儿童青少年身体活动指南[J].中国循证儿科杂志,2017,12(6):401—409.

表 17－5　主观运动等级强度量表(RPE 量表)

等级	主观运动感觉	运动强度分类	最大心率百分比
6	安静、不费力	静息	/
7	极其轻松	非常低	＜50
8			
9	很轻松		
10	轻松	低强度	～63
11			
12	有点吃力	中等强度	～76
13			
14	吃力	高强度	～94
15			
16			
17	非常吃力	超高强度	≥94
18			
19	极其吃力		
20	精疲力竭	最高强度	100

来源:中国儿童青少年身体活动指南制作工作组[J].中国儿童青少年身体活动指南.中国循证儿科杂志,2017,12(6):401—409.

《国家学生体质健康标准》规定了运动项目及测试年龄(表 17－6)。运动本身具有辛苦、枯燥和乏味的特点,儿童受到身心发育影响,更加喜欢游戏,因此,可以以此为基础,进行体育游戏的设置,确保各种体育游戏的

趣味性,从而对儿童进行有效的吸引,使儿童能够在游戏的过程中,得到适量的锻炼,从而获得相应的锻炼和减肥效果,保证儿童的健康成长。

表 17-6　国家学生体质健康单项指标

测试对象	单项指标
小学一年级至大学四年级	体质指数(BMI)
	肺活量
小学一、二年级	50 米跑
	坐位体前屈
	1 分钟跳绳
小学三、四年级	50 米跑
	坐位体前屈
	1 分钟跳绳
	1 分钟仰卧起坐
小学五、六年级	50 米跑
	坐位体前屈
	1 分钟跳绳
	1 分钟仰卧起坐
	50 米×8 往返跑
初中、高中、大学各年级	50 米跑
	坐位体前屈
	立定跳远
	引体向上(男)/1 分钟仰卧起坐(女)
	1000 米跑(男)/800 米跑(女)

来源:教育部.国家学生体质健康标准(2014 年修订).2020.http://www.moe.gov.cn/s78/A17/twys__left/moe__938/moe__792/s3273/201407/t20140708__171692.html.

(二)超重和肥胖儿童的管理

对超重和肥胖儿童个体来说,应注意以下五点:要接受健康知识教育,懂得肥胖产生的原因及其对机体的危害,掌握肥胖防治方法;要避免产生自卑感,积极和朋友来往,参加文体活动,特别要积极参加体育活动和体力劳动,消耗体能;合理安排休息,不要贪睡;进食适中,餐前可先吃水果和汤类,要少吃主食、甜食和动物脂肪,多吃蔬菜、水果、豆类和瘦肉等;千万不要用饥饿疗法减肥,以免影响青春期正常生长发育。从预防和治疗的角度来说,有以下几个方面可供参考。

1. 预防原则与措施

根据《中国学龄儿童青少年超重和肥胖预防与控制指南》,预防原则包括建立健康的行为和生活方式,在保证正常生长发育的前提下,控制体重的过度增长,一般情况下不建议减重;保证供给其生长发育需要的能量和营养素,尤其要有充足的蛋白质,能量摄入过多时进行合理的膳食调整和加强身体活动;采取有效措施进行干预,纠正儿童和家长不健康的饮食行为;开展经常的、持久的、适合年龄特点的各种强度的身体活动;定期进行身高、体重测量,计算 BMI,根据具体情况选择不同的措施;抵制和反对伪科学和虚假的商业性"减肥"宣传;原则上儿童不宜采用药物和手术等手段减轻体重。预防措施包括控制影响人群体重状况的社会、文化、政治和自然环境中不健康因素;制定防治肥胖及其相关疾病,特别是高危个体和群体的干预计划以及肥胖儿童的治疗方案;根据不同情况从普遍性预防、针对性预防和超重肥胖者的综合预防三个层面进行。

2. 综合治疗

儿童超重和肥胖需要开展多方面综合治疗和干预,以合理膳食和身体活动为基础,以行为矫正为关键,以学校等日常生活场所为实施场合,创造一个轻松的环境,家庭和儿童共同参加,持之以恒。

(1)饮食调整:能量摄入大于消耗就会造成肥胖,因此合理膳食是控制体重的首要方式,低盐低脂、高膳食纤维饮食可用来调整体脂含量。可参照《中国居民膳食指南(2016)》对饮食进行调整,同时防止盲目节食、降低能量摄入和快速减轻体重。

(2)身体活动指导:在合理膳食的基础上辅以运动疗法,超重和肥胖儿童每周至少应进行 3～4 次、每次 25～50 分钟中等至较大强度有氧运动,每周进行 3～4 次抗阻运动,两种运动方式相结合的运动治疗效果更好。运动治疗有助于降低体重、体脂、血脂及腰围,提高肥胖儿童的学习成绩。

(3)心理疏导:肥胖的儿童比较害羞、消极和自卑,社会适应能力、学校活动和社会交往能力都明显低于正常儿童,需要给他们灌输正确的健康观和意识,了解肥胖是可以预防和控制的,从而改变不良生活行为习惯。

(4)家庭和学校:家长要改变家庭的饮食生活习惯包括家庭育儿方式、果蔬消费、饮食结构、看电视及电子游戏玩乐时间、用餐时间、吃饭速度等。学校要教育和限制儿童消费不健康的食品和饮料,开展对食品营养标签的认识,推动并组织体育活动,把合理营养、经常活动等健康生活方式的培养纳入学校的课程,与各个学科有机结合起来;有计划地开展学校健康教育;减少学生在校期间的静态活动,促进学生积极参加体育活动;营造良好的人际交流环境,对取笑、歧视肥胖学生的行为进行规劝和教育,减轻肥胖学生心理压力;开展营养教育、体育教育、种植花园等多种形式的活动;给家长建议儿童每天运动,尝试新的水果蔬菜,多喝水,用有趣的活动来代替看电视,帮助做饭等。

(5)药物和手术治疗:少数儿童过于肥胖,仅依靠饮食及运动干预无法达到减重效果,则可开展药物及手术方面的干预,但是需要遵照循证医学的证据,在医生指导下使用药物控制或减轻体重,开展个体化的治疗,原则上儿童不能采用手术方法治疗肥胖。

(6)环境支持:环境影响的程度从家庭环境开始,扩展到更大的影响范围,包括同龄人、社区、学校、社区和国家因素,每一个领域都可以给出相应的例子,如社区、学校的建筑设计和基础设施在人群肥胖水平方面的影响变得越来越重要,社区环境如果没有人行道或没有安全的地方玩耍就会影响儿童活动,所以需要提供安全的人行道、自行车道、游乐场和其他与体育活动相关的娱乐场所。政府和社会政策能促进健康行为,研究表明,口味、其次是饥饿和价格,是儿童选择零食的最重要因素,很多广告误导儿童将垃圾食品与快乐、独立和方便联系在一起,而拒绝健康食品,所以政府需要通过宏观政策调控来引导大众的健康消费,如对不健康的食品征税,鼓励分发廉价健康食品;其他对于公众体育娱乐设施的投入等也可以促进人群健康。

(7)其他干预方法:提高睡眠质量,延长睡眠时间,纠正家长错误认识,开拓社交网络,调整肠道菌群等方式均可改善儿童肥胖状况。

第三节　基于学校和家庭的儿童肥胖防控案例

一、"快乐小龙人":基于学校和家庭的肥胖干预项目

"快乐小龙人"(chirpy dragon)是 2015 年由广州市疾病预防控制中心、英国伯明翰大学、布里斯托大学联合开展的集群随机对照研究。研究从广州 40 所公立城市小学纳入 1641 名小学一年级学生,干预组和对照组分别为 832 人和 809 人,平均年龄分别为 6.15 岁和 6.14 岁。该研究为期12 个月,干预核心措施为:向(外)祖父母普及健康育儿知识和技能;通过持续性评估和反馈来改善学校午餐的营养质量;协助学校帮助儿童完成每天在校内活动 1 小时的目标;为父母和儿童提供简单易行的亲子游戏体验,增加儿童在校外的身体活动量;由经过培训的工作人员与儿童及其父母、(外)祖父母和学校老师开展合作,倡导更健康的饮食和更活跃的生活方式。该研究结果表明,这个基于学校和家庭的肥胖干预项目可有效降低小学生的 BMI,女孩、基线处于超重或肥胖的儿童从干预项目中获益较大;经干预后,儿童水果和蔬菜吃得多了,含糖饮料和不健康零食吃得少了,久坐看屏幕的行为减少了,户外活动也增加了。

该项目的一个重要发现是,祖父母/外祖父母不适当的喂养观念和行为是儿童肥胖日趋严重的因素之一。除了加强对父母的健康教育以外,中国很多家庭是三代同堂,祖父母辈在家庭的食物/饮食习惯方面起着很重要的作用,所以对所有家庭成员如祖父母、外祖父母开展健康教育也很重要。中国传统文化中一些错误观念阻碍肥胖的控制,很多家长

认为胖点没什么不好,认为是"壮实""健康",尤其是祖父母辈,更是喜欢儿童长得"胖乎乎"的。实际上这种认知是错的,肥胖的损害已经远远超出家长的想象。而且即使知道肥胖不好,但在现实生活中,大部分家长并不清楚食物的营养成分、能量多少等,或是舍不得断掉儿童吃的"爱好",导致儿童肥胖。

二、马来西亚预防小学生肥胖营养教育包项目

马来西亚小学生的超重和肥胖率将近 25%,同时有 10% 的小学生处于低体重和消瘦的营养状态,为了解决这些问题,2006—2015 年马来西亚国家营养计划把预防学生超重和肥胖设为重点工作。2010 年 8 月,马来西亚营养学会和马来西亚雀巢启动了为期三年的联合教育项目,为小学生设计了营养教育包,并展开了实施和评估。

这个研究项目针对儿童、家长、教师设计了互动性强的营养教育课程和健康儿童项目网站,为大众提供大量的营养教育资料,形式丰富多样,如营养歌谣、配套小工具、互动游戏等,教会儿童、家长、教师如何购买食材、如何让儿童动起来、认识食物金字塔、如何计算 BMI、如何制订营养膳食计划等,以及推荐了一日三餐和零食制作的食谱供项目参与者实践,操作简单。

该项目通过培养大众正确的营养观念,使学生营养知识显著持续增长,从而达到控制小学生的超重和肥胖率的目的。

【重要信息】

• 儿童超重和肥胖在很大程度上是可预防的。中小学儿童可塑性强,既处于身体生长发育的重要阶段,也处于建立和培养正确营养意识、良好饮食行为和健康生活方式的关键时期。

• 儿童超重和肥胖能造成心血管系统、内分泌系统、呼吸系统、骨骼肌肉系统、神经系统和心理等多方面疾病,增加人群总死亡率。

• 儿童肥胖的干预必须贯彻"预防为主"的方针,要及早、从小抓起,从母亲孕期开始预防。

• 要建立政府主导、社会参与、学校—家庭—社区相结合的防控网络。

• 儿童超重和肥胖需要开展多方面综合治疗和干预,包括饮食调整、身体活动、心理疏导、环境支持等。

【参考文献】

[1]世界卫生组织.四十年中儿童和青少年的肥胖人数增加了十倍[EB/OL].[2020－4－30].https://www.who.int/zh/news－room/detail/11－10－2017－tenfold－increase－in－childhood－and－adolescent－obesity－in－four－decades－new－study－by－imperial－college－london－and－who.

[2]Institute for Health Metrics and Evaluation.GBD Compare[EB/OL].[2020－06－30].https://vizhub.healthdata.org/gbd－compare/.

[3]马冠生.中国儿童肥胖报告[M].北京:人民卫生出版社,2017.

[4]Sahoo K,Sahoo B,Choudhury AK,et al.Childhood obesity:causes and consequences[J].J Family Med Prim Care,2015,4(2):187－192.

[5]彭容,刘羽.成都市小学生肥胖调查及综合干预的效果分析[J].公共卫生与预防医学,2020,31(1):109－12.

[6]张振峰,邓美荣,杨超,等.中小学生超重、肥胖现状及相关影响因素调查[J].中国公共卫生管理,2018,34(5):687－690.

[7]张继国,张兵,王惠君,等.1991—2009年中国九省区膳食营养素摄入状况及变化趋势(十)7～17岁儿童青少年膳食锌的摄入状况及变化趋势[J].营养学报,2013,35(02):131－133.

[8]赵俊贤.6～13岁儿童单纯性肥胖的影响因素分析[D].太原:山西医科大学,2019.

[9]Wang Y,Min J,Khuri J,et al.A systematic examination of the association between parental and child obesity across countries[J].Advances in Nutrition(Bethesda,Md),2017,8(3):436－448.

[10]Wang Z,Zhao L,Huang Q,et al.Traffic-related environmental factors and childhood obesity:A systematic review and meta-analysis[J].Obesity Reviews:An Official Journal of the International Association for the Study of Obesity,2020.

[11]Raj M,Kumar RK.Obesity in children & adolescents[J].Indian J Med Res,2010,132(5):598－607.

[12]Garver WS,Newman SB,Gonzales－Pacheco DM,et al.The genetics of childhood obesity and interaction with dietary macronutrients[J].Genes & Nutrition,2013,8(3):271－287.

[13]Burt Solorzano CM,McCartney CR.Obesity and the pubertal transition in girls and boys[J].Reproduction (Cambridge,England),2010,140(3):399－410.

[14]Li W,Liu Q,Deng X,et al.Association between obesity and puberty timing:a systematic review and meta-analysis[J].International journal of environmental research and public health,2017,14(10):1266.

[15]Nogrady B.Childhood obesity:a growing concern[J].Nature,2017,551(7681).

[16]陈春明.中国学龄儿童少年超重和肥胖预防与控制指南(试用)[M].北京:人民卫生出版社,2008.

[17]中国营养学会.中国肥胖预防和控制蓝皮书[M].北京:北京大学医学出版社,2018.

[18]世界卫生组织.终止儿童肥胖[M/OL].Geneva:WHO press,[2020－5－30].https://apps. who. int/iris/bitstream/handle/10665/204176/9789245510062＿chi. pdf;jsessionid＝91274D2DB0897B97ED03EAF4C67B5A72? sequence＝8.

[19]中国疾病预防控制中心.学龄儿童膳食指南[EB/OL].[2017－7－19].http://www.chinacdc.cn/jkzt/yyhspws/swzd/201707/t20170719＿148104.html.

[20]程义勇.《中国居民膳食营养素参考摄入量》2013 修订版简介[J].营养学报,2014,36(4):313－317.

[21]教育部.国家学生体质健康标准(2014 年修订)[EB/OL].[2014－7－7].http://www. moe. gov. cn/s78/A17/twys＿left/moe＿938/moe＿792/t20140708＿171692.html.

[22]Li B,Pallan M,Liu WJ,et al.The CHIRPY DRAGON intervention in preventing obesity in chinese primary-school-aged children:a cluster-randomised controlled trial[J].PLoS medicine,2019,16(11):e1002971

[23]Nestl Pallathy Kids Programme[EB/OL].[2019－7－24].https://www.nestle.com.my/csv/creatingsharedvaluecasestudies/allcasestudies/nhk＿programme.

（王卓　沈茜　邹锟）

后　记

　　《儿童肥胖的预防与控制》历经三年的写作、修改,在四川大学华西医学中心、美国中华医学基金会(CMB)和四川大学出版社的鼎力支持下,终于和各位读者见面了。

　　本书编写过程中,编委团队先后参与或承担了联合国儿童基金会(UNICEF)"中国儿童肥胖预防和相关政策及与其他国家的比较研究",美国国立卫生研究院(NIH)－中国疾病预防制中心"儿童青少年肥胖的多水平系统学研究",中国营养学会"中国贫困地区学龄儿童营养状况调查及改善研究",四川省科技厅"少数民族贫困地区肥胖预防与控制科普培训",国家重点研发计划"膳食营养评估和干预技术研究"任务,以及在四川锦欣妇女儿童医院、都汇康健(成都)医疗科技有限公司、四川大学华西第四医院等多家机构开展的"基于 RCT 的儿童超重肥胖摩卡路非药物防治模式研究",以上研究的成果进一步丰富了本书的内容,并为本书的相关理论和方法提供了实践验证。

　　本书的编委集结了从事医学、营养学、护理学、环境健康学、教育学、心理学、卫生政策学工作及研究的医务工作者及学者,以及四川省预防医学会儿童伤害防治专业委员会从事教学、科研和医疗卫生服务的中青年学者,他们是儿童的父母和照护者,心怀祖国的明天,对儿童饱含爱与温柔,并且深刻认识到儿童肥胖的近期和远期危害,希望通过专业的力量推动儿童肥胖的防控,促进儿童身心健康成长。我们一起度过了书稿撰写和审读、肥胖防控研究和实践的美好时光,也希望我们的坚持和努力给各位读者和孩子们带来健康和喜悦。

　　在本书的编写过程中,我们得到了儿童肥胖防控相关领域资深专家、学者的鼓励和指导,前辈们求真务实的科学态度,心系儿童健康的人文情怀,帮助青年学者成长的大家风范是我们学习的榜样。也希望我们能传承这种精神并且把诸多学者的研究成果传递给更多家庭。

　　当前,我国已成为全球超重和肥胖人数最多的国家,50.7%的成年人和近 20%的儿童超重或肥胖,给个人、家庭和社会带来日益沉重的负担。致肥胖因素繁多,各因素间关系复杂,肥胖问题需要全社会参与,多部门合作,多学科共同研究,从营养、环境、行为、医疗、政策等多层面进行全方位防控。儿童期是遏制肥胖流行、促进全生命周期健康的关键时期,让我们共同为儿童肥胖的预防与控制而努力!

赵莉

2021 年于华西坝